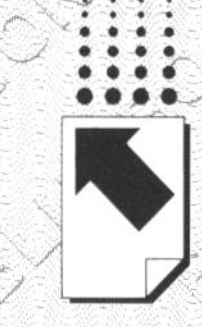

广视角 · 全方位 · 多品种

权威 · 前沿 · 原创

皮书系列为

“十二五”国家重点图书出版规划项目

人口与健康蓝皮书

BLUE BOOK OF
POPULATION AND HEALTH

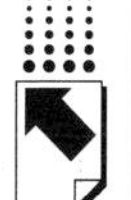

深圳人口与健康发展报告（2014）

ANNUAL REPORT ON POPULATION AND HEALTH DEVELOPMENT OF SHENZHEN (2014)

主　编／陆杰华　罗乐宣　苏　杨
副主编／傅崇辉　王金营　许四虎　曾序春

社会科学文献出版社
SOCIAL SCIENCES ACADEMIC PRESS (CHINA)

图书在版编目（CIP）数据

深圳人口与健康发展报告. 2014/陆杰华，罗乐宣，苏杨主编. —北京：社会科学文献出版社，2014. 11
（人口与健康蓝皮书）
ISBN 978 - 7 - 5097 - 6741 - 2

Ⅰ. ①深… Ⅱ. ①陆… ②罗… ③苏… Ⅲ. ①人口 - 研究报告 - 深圳市 - 2014 ②健康 - 研究报告 - 深圳市 - 2014 Ⅳ. ①C924. 24 ②R161

中国版本图书馆 CIP 数据核字（2014）第 262194 号

人口与健康蓝皮书
深圳人口与健康发展报告（2014）

主　　编／陆杰华　罗乐宣　苏　杨
副 主 编／傅崇辉　王金营　许四虎　曾序春

出 版 人／谢寿光
项目统筹／宋月华　韩莹莹
责任编辑／韩莹莹

出　　版／社会科学文献出版社 · 人文分社（010）59367215
地址：北京市北三环中路甲 29 号院华龙大厦　邮编：100029
网址：www. ssap. com. cn
发　　行／市场营销中心（010）59367081　59367090
读者服务中心（010）59367028
印　　装／北京季蜂印刷有限公司

规　　格／开 本：787mm × 1092mm　1/16
印 张：22. 5　字 数：288 千字
版　　次／2014 年 11 月第 1 版　2014 年 11 月第 1 次印刷
书　　号／ISBN 978 - 7 - 5097 - 6741 - 2
定　　价／89. 00 元

皮书序列号／B - 2011 - 201

人口与健康蓝皮书编委会

摘 要

《深圳人口与健康发展报告（2014）》的**主题是“全面改革路上深圳的深发展”**。新一届政府以《关于全面深化改革若干重大问题的决定》的形式将“施政纲领”和“改革方案”公之于众，在攸关民生的健康方面提出了具体的医药卫生体制改革目标。深圳作为全国改革的排头兵，在卫生计生领域的某些改革全国率先，但由于配套机制的改革不够全面、不够深入等，其**卫生计生事业的发展问题与全国的情况相比“大同小异、率先不易”**。因此，深入剖析深圳问题，一方面有助于缩小卫生计生事业发展现状与群众需要的差距，缩小当期深圳与其他一线城市的差距，解决当前深圳卫生计生事业发展的难题，另一方面还能前瞻性地指导全国的卫生计生改革。因此，本书意在“深入深圳，诠释全国”，力求以深圳案例洞察全国问题。

回顾“十二五”，深圳市相关规划中的重点指标完成情况良好。然而，不论是从卫生计生系统的需方——公众，还是供方——卫生计生服务团队看，其卫生计生事业发展的重要矛盾在于“供需不相称”，同时也有全国通病——“看病贵、看病难”。这些问题使深圳目前的卫生计生事业发展情况不尽如人意。撇开发展基础较薄弱因素，问题应主要归咎于卫生计生系统内各相关子系统制度衔接不够紧密以及作为卫生计生公共服务主体的公立医院的制度改革依然存在漏洞和短板。

因此，为了实现“解决好市民最关心、最直接、最现实的健康问题，努力为社会提供多样化服务，更好地满足人民需求，以促使改革与发展成果更多更公平地惠及全体市民”这一全局目标，深圳市卫生计生事业的着力点应聚焦于通过全面深化改革，缓解“供需不相称”这一重要矛盾。其改革的关键，一方面在于以流动人口监测信息为信号，系统分析流动人口和全人口的动态变化带来的卫生计生服务需求的改变，建立“按需定供，动态分配”的卫生计生服务供给机制。另一方面是在上述资源配置机制的指导下，全面整合卫生计生服务职能，增强系统综合服务能力，并通过激发市场活力，推动社会办医和完善医师多点执业制度等，提高服务效率，并进一步完善公共卫生服务体系，推进公共服务在区域间和人群间的均等化，并探索缓解医患矛盾的保障机制，促使卫生计生系统内的供需双方和谐互信，促使卫生计生系统有序和谐地发展。

围绕“全面改革路上深圳的深发展”这一年度主题和上述总体思路，本书以总报告为统筹，在解读中央有关卫生计生领域改革顶层设计的基础上，客观评估深圳卫生计生事业发展取得的成就与面临的问题，通过**“深圳市公共医疗体系改革及其财政可持续投入研究”“深圳市社区健康服务中心综合改革的路径选择研究”“深圳市社会办医的发展困境与改革思路研究”**和**“医师多点执业的现状、问题及配套政策体系研究”**这四个报告，专门剖析了如何改善深圳“资源总量不足与效率不高”和“改革率先，但未尽全力”的问题，并针对当前医患矛盾日益剧烈的现实，开展了**“深圳市医患关系及形成机制研究”**。另外，在**“深圳市‘十三五’期间卫生计生规划的重点专题研究”**中，评价了“十二五”期间深圳卫生计生事业发展与改革的绩效，并前瞻性地提出了深圳“十三五”期间卫生计生规划的重点方向和重点研究领域。

根据本书研究，深圳虽然在卫生计生领域的诸多方面领先于全国，但仍有未尽全力的方面。总体而言，深圳卫生计生事业的发展动态较好，但静态欠佳，兼具资源总量不足与效率不高的难题。要实现“速度深圳”到“质量深圳”的完美转型，深圳需“全面”完善配套机制，深化不彻底的改革，突破当前体制机制的束缚，以流动人口管理信息为信号，建立“按需定供，动态分配”的资源配置机制，激发市场活力，推动社会资本办医，不断推动和规范医师多点执业，全面整合卫生计生服务职能，进一步完善以社康中心为基础的公共卫生服务体系，以解决资源总量不足与效率不高的难题。与此同时，同全国一样，深圳亦然面临着日益严峻的医患纠纷问题。虽然其引入了人民调解机制，但终究是治标不治本。只有从不同的视角深入剖析医患关系的现状和形成机制，方能有的放矢地通过制度建设加以应对急剧增多的医患纠纷事件，从而构建和谐的医患关系。

由于卫生计生事业涉及面广泛，配套机制的改革复杂且重要，本书用六个分报告探讨了深圳卫生计生事业综合改革的重点与未来的发展方向。在“深圳市公共医疗体系改革及其财政可持续投入研究”中，说明为促使医疗保障与经济发展协调可持续，深圳应在增加公共财政对卫生计生领域的投入基础上，变革公共财政在卫生计生领域的投入方式和结构，完善卫生计生部门的补偿机制，加强信息化建设、分享优质医疗资源，以提高相关服务供给效率。在“深圳市社区健康服务中心综合改革的路径选择研究”中，建议深圳社康中心的管理体制，可探索性地从“院办院管”模式向“一体化”模式转变，鼓励有条件的社康中心组成运营集团，培育社区卫生服务的优势品牌，建立新型绩效考核和收入分配机制。在“深圳市社会办医的发展困境与改革思路研究”中，建议深圳对社会办医的配套机制进行改革，在未来以审批机制、医疗保险机制、人才流动机制、风险分散机制、行业监管机制、分级诊疗机制为重点领域。在“医师多点执业的现状、问题及配套政策体系研究”

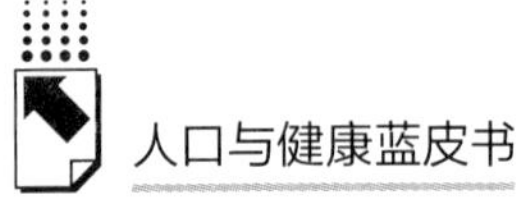

中，认为“十三五”期间，深圳若能完善和落实执业医师管理制度、医院管理制度、执业医师培训制度、执业医师监管制度和医疗责任保险制度等配套机制，在“医师自由多点执业”顶层设计的指导下，医师多点执业制度改革的成效便将在此期间显现。在“深圳市医患关系及形成机制研究”中，建议通过构建医患双方的双赢制度，逐步优化医生收入结构，建立媒体对医患关系的正引导效应，从而建立和谐的医患关系。而具有承前启后作用的“深圳市‘十三五’期间卫生计生事业规划的重点专题研究”，则在肯定深圳卫生计生事业“十二五”发展成就的基础上，建议在“十三五”期间，通过“四坚持”来全面深化深圳市卫生计生事业发展改革：①坚持开放办医、全面发展，合力提高医疗服务能力和水平；②坚持“三医”联动、协同推进，全面深化医药卫生体制改革；③坚持保障公平、优质惠民，大力推进卫生计生公共服务均等化；④坚持多管齐下、优化职能，构建基层卫生计生服务管理统一平台。

Abstract

The theme of *Annual Report on Population and Health Development of Shenzhen (2014)* is "Shenzhen's Deeper Development in the Comprehensive Reform". By releasing the report "Some Problematic Decisions on Deepening the Comprehensive Reform", in which the administrative program and reforming plan are included, the new government hereby sets the detailed reforming goals for the medical and health care system which has a stake in people's livelihood. As one of the pacesetters of reform in China, Shenzhen took the lead in the reform of health care and family planning. However, as the complementary system was not comprehensive and deep enough, Shenzhen embarked on a tough journey in playing its leading role. Therefore, an in-depth analysis into Shenzhen's reform will be conducive to helping narrow the gap between the development of the health care and family planning undertakings and the need of the public in Shenzhen, thus narrowing the gap between Shenzhen and other first-tier cities in this regard. On the other hand, solving problems facing Shenzhen can be a guide to the reform nationwide. Therefore this report could serve nationwide need in some ways.

Looking back to the twelfth five-year period, Shenzhen witnessed a sound accomplishment in some key indicators. However, problems mainly lied in the imbalance between supply and demand of medical services, and between the supply-side (health care and family planning services team) and the demand-side (the public). Moreover, the public still get much difficulty in getting accesses to medical services. All those rendered Shenzhen into an unsatisfactory development in this area. Putting aside a weak foundation, other problems impeding its development mainly resulted from the lack of cohesiveness among subsystems and from the vulnerability of system reform in public hospitals which are always regarded as the principal for providing health care and family planning services.

Therefore, to achieve the overarching goal of "solving the most direct, realistic and the public-concerned health related problems, providing the public with a much more diversified service portfolio so as to better meet their needs, and benefiting them with reform and development achievements in a fairer manner", Shenzhen should give priorities to the reduction of imbalance between the supply and demand by deepening the comprehensive reform. On one hand, Shenzhen should systematically analyze the change of demands brought about by the variation of the floating population and whole population and then establish a "dynamic and demands-based" supply system. On the other hand, under the guidance of such an allocation mechanism, Shenzhen should integrate service functions, enhance its ability in providing comprehensive services, promote the development of private medical agencies and improve the doctor's multi-sited licensed system by stimulating the vitality of the market, better the public health service system, propel the public health service equalization in different regions and among different groups of people, and explore a security system that helps alleviate the tensions between doctors and patients so that the health service system may enjoy a harmonious and orderly development.

Around the annual theme of "Shenzhen's Deeper Development in the Comprehensive Reform" and the general idea, this report takes the general report as a whole and objectively evaluates those achievements that have been made in the area of health and family planning in Shenzhen and locates relevant problems based on the author's analysis of the central government's top level design of reform in the field of health and family planning. This report consists of six sub-reports: "Research on the Reform of the Public Health System in Shenzhen and Its Sustainable Fiscal Investment", "Research on the Selection of Reform Path for Community Health Service Centers in Shenzhen", "Research on the Development Difficulties of Private Medical Agencies and the Reform Ideas in Shenzhen" and "Research on the Status Quo of the Doctor's Multi-sited Licensed System, Relevant Problems and Supporting Policies". They probe into solutions to the lack of capacity and efficiency, and to the problem of playing the first in reform but lacking effort. Aiming at the doctor-patient tension, there is the "Research on the Doctor-patient Relationship and Its Forming Mechanism in Shenzhen". In addition, this report also reviews Shenzhen's reform achievements made in the twelfth five-year period, and puts forward directions and focus for Shenzhen's further development and research in the field of health and family planning as referred in "Research on the Priorities of Plan of the Health and Family Planning for Shenzhen in the Thirteenth Five-year Period".

According to this report, Shenzhen ahead of the national in the field of health birth in many ways but still not do their best. On the whole, Shenzhen's health and family planning is poor in static while good in dynamic, and capacity shortage and inefficiency coexists. To realize the perfect transition from a "speed-centered Shenzhen" to a "quality-centered Shenzhen", much effort should be spent in improving its complementary mechanism, in deepening reform and in breaking the shackles brought about by the present mechanism. We should establish a "dynamic and demands-based" resource allocation mechanism based on floating population management data signal and stimulate the vitality of the market so as to promote the development of private medical agencies, and improve and regularize the doctor's multi-sited licensed system. We should also improve the community public health service system so as to tackle the issue of capacity shortage and inefficiency. At the same time, just like other cities in China, Shenzhen is also facing serious doctor-patient issues. The introduction of the people's mediation mechanism cannot help solve the problem fundamentally. Only by deeply analyzing the status quo of the doctor-patient relationship and its forming mechanism from multiple perspectives can we ease the tension of the sharp increase of medical disputes by the institution building and establish a harmonious one.

As the health and family planning covers a wide range while complementary reform is complicated but important, this report utilizes six sub-reports to discuss about the directions and focus for Shenzhen's further development and research in health and family planning. The main contents are as follows: The key conclusions of "Research on the Reform of the Public Health System in Shenzhen and Its Sustainable Fiscal Investment" are as follows: to ensure medical security and the sustainability of economic development, Shenzhen should not only increase fiscal investment in the health care field but also transform its investment mode and structure. Moreover, Shenzhen should improve the compensation mechanism, strengthen the construction of informatization and share its fine medical resources in order to enhance efficiency of delivering services. The key conclusions of "Research on the Selection of Reform Path for Community Health Service Centers in Shenzhen" are as follows: It is suggested that Shenzhen transform its management mode for the community health service centers from "hospital managing community health services" into "integrated management of community health centers", which means that qualified community health service centers are encouraged to form groups to cultivate their own health service brands and establish their own performance assessment and income allocation mechanism. The key conclusions of "Research on the Development Difficulties of Private Medical Agencies and the Reform Ideas in Shenzhen" are as follows: Complementary reform should focus on examination and approval, medical insurance, talents flow, risk diversification, industrial supervision and hierarchical diagnosis mechanism. The key conclusions of "Research on the Status Quo of the Doctor's Multi-sited Licensed System, Relevant Problems and Supporting Policies" are as follows: If Shenzhen can better implement those complementary mechanisms, like practicing physicians management system, hospitals management system, training and supervision system for practicing physicians, and medical liability insurance system, according to the top level design of "doctors' free multi-sited practicing" in the thirteenth five-year period, the efforts in the reform of the doctors' multi-sited licensed system will be paid off. The key conclusions of "Research on the Doctor-patient Relationship and Its Forming Mechanism in Shenzhen" are as follows: Establishing a win-win situation for both doctors and patients by gradually optimizing doctors' income structure and fostering a positive leading role of the media will be beneficial to building a harmonious doctor-patient relationship. The key conclusions of "Research on the Priorities of Plan of the Health and Family Planning for Shenzhen in the Thirteenth Five-year Period" are as follows: Shenzhen's achievements made in the health and family planning in the twelfth five-year period are well-acknowledged. On this basis, it is suggested that Shenzhen deepen the comprehensive reform by implementing the following "four insistence": Firstly, insisting on providing medical services in an open manner so as to comprehensively enhance its capacity by leaps. Secondly, insisting on synergistically promoting tripartite sector reform to deepen the comprehensive reform of health system. Thirdly, insisting on safeguarding fairness, benefiting the public with quality services to vigorously advance the public health and family planning services equalization. Fourthly, insisting on multi-task management and on optimizing functions to establish a unified brand new management platform for grassroots health and family planning services.

前　言

34 年前，深圳经济特区在全国率先进行经济体制改革，其经济发展高歌猛进。时至今日，深圳市不仅在经济上已成为人均 GDP 位居全国榜首的大城市，其社会领域的改革也先试先行，发挥着国家级试验田的功能。新一届政府以十八届三中全会《关于全面深化改革若干重大问题的决定》（以下简称《决定》）的形式，将“施政纲领”公之于众。在新一届政府“施政纲领”的指导下，**作为特区和卫计领域改革先锋的深圳，在全面改革路上必须继续领跑，必须在改革上“深发展”**。只有这样，才能让深圳名实相符。

对于作为民生大计的卫生计生事业，十八届三中全会的《决定》不仅有专章论述，还在其他地方多次论及相关机制。显然，卫生计生事业中有关医疗保障、医疗服务、公共卫生、药品供应、监管体系的综合改革问题，有很多属于全面深化改革的重大问题。即便是深圳这个改革特区，仍然如此。而且，《决定》对民生领域的改革要求仍在提高：“实现发展成果更多更公平惠及全体人民，必须加快社会事业改革，解决好人民最关心最直接最现实的利益问题，努力为社会提供多样化服务，更好满足人民需求。”

在此背景下，《深圳人口与健康发展报告》（以下简称蓝皮书）也必须与时俱进。在过去三年的蓝皮书中，我们的研究已经涉及卫生计生事业的许多领域。但从深圳的实践是“改革率先，未尽全力”和《决定》中“全面、深化”的总体要求看，这些研究意犹未尽，其中的重点领域仍然需要紧扣“全面”和“深化”继续研究。考虑到中央的要求和深圳的实践，加之2015年初深圳市相关部门要着手编制“十三五”规划，2014年的蓝皮书，**以“全面改革路上深圳的深发展”为年度主题**，紧扣“全面”和“深化”，并在机构改革、社康中心建设、社会力量办医、医患关系处理、医生管理等重要领域具体呈现了“全面”和“深化”主题，也在评价深圳市卫生计生领域“十二五”规划执行情况的基础上，对深圳市的“十三五”规划进行了预研究，以便深圳有关部门在制定“十三五”规划时，能明晰重点领域和掌握决策依据。

基于这样的思路，2014年蓝皮书的内容安排如下：以**总报告“深圳市卫生计生领域的全面深化改革”**统筹，解读中央的改革要求和深圳全局的发展目标，通过**“‘十二五’期间深圳市卫生计生领域的改革评价和‘十三五’预研究”**[①]“瞻前顾后”地总结分析深圳卫生计生事业发展的形势和重要改革任务，明确哪些领域需要全面、哪些方面需要深化。然后，在**“深圳市公共医疗体系改革及其财政可持续投入研究”“深圳市社区健康服务中心综合改革的路径选择研究”“深圳市社会办医的发展困境与改革思路研究”“医师多点执业的现状、问题及配套政策体系研究”“深圳市医患关系及形成机制研究”**等分报告中，探索如何在机构改革、社康中心建设、医疗机构建设、医患关系处理、医生管理等重点领域进行全面、深化改革。全书的基本框架如图0－1所示。

由图0－1可见，总报告是在中央政策顶层设计的指导下，以年度主题为线索对一系列相关问题的探索：从中央的改革要求和深圳全局发展目标入手，紧扣“全面深化改革”六字，剖析深圳卫生计生事业发展的短板和重点改革任务，明确**当前深圳卫生计生事**

① 这个子课题研究的成果在成书时被拆成了两部分：关于“十二五”期间深圳卫生计生领域的改革评价被合并进了总报告，关于“十三五”期间相关情况的预研究，成为第六篇报告。在图0－1的全书框架结构中，我们将这两块内容也分别置之显示。

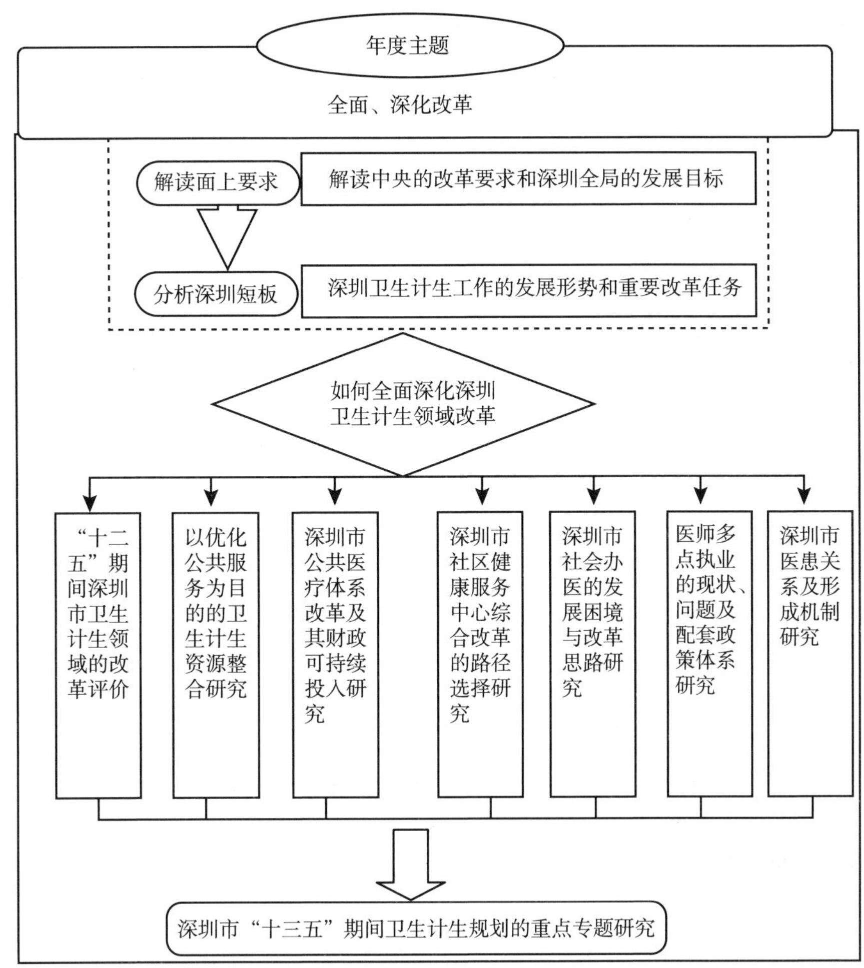

图0－1 本书框架结构

业发展存在的三大难题：①卫生计生事业发展动态较好，静态欠佳；②卫生计生资源总量不足与效率不高并存；③卫生计生综合改革率先，但未尽全力。

问题一的根本原因在于深圳卫生计生事业发展的历史欠账较多以及人口变动带来的服务需求与服务供给的不协调。因此，为了缩小深圳市卫生计生服务水平与其他一线城市的差距，提高城市居民的就医满意度，需要创新当前的资源配置机制，以流动人口监测信息为信号，系统分析流动人口卫生计生需求，建立“按需定供，动态分配”的卫生计生服务供给机制。

问题二的根本原因有四点：一是公共财政投入相对不足；二是人口总量和结构变动带来卫生计生服务需求增加；三是卫生计生服务供需不相称；四是社会资本办医受限，难以发挥支持作用。因此，为了满足市民的多元化卫生计生服务需求，未来的卫生计生事业发展要做到：一方面增加对卫生计生服务领域，尤其是计划生育政策调整可能导致需求增加的妇幼保健领域的公共财政投入；另一方面以流动人口监测信息为信号，开展基层卫生和计生合并整合工作，提高卫生计生系统的服务效率；与此同时，完善和规范社会办医以及医师多点执业制度，弥补资源，尤其是解决优质卫生计生资源总量不足的问题。

问题三的根本原因是主体改革的配套机制不完善。在“全面深化改革”思想的指导下，深圳卫生计生改革要深化卫生计生合并改革，全面整合二者的服务职能；与此同时，完善社会资本办医和执业医师多点执业制度，并在引入人民调解机制的基础上建立健全医患关系保障制度。

总报告正是以各分报告的成果为基础、结合既往三年的蓝皮书，紧扣这一主题进行的以深圳为全国案例的全面分析。这些研究成果对于指导深圳乃至全国卫生计生体制改革和机制创新具有现实意义。

由于卫生计生事业涉及面广泛，配套机制的改革复杂且重要，本书还用六个分报告探讨了深圳卫生计生事业综合改革的重点与未来的发展方向。这六个分报告分别为：“深圳市公共医疗体系改革及其财政可持续投入研究”，“深圳市社区健康服务中心综合改革的路径选择研究”，“深圳市社会办医的发展困境与改革思路研究”，“医师多点执业的现状、问题及配套政策体系研究”，“深圳市医患关系及形成机制研究”，“深圳市‘十三五’期间卫生计生规划的重点专题研究”。而具有承前启后作用的“深圳市‘十三五’期间卫生计生规划的重点专题研究”在肯定深圳卫生计生事业“十二五”发展成就的基础上，建议在“十三五”期间，**通过“四坚持”来全面深化深圳市卫生计生事业发展改革：①坚持开放办医、全面发展，合力提高医疗服务能力和水平；②坚持“三医”联动、协同推进，全面深化医药卫生体制改革；③坚持保障公平、优质惠民，大力推进卫生计生公共服务均等化；④坚持多管齐下、优化职能，构建基层卫生计生服务管理统一平台。**

这些内容，几乎包括了深圳市卫生计生事业的方方面面，使得自 2011 年起的连续四本蓝皮书完全可以作为管理学角度的深圳市人口与健康工作大全。我们希望对国家的卫生计生事业、对行政管理改革和对社会学有兴趣的人，都能从这个系列的研究成果中开卷有益、不虚此读。

在本书付梓之际，首先需要提及的是本书作者队伍以外的许多单位及相关领导的大力支持。对这四本蓝皮书的工作，深圳市相关领导和卫生计生系统的许多单位给予了大力支持：深圳市卫生和计划生育委员会在立项、审稿和资金上给予了全面支持；深圳市卫生和计划生育委员会前后两任主任蔡立和罗乐宣博士等领导对研究和写作工作进行了指导，罗乐宣博士还亲自审定了报告的主要结论；深圳市人口和计划生育科学研究所对蓝皮书工作进行了全面的统筹协调和专业把关；深圳市医学信息中心主任林德南，深圳市人口和计划生育科学研究所王鹤云、张玲华、谢立春，深圳市宝安区卫生局夏挺松博士，不仅在蓝皮书的研究和写作中，在数据提供、调研安排和案例分析方面提供了全面支持，还在本书的写作中给予了多处专业评价；北京大学、国务院发展研究中心、中国社会科学院、

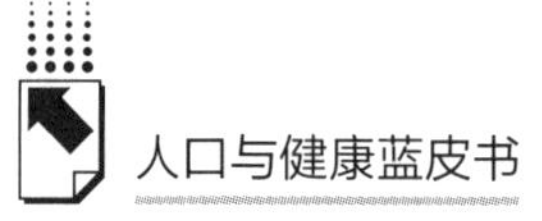

河北大学、北京行政学院、广东医学院、广东药学院等单位的相关专家给予了大力支持，在此一并表示感谢。

需要说明的是，本书是联合执笔，各个报告的主要作者已分别在文中标注，包括北京大学社会学系陆杰华教授，国务院发展研究中心社会发展研究部苏杨研究员，深圳市人口和计划生育科学研究所所长曾序春，河北大学经济学院王金营教授，广东医学院、深圳市谷大应用统计研究所傅崇辉副教授，北京行政学院社会学教研部尹德挺副教授，中国社会科学院人口与劳动经济研究所田丰副研究员，广东药学院公共卫生学院杨翌教授和张瑛副教授，南开大学周恩来政府管理学院朱荟博士。参与写作的还有北京大学汤澄、左罗、孙晓琳、李栩栩、卢镱逢，北京师范大学崔祥芬，国务院发展研究中心东方文化与城市发展研究所卓杰，宾夕法尼亚大学社会政策与实践学院刘钰媛，河北大学经济学院李庄园、解苗苗、李青、郭倩，中国社会科学院人口与劳动经济研究所顾旭光、李成龙，广东医学院黄炳锐、史小丽、苏丽妃、林宏珍、梁楸媛，中山大学冯瑶，广东药学院公共卫生学院赖铿、张驰。全书由陆杰华、苏杨、曾序春统稿。

还需要说明的是，为利于读者阅读和理解，在本书的写作中，我们运用了不同的方式以使研究成果深入浅出、形象生动，还对一些较宏观或易被误读、误用的概念进行了界定或说明，以使描述准确。在对问题的描述过程中，我们尽量多举实例和打比方，希望读者能够对深圳人口与健康领域仍然存在的问题有更为直观和感性的认识；为使读者充分理解各报告的逻辑关系和把握每个分报告的重点内容，让读者朋友在匆匆浏览中就能了其大意，我们在每个分报告的开头都总结了该报告要点，在多数报告的结尾设计了小结；对于一些有利于读者阅读和理解，但又不便于放入正文中的内容，我们通过脚注进行了阐释；为使读者查找方便，我们将直接引用的相关参考文献在每篇报告末尾或脚注中标出，不再在全书末单列参考文献；为使内容形象直观，我们制作了大量图（表），有关图（表）序号的意思举例如下：图（表）1－1表示总报告（从前言开始顺序计数，前言的章号为0）的1号图（表）。

《深圳人口与健康发展报告（2014）》编委会

2014年10月

目 录

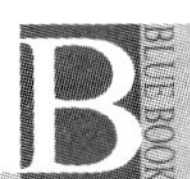

𝔹 Ⅰ 总报告

𝔹 Ⅱ 分报告

CONTENTS

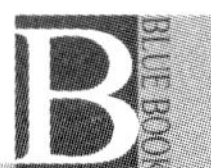

𝔹 I General Report

𝔹 II Sub-Reports

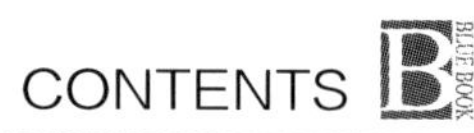

总 报 告

General Report

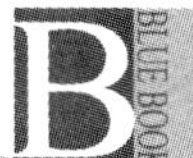

B.1 深圳市卫生计生领域的全面深化改革

崔祥芬 苏 杨 陆杰华 曾序春 左 罗 刘钰媛

在十八届三中全会《关于全面深化改革若干重大问题的决定》（以下简称《决定》）发布之后，在“十二五”规划中期评估结束和“十三五”规划前期研究启动之时，有关深圳人口与健康领域的研究具有承前启后的意义：作为全国改革排头兵的深圳，如何在这个领域全面深化改革并将这个思路体现为未来的工作重点和发展目标？这是2014年《深圳人口与健康发展报告》（以下简称蓝皮书）需要回答的主要问题。为此，需要在解读中央改革要求和深圳全局目标的基础上，结合评估发现的差距，确定未来的重要目标、任务及保障这些任务得以完成的制度调整方案。

一　解读中央的改革要求和深圳全局的发展目标

（一）中央顶层设计对全面深化卫生计生领域体制改革的要求

中央对卫生计生改革工作的推进正在有条不紊、不断全面、逐渐深入地进行着。《中共中央、国务院关于深化医药卫生体制改革的意见》（中发〔2009〕6号）和《国务院关于印发医药卫生体制改革近期重点实施方案（2009～2011年）的通知》（国发〔2009〕12号）均明确提出了中国“医改”的基本原则和重点方向，即要以“保基本、强基层、建机制”为基本原则，坚持“上下联动、内增活力、外加推力”，采用选定国家试点城市、明确县级医院综合改革试点县、实施医疗费用及时结算等便民惠民政策措施，统筹推进基本医疗保障制度建设、国家基本药物制度建设、基层医疗卫生机构建设、基本公共卫生服务均等化、公立医院改革五项重点改革，使卫生计生工作回归公益性，调动卫生计生工作人员的积极性，保障卫生计生服务供给的可持续性。《决定》中有关卫生计生体制改革的内容，如表1－1所示。

表1－1　卫生计生体制改革在《决定》中的体现

《决定》深化改革重点领域	卫生计生相关内容	
激发市场主体活力	鼓励社会办医	
提高资源配置效率和公平性	优化资源配置	
卫生计生体制改革，保障和改善民生	创新公立医院管理制度	
	推进卫生计生事业综合改革	
	①推进公立医院“医药分开”	②完善社康中心运行机制改革
	③完善医保支付方式	④改革薪酬体系、人事制度
	⑤巩固完善基本药物制度	⑥完善分级诊疗模式
构建服务型政府	实施机构改革，转变政府职能	

（二）深圳卫生计生事业发展的全局目标

作为卫生计生领域改革的排头兵，深圳一路先试先行，在实践中积累了一定经验，在某些领域的改革不仅领先于全国，也领先于《决定》的要求（如表1－2所示）。但在新一轮“医改”中，深圳仍有一些领域的改革需要“全面”，一些领域的改革需要“深化”。深圳市卫生和计划生育委员会[①]在2013年5月召开“医改”工作会议时，时任主任蔡立认为新一轮“医改”启动至今，深圳“五项重点任务”基本完成，但部分工作尚存在覆盖面不够、质量不高的问题，且与群众的需求还有距离，尚需通过全面、深化改革来巩固和提升“医改”的成效。

表1－2　深圳卫生计生体制改革相对《决定》重要改革措施的领先之处

优先改革领域	具体内容或实践方式
行政体制改革——优化组织结构	深化机构改革——领先国家四年的卫生和计生部门合并改革:2009年组建深圳市卫生和人口计划生育委员会(以下简称“深圳卫人委”),并将原食品药品监督管理局负责的食品安全相关管理职责划入卫人委
行政体制改革——转变政府职能	转变政府职能——率先成立了完全“管办分开”的深圳市公立医院管理中心:2013年在全国率先成立了公立医院管理理事会和公立医院管理中心,使之承担公立医院的举办职能,全面监管公立医院的人、财、物;而卫人委仅对公立医院进行行业监管(指发展规划、资格准入、规范标准、服务监管、绩效评估等)

① 2009年，深圳市卫生局和深圳市人口和计划生育局合并成立深圳市卫生和人口计划生育委员会（简称“深圳卫人委”）；2013年，在国家成立卫生和计划生育委员会（简称“国家卫计委”）并将人口宏观管理职能划归国家发展和改革委员会后，深圳市卫人委改名为深圳市卫生和计划生育委员会（简称“深圳卫计委”）。本书中，卫人委和卫计委两种简称都用，区别在于文中所提的时间节点是在改称卫计委前还是后。

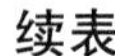
续表

优先改革领域	具体内容或实践方式
卫生计生体制改革——完善医保制度	建立了全国独树一帜的“农民工医疗保险制度”，给予外来劳务工基本的生活保障，使这个方面有了“流动人口市民化服务”的制度
卫生计生体制改革——完善社区首诊制度	2006 年率先试点社区首诊制，以社康中心为基层网络，结合双向转诊制度，实现了“小病进社区，大病进医院”

对应于《决定》的改革目标和深圳市当前卫生计生事业发展的问题，深圳市卫生计生改革需“构建服务型政府，转变政府职能；激发市场主体活力，提高资源配置效率，改革卫生计生体制，改革和保障民生”。在 2013 年深圳全市改革工作会议和“医改”工作会议以及《深圳市“十二五”期间深化医药卫生体制改革实施方案》（深府函〔2012〕204 号）的指导下，深圳将 2013 年的改革重点任务确定为：一是在机构改革方面，强化卫生计生全行业管理；二是在激发市场主体活力、提高资源配置效率方面，大力推进社会办医；三是在提高资源配置公平性方面，深化公共卫生服务体系建设；四是在改革卫生计生体制方面，全面推进社康中心建设，加快落实“医药分开”和“执业医师多点执业”等改革配套措施（如图 1－1 所示）。此外，《深圳市 2014 年改革计划》也明确提出要“完善公立医院绩效管理和内部管理制度。……建立健全公立医院财政补助机制。完善社康中心运行机制。……优化医疗卫生工作人员薪酬体系，推动人事制度改革和医师多点执业。制定进一步推进社会办医的政策措施”。

（三）深圳深化卫生计生体制改革必要性及重要性

“全面深化改革”是新一届政府“施政纲领”的关键词，是推进卫生计生事业发展的动力源。自 2009 年深化“医改”的战略部

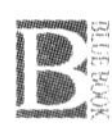

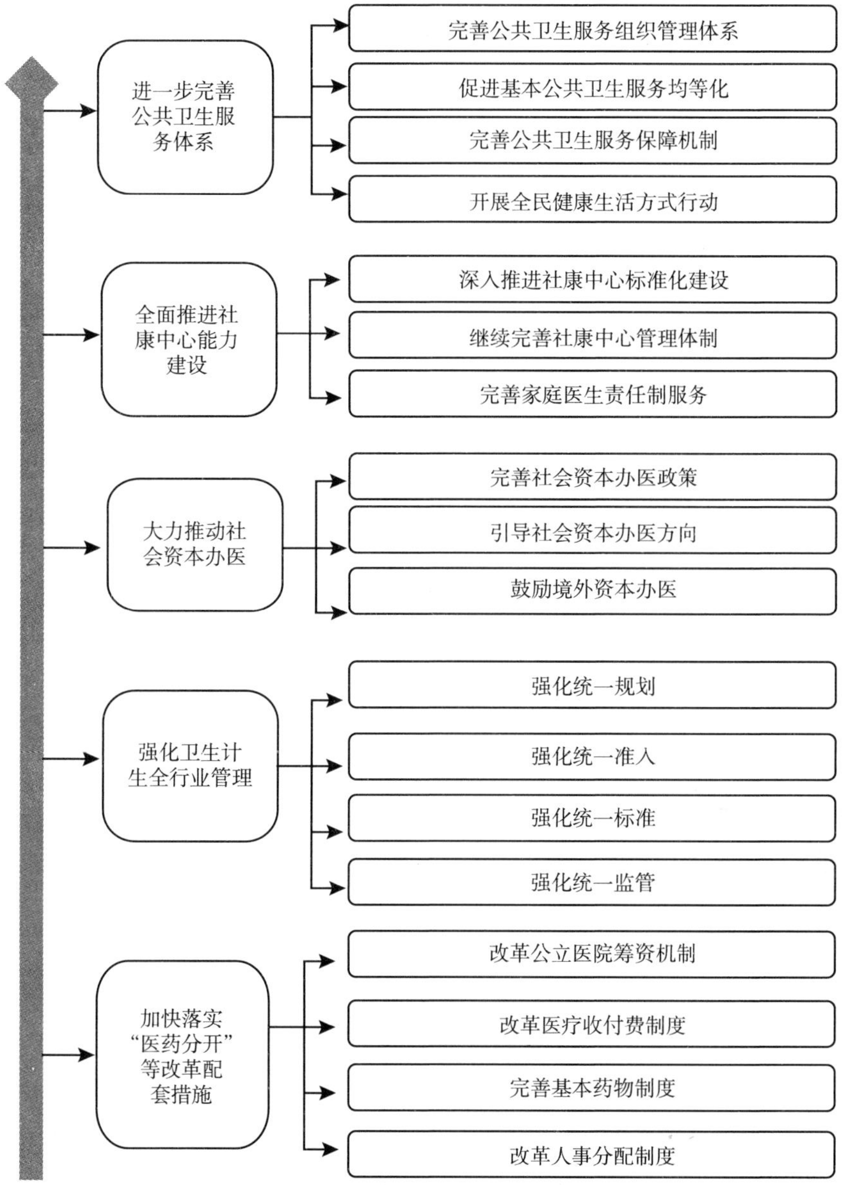

- 进一步完善公共卫生服务体系
  - 完善公共卫生服务组织管理体系
  - 促进基本公共卫生服务均等化
  - 完善公共卫生服务保障机制
  - 开展全民健康生活方式行动
- 全面推进社康中心能力建设
  - 深入推进社康中心标准化建设
  - 继续完善社康中心管理体制
  - 完善家庭医生责任制服务
- 大力推动社会资本办医
  - 完善社会资本办医政策
  - 引导社会资本办医方向
  - 鼓励境外资本办医
- 强化卫生计生全行业管理
  - 强化统一规划
  - 强化统一准入
  - 强化统一标准
  - 强化统一监管
- 加快落实“医药分开”等改革配套措施
  - 改革公立医院筹资机制
  - 改革医疗收付费制度
  - 完善基本药物制度
  - 改革人事分配制度

图1－1　2013年深圳“医改”工作任务安排

署实施以来，深圳市经过为期五年的探索与实践，在卫生计生领域的改革取得一定的成效，但与人们的殷殷期盼尚存在一定的差距。

即便是综合改革率先的深圳，因受到各方面历史欠账以及制度成因的束缚，仍面临着一系列的矛盾与问题。由此可见，深化卫生计生体制改革是巩固和提升“医改”成效的需要，应明确不足，对症施药，缩小供需差距，提高群众的满意度。与此同时，深化卫生计生体制改革是全面落实“医改”任务的需要。对于卫人委“十二五”规划及相关工作的推进落实情况，应全面评估，拾遗补缺，明确责任和时限，跟踪落实。

作为特区和卫生计生领域改革先锋的深圳，在全面改革路上必须继续领跑，只有这样才能名实相符。这就要求深圳的改革必须“深发展”。但作为全国卫生计生改革探路者的深圳，不仅与全国“医改”面临相似的问题，与此同时，又是中国最大的移民城市和流动人口“倒挂”城市，其卫生资源存量相对其他一线城市而言不足，人口结构年轻、流动性大、学历层次低，因此其卫生计生事业发展面临着独特的难题。因此，剖析深圳市卫生计生事业发展的制度弊端，可为深化全国“医改”提供参考依据。据此，如何实事求是地正视卫生计生事业发展的难题和挑战，与时俱进地结合当代国民对卫生计生服务的需求，求真务实地解决人民迫切关心的就医问题，是卫生计生事业改革需要考虑的重点。

二　深圳卫生计生工作的发展形势和重要改革任务

（一）“十二五”期间深圳卫生计生发展取得的成效及存在的问题

1.“十二五”期间深圳卫生计生发展成效显著

深圳是国家改革开放的重要窗口。在“速度深圳”的浪潮中，其

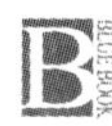

经济发展取得了瞩目的成就，人均 GDP 已经赶超北京、上海、广州三个一线城市，跃居全国大城市的榜首。近年来，在“质量深圳”的道路上，其卫生计生事业发展也成就非凡[①]。目前，深圳居民健康水平总体上处于全国先进行列：2012 年[②]，深圳居民平均期望寿命已达 79.38 岁，高于国际公认的现代化水平——77 岁，已超过《深圳市卫生和人口计划生育事业发展“十二五”规划》中 2015 年预期指标——79 岁；2013 年，全市人口孕产妇死亡率从 2010 年的 15.41/10 万下降至 5.88/10 万，5 岁以下儿童死亡率从 3.50‰下降至 3.15‰。从卫生系统自身建设看，深圳也成就显著：在资源配置水平和业务工作能力等方面的不少指标已达国内一线水平，可总结如下。

（1）卫生资源持续增加

“十一五”期间，深圳市各类卫生资源已有大幅增加[③]。在“十二五”起始三年，这一持续增长的趋势并未改变。卫生机构、床位、卫生技术人员等卫生资源均在 2010 年的基础上有大幅增加，累积增长率均大于 20%，其中注册护士增长最为突出，累积增长率高达 28.21%。即便医生的增长幅度在各类卫生资源中最小，也增加了 19.44%。虽然区域人口膨胀对卫生资源的需求量不断加大，但从卫生资源的人均水平看，各项指标的年均增速均大于 5%（如表 1－3 所示）。相较于《深圳市卫生和人口计划生育事业发展

① 中国保健协会和中国城市发展研究会以“健康环境，健康文化，健康条件，健康社会”为指标框架的“健康城市”测评结果显示，深圳市位于全国 15 个副省级城市前列，仅次于厦门市。

② 由于《深圳市卫生统计年鉴 2013》中未报告 2013 年深圳市居民平均期望寿命，故此数据引用于《深圳市卫生人口计生委关于深圳市卫生和人口计划生育事业发展“十二五”规划中期自评报告》。由于区域居民平均期望寿命相对稳定，2010 年、2011 年和 2012 年深圳居民的平均期望寿命分别为 78.01 岁、78.67 岁和 79.38 岁，三年平均增长不足 1 岁，因此，2012 年的平均期望寿命在一定程度上能较好地反映 2013 年深圳居民的健康水平。

③ 陆杰华、刘恩、苏杨主编《深圳人口与健康发展报告（2012）》，社会科学文献出版社，2012，第 2 页。

“十二五”规划》中2012年预期指标，每千人口床位数、医生数及注册护士数均完成预期目标（如图1－2所示）。

表1－3　深圳卫生资源配置发展情况

指标项	2010年	2011年	2012年	2013年	增长速度(%)	平均增速(%)
卫生机构数(个)	1827	1854	2008	2228	21.95	6.84
床位数(张)	22842	24079	27984	29261	28.10	8.61
卫生技术人员数(人)	54081	58059	61961	65782	21.64	6.75
医生数(人)	21231	22657	23942	25358	19.44	6.10
注册护士数(人)	21866	23987	25931	28035	28.21	8.64
每千人口床位数(张/千人)	2.21	2.30	2.65	2.75	24.43	7.56
每千人口卫生技术人员数(人/千人)	5.22	5.55	5.87	6.19	18.58	5.85
每千人口医生数(人/千人)	2.05	2.16	2.27	2.39	16.59	5.25
每千人口注册护士数(人/千人)	2.11	2.29	2.46	2.64	25.12	7.76

数据来源：深圳市卫生和人口计划生育委员会编《深圳市卫生统计年鉴》（2010～2013），深圳报业集团出版社，2010～2013。

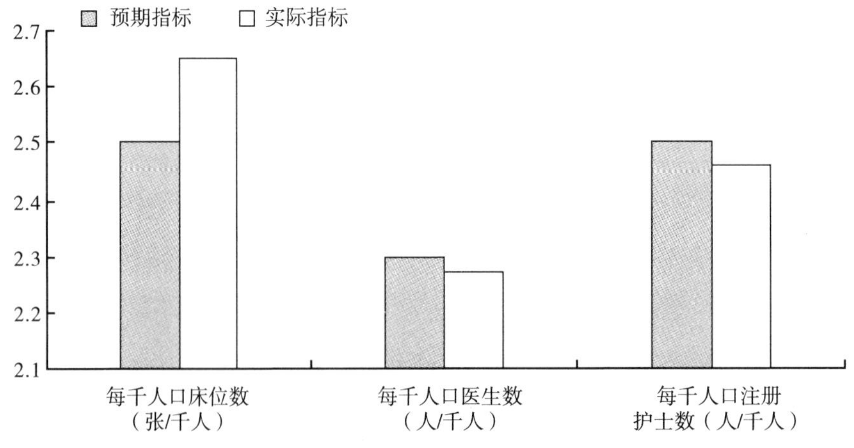

图1－2　2012年深圳市卫生资源配置目标完成情况

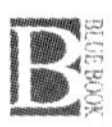

（2）医疗卫生服务水平不断提高

医疗卫生服务水平包括服务供给能力、资源使用效率以及服务质量三个方面[①]。“十一五”期间，深圳医疗卫生服务水平呈现“全面”增长的趋势；“十二五”期间，这一动态增长的态势依旧较好。2010～2013 年，医疗卫生服务工作量持续增长，全市总诊疗人次和医院出院人数分别累积增加了 984.72 万人次和 17.91 万人，年均增长速度分别为 3.89% 和 6.99%（如图 1－3 所示）；卫生资源的使用效率持续良好，病床使用率几乎均大于 85%，而病床周转次数均大于 35 次/年（如图 1－4 所示）。有研究显示，病床使用率一般保持在 85%～93% 为宜，使用率过低则表示床位有空闲，尚有潜力未充分发挥。另外，一般三级医院的病床周转次数不低于 17 次/年[②]。由此可见，深圳市卫生资源的使用率处于适宜状态。居民对全市医疗机构的满意度逐年提高。在 2009 年广

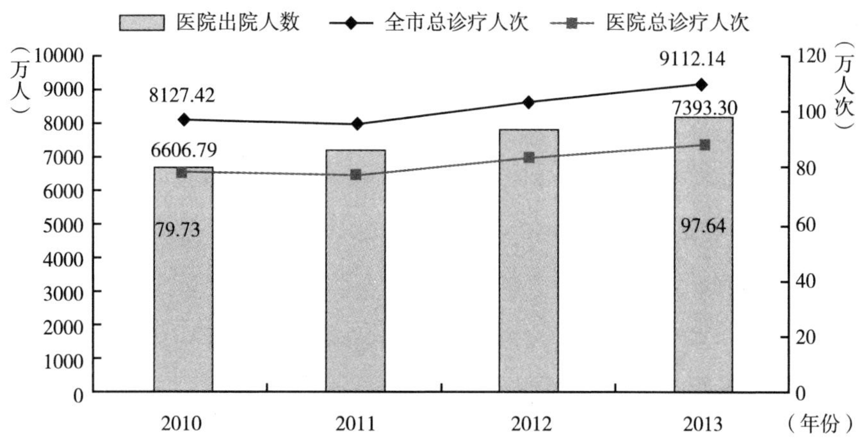

图 1－3　2010～2013 年深圳市医疗机构门诊和住院服务量

① 陆杰华、刘恩、苏杨主编《深圳人口与健康发展报告（2012）》，社会科学文献出版社，2012，第 2 页。

② 徐洁：《试论病床使用率和病床周转次数的关系》，《中国病案》2007 年第 2 期。

东省三甲医院服务满意度调查中，深圳市四家被调查医院分列于全省第二、四、六、八名。2011 年，深圳市群众对公立医院的满意度为79.8%，较2008 年增加了3.4 个百分点，且2008 ~2011 年处于持续增长状态①。

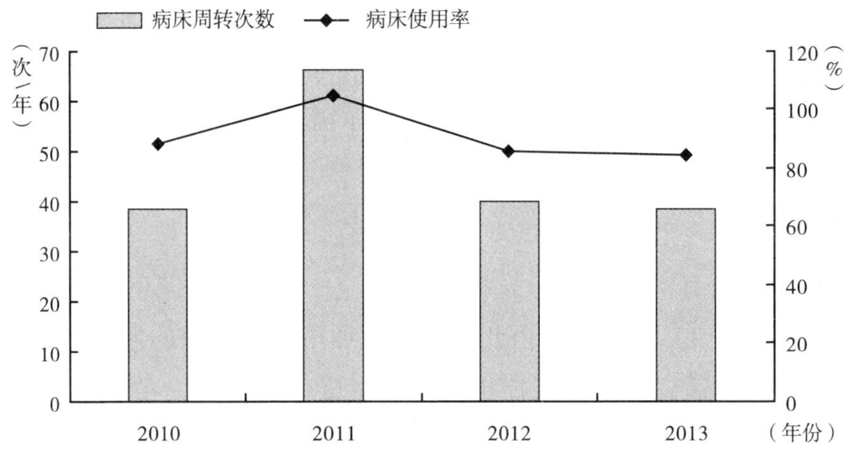

图1 -4　2010 ~2013 年深圳市病床使用率和病床周转次数

（3）公共卫生服务能力显著增强

“十一五”期间，深圳公共卫生服务网络已较为完善。在“十二五”期间，以疾病预防控制、妇幼保健、慢性病防治、卫生监督、健康教育等为内容的服务机构以及600 多家社康中心组成的三级服务网络，能更有效地为居民提供“六位一体”的基本公共卫生服务。妇幼保健工作是深圳的亮点之一。相较于2010 年，“十二五”期间，深圳孕产妇死亡率持续下降；婴儿死亡率在头两年持续下降，但在2013 年有所回升（如图1 -5 所示）。

① 数据来源：《深圳医改100 问——公立医院改革》，深圳市卫人委网站，http：//www.szhpfpc.gov.cn：8080/wsj/news/23570.htm。

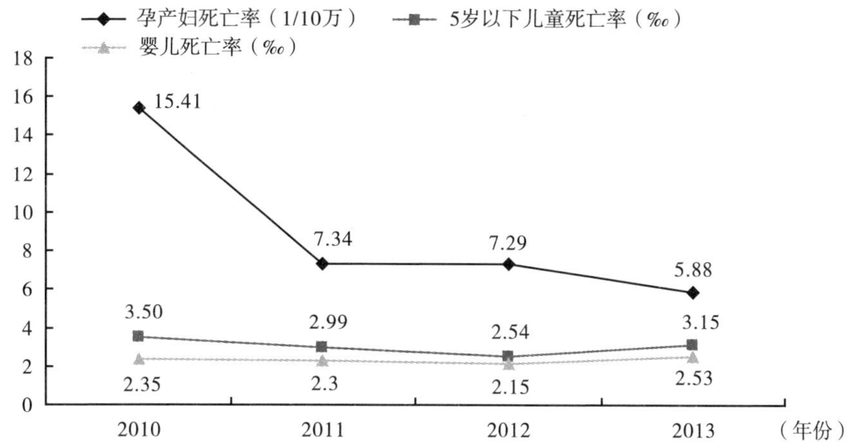

图 1－5　2010～2013 年深圳市孕产妇死亡率、婴儿死亡率和 5 岁以下儿童死亡率

（4）卫生计生机制体制改革初显成效

作为新一轮公立医院改革的 16 个试点城市之一，深圳市的卫生计生体制改革已初显成效。首先，深圳市已于 2009 年 7 月率先在全国启动了“大部制”改革，将原市卫生局与市人口和计划生育局合并组成深圳市卫生和人口计划生育委员会（以下简称“卫计合并”），并在改革层级、举措及推进过程中探索出一套初具规模的运行机制。其次，为有效推进“管办分开”，深圳市率先成立了公立医院管理中心，使之承担公立医院的举办职能，代替市政府全面监管公立医院的人、财、物。此外，深圳还针对其移民城市的特点，设立了全国独树一帜的“农民工医疗保险制度”，给予外来劳务工基本的生活保障，消除了劳务工看病的后顾之忧，可以吸引更多、更持续的外来务工人员，为区域经济发展奠定人力基础。

2. “十二五”期间深圳卫生计生事业发展存在不足

“十二五”期间，虽然深圳卫生计生事业发展取得了喜人的成就，但总体而言仍旧存在一定的不足。正如英国经济学人智库

（EIU）发布的报告[①]所言，在制造业和城市化进程较早腾飞的广东等地区，人民群众看病难的问题突出。深圳亦然。在深圳，导致这一难题的根源，可归咎于以下三个方面。

（1）卫生计生事业发展动态较好，静态欠佳

虽然深圳市在妇幼保健工作、社康中心制度建设等方面发展较快，但从“供需相称”的角度而言，相较于全国，尤其是国内其他一线城市，其在需求上大同小异，但更加不利；在供给上，历史欠账较多，绝对水平不高。虽然2010～2013年，深圳每千人口床位数、医生数以及注册护士数均呈良好的增长态势，但横向比较而言，其卫生计生服务资源配置水平远远落后于同样流动人口较多的首都北京（如图1－6所示）。

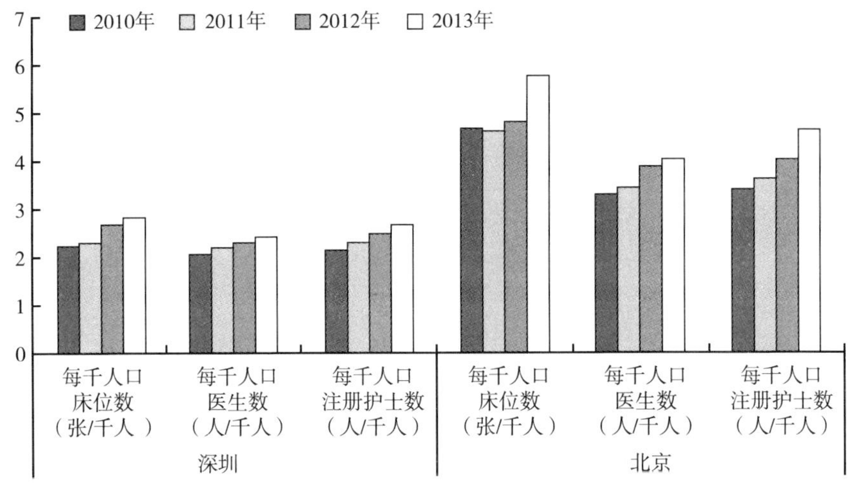

图1－6 北京和深圳卫生计生服务资源配置水平对比

资料来源：深圳市卫生和人口计划生育委员会编《深圳卫生统计年鉴》（2010～2013），深圳报业集团出版社，2010～2013；《北京市卫生工作统计资料简编》（2010～2013），北京市公共卫生信息中心网站，http：//www. phic. org. cn。

---

① 2014年8月，EIU发布了《中国省级健康指数报告》。这份报告综合了包括人口健康状况、健康意识、医疗卫生资源和医疗卫生资金投入在内的22个定量指标，并对各省份根据其当前和未来医疗卫生服务的需求以及相应资源和资金状况进行排名。参见http：//www. yx129. com/yxqy/4876. html。

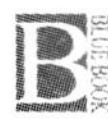

（2）总量不足与效率不高并存

深圳市的卫生计生服务历史欠账包袱尚未完全卸下，且随着人口的增长、人口结构的改变、居民健康意识的不断提高，以及疾病谱的改变，居民对卫生计生服务的需求日渐增加，卫生计生服务资源总量的相对不足更为明显。从资源总量上看，深圳市卫生计生资源配置与其他一线城市存在较大的差距。深圳全市仅有8家三甲医院，而北京有48家，上海有34家，广州有29家。2012年底，深圳全市每千人口医生数2.3人、每千人口床位数2.6张，远远低于京（5.2人、7.4张）、沪（3.8人、7.4张）、穗（2.6人、4.5张）的水平。与此同时，深圳卫生资源总量不足，导致医生日均担负诊疗18.24人次，远远高于京（8.22人次）、沪（10.32人次）、穗（12.99人次）。预计到2015年，深圳医生和护理人员数缺口将近4万人。超负荷工作不仅影响医疗质量，也构成医疗安全隐患①。

此外，作为发达城市，深圳虽然对卫生计生事业的投入不断加大，但若以“供需相符”作为标尺，其卫生计生服务供给总量以及类型均存在供需空缺（GAP）（如图1－7所示）。资源配置缺少地区的公平性，城市卫生计生资源配置出现的“倒三角”与居民卫生计生服务需求“正三角”的局面不相适应。与此同时，深圳市资源配置缺少人群的针对性，存在明显的高端服务水平不到位、低端服务覆盖不到位的特点。为此，若以“需求”为导向提高卫生计生服务供给的准确性，减少资源的低效浪费，深圳市卫生计生事业发展的动态将会更好。

① 数据资料摘自《深圳市卫生人口计生委关于深圳市卫生和人口计划生育事业发展“十二五”规划中期自评报告》。该报告中的某些数据与《深圳市卫生统计年鉴》《北京市卫生工作统计资料简编》中的数据不一致。由于2013年广州市的数据不可及，故采用了2012年四个一线城市的数据做横向比较。

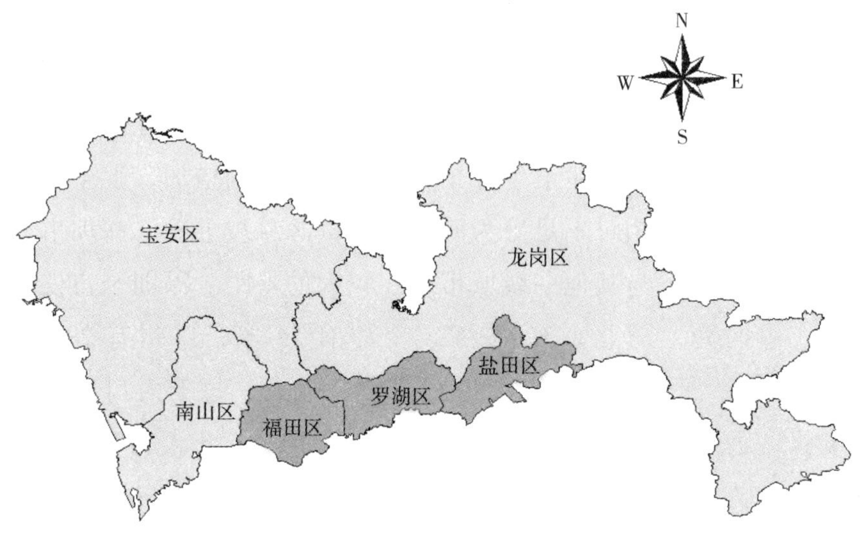

图1－7　深圳市卫生计生服务供需空缺情况

资料来源：陆杰华、刘恩、苏杨主编《深圳人口与健康发展报告（2012）》，社会科学文献出版社，2012。

与此同时，深圳还面临着政策调整带来的卫生计生资源的相对不足，育龄妇女和婴幼儿童保健资源的相对不足更为明显①。例如，具有居住证的流动人口以及户籍人口，不仅要免费享受一次计划生育服务，在国家推行“单独二孩”政策之后还需要享受二次检查。这会使原本就面临很大供需失调矛盾②的深圳产科压力更大。面对这一难题，深圳市亟须加大对这一领域的公共财政投入，通过财政资金的专项扶持等，推动产科的服务规模有较大增

① 深圳市是一个相对年轻的城市，其育龄妇女所占比例在国内城市名列前茅，年活产婴儿数较多，加之妇幼保健卫生计生资源异常紧张，因此应予以重点关注。

② 深圳市区级以上的医院产科基本是饱和的，三甲医院床位利用率高达120%左右，但由于效益低，产科难以得到自发性增长［医保资金按5200元/人拨付，实际成本（顺产2700元左右，剖宫产7500元左右）使得这个科室的利润较低，为医院创利很少］。

长，促使其卫生计生事业的发展适应当前计划生育政策的调整。

（3）改革率先，但未尽全力

深圳市卫生计生事业除先天不足的因素外，尚存在相关改革工作虽有率先但未尽全力的局面。如表1－2所示，虽然深圳市多项改革领跑于全国，但依然存在制度不全面、有制度但配套措施不健全以及利益相关各方协力困难等阻力。例如，卫生、计生大部制合并，虽领先于全国四年，但迄今为止依然面临着机构合并参差不齐、信息网络共享程度低等基层资源整合不足、部门追逐利益的问题，致使相关服务的供需差距没有得到显著改善。总体表现为：机构合并不完全且重在整合计生，区级层面的卫计合并主要在关内的福田、罗湖、盐田和南山四区，而关外的宝安、龙岗基本保持原有机构设置；机构合并重在整合计划生育管理和服务的职责，将原人口计生部门的处室全部拆分，将原人口计生部门的主要职能纳入卫生人口计生部门。这种制度安排虽然在一定程度上保证了改革的深度，又可以比较好地适应外部政策环境，但给职能转变预留的空间受到明显的限制，将直接影响新部门的业务整合与人员安置。与此同时，深圳的卫计合并仅涉及卫生和人口计生两个行政管理部门，并未涉及其直属事业单位之间的整合，因此人员安置只涉及原在编人员和从市政府其他部门交流、划转调剂来的有关人员的任职问题。其主要依据公务员管理办法，按“人随事走”“统筹安排”和“内部消化”的原则安排人员，虽可减少卫计合并进程中的“人事阻力”，确保卫计合并能平稳有序地推进，但会导致较长的“消化期”，影响中低级别行政人员的职业发展，影响人员的工作积极性和服务效率。

（二）深圳卫生计生发展的重要改革任务

面对市民对卫生计生服务的需求与当前服务供给之间的现实差

距，深圳市卫生计生改革必须正视其改革有率先但未尽全力的事实，不仅需要从自身的角度总结不足，还需要从若干方面深化改革和完善有关改革的配套机制。

2012 年蓝皮书从“需方”——公众——的视角分析发现，“看病贵、看病难”和“公共卫生服务公平性欠佳”是当前深圳卫生计生事业发展面临的主要难题，其根本原因之一在于卫生计生服务未充分考虑人群卫生计生服务需求的特殊性。2013 年蓝皮书从“供方”——卫生计生服务团队——的视角分析也发现，深圳市卫生计生公共服务存在供给相对不足的问题，但因卫生计生服务未充分考虑人口健康转型后健康需求的特殊性而导致的“供需不相称”也是主要矛盾。因此，在有限的卫生计生资源条件下，必须考虑区域和人群的特点，以“需求”为导向，在保证公平性的基础上，提高服务效率和人民群众的满意度，只有这样才能有效解决这类问题。

深圳市卫生计生系统内“供需不相称”的问题，从表象上看是因为提供的卫生计生服务在内容、数量或质量等上不能满足居民的实际需求，致使卫生计生服务满意度不高，医患矛盾突出，但其直接原因在于系统内尚未有健全的配套机制保障相关三方——人民群众、服务机构和业务人员的利益，从而难以实现真正意义上的“人民群众得实惠，医务人员受鼓舞，医疗机构增活力”。此外，在中国“政府主导型”的卫生计生公共服务系统中，政府政策导向以及系统的监管运行机制是服务机构和服务人员行为的导向和规范。因此，深圳市卫生计生服务系统出现“供需不相称”的矛盾，还需考虑卫生计生系统内各相关子系统制度衔接不够紧密和作为卫生计生公共服务主体的公立医院的制度改革依然存在漏洞这两个方面的制度成因。

为此，深圳市需要针对自身不足，破除当前卫生计生系统运行体制机制的束缚，深化改革和完善有关改革的配套机制。其改革的重点任务包括以下几个方面。

1. 准确把握区域卫生计生服务需求，建立“按需定供”的资源配置机制

“供需相称”是提高资源配置效率、满足市民多元化卫生计生服务需求的基础。区域卫生计生服务需求与区域人口基本变化形势息息相关，因此，需改变既往按行政区划配置资源的模式，遵循“按需定供”的原则按流动人口管理信息，在准确把握区域卫生计生服务需求的基础上，合理配置卫生计生服务资源。然而，资源（尤其是硬件资源）的配置到投入使用有一定的滞后性，因此尚需合理预测区域人口变动带来的卫生计生服务需求变化。就具有典型移民性的深圳而言，其人口总量变动与经济尤其是第二产业的产值，有较高的关联性①，因此，在当前产业分布日趋均匀的形势下，要相应地推动相关区域的卫生计生资源配置。此外，深圳比其他一线城市做得更好，在“以人为本”的新型城镇化进程中，其户籍人口快速增长②，这使得与户籍人口相关的卫生计生服务量（如住院分娩量）迅速增加。与此同时，“十三五”期间，深圳与全国一样，还可能迎来计划生育政策的继续调整，从“单独二孩”政策的实施到全面放开二胎，对妇、幼、儿童保健等公共服务需求也会提出新要求。因此，在当前卫生计生服务事业的发展中，急需建立以流动人口管理信息为基础、以全人口卫生计生服务需求为导向的资源配置机制。

2. 进一步完善公共卫生服务体系，推进公共卫生服务均等化

推进公共卫生服务均等化是卫生计生事业发展长期以来的基本

---

① 深圳市流动人口中的91%是农业户籍，即在第二产业打工者较多。这是深圳与北京、上海非常大的区别，对其相关公共服务需求和布局都有直接影响。

② 2011～2013年，深圳市户籍人口分别为275.36万人、304.94万人和327.10万人，每年增长20多万人。户籍人口的快速增长，将会带来相关卫生计生服务需求的增加。

任务之一，也是应对当前疾病谱变化（向慢性病蔓延）的重要手段。原中华医学会副会长饶克勤曾表示，目前在医疗健康领域，医疗所占的比重越来越低，甚至不到20%，更多决定人类健康的是环境、生活方式和社会。这就需要卫生计生公共服务发挥作用，指导人们利用健康的生活方式来减少疾病的发生以及相应支出。例如，在2013年深圳"医改"工作任务中，将开展全民健康生活方式行动纳入公共卫生服务体系建设的范畴，不仅有利于通过"治未病"减少疾病的发生和相应支出，还能提高居民的生活质量。相关改革服务项目的落地以及服务措施的实施都需要完善的组织管理体系和保障机制保驾护航，因此在完善公共卫生服务体系建设的进程中，不仅需要根据区域公共卫生服务需求的特点完善服务内容，还需要巩固和深化对公共卫生服务体系运行机制的改革，如考虑公共卫生服务"外部公益性"的特点，从政府财政投入角度剖析当前政府在公共医疗财政投入方面的不足以及成因，以探讨适应深圳公共医疗体系的改革方案及其财政投入可持续性发展的保障机制，以促进实现区域、人群基本公共卫生服务均等化。

3. 激发市场活力，推动社会资本办医

2013年的深圳"医改"工作任务以及2014年深圳改革计划，均把推动社会资本办医作为改革的重要内容之一。"社会办医是指除了各级政府举办的医疗卫生机构之外的其他社会办医形式，重点是民办医疗机构。"① 从政策层面上讲，不管是国家宏观政策还是深圳市卫生计生改革计划，均鼓励社会资本举办卫生计生服务机构。从理论角度说，社会办医可弥补现有基本卫生计生服务体系的不足，优化资源配置，提高管理水平，方便群众就医，满足居

① 田文华、段光锋：《公共选择理论视角下社会资本办医的职能、定位与市场分割》，《卫生经济研究》2013年第1期。

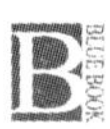

民多层次、多样化的医疗服务需求。然而，目前因受到观念、规划、准入、政策、市场和社会环境的影响，社会资本举办的医疗机构尚不具备与公立卫生计生服务机构公平竞争的条件，尚未发挥其应有的作用。

在中国卫生计生服务市场中，公立医疗机构占主导地位，其提供的卫生计生服务占90%以上，而社会办医仅发挥“拾遗补缺”的作用。2010～2013年，深圳市县级以上社会资本举办医院诊疗人次和入院人数分别增加了285.27万人次和2.30万人。从服务量的构成看，入院人数占全市入院总人数的比重总体呈上升趋势，而诊疗人次占全市总诊疗人次的比重呈下降趋势（如图1－8所示）。

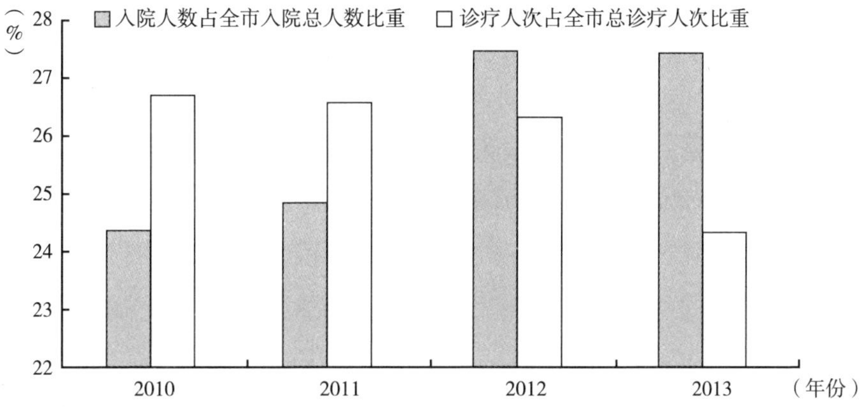

图1－8　2010～2013年深圳市县级以上社会资本举办医院诊疗人次和入院人数占全市比重

虽然深圳市需进一步发挥市场的主体作用，从政策、法规等方面全面推动社会办医，但尚需明确其市场定位，因为完全的市场化并不利于社会目标的实现，甚至会影响卫生计生服务的公平性与公益性。根据国际经验，借助社会办医，卫生计生服务市场可形成如图1－9所示的办医格局，并在此市场定位下，A类和B1类机构满足人民大众的基本卫生计生服务需求，B2类机构满足人民群众多

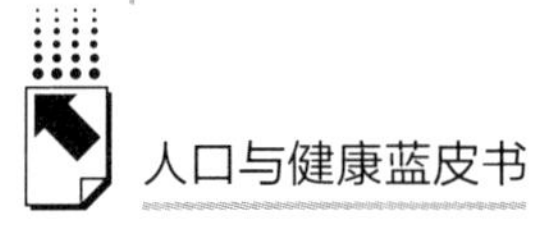

元化、个性化和差异化的需求，进而缓解深圳市卫生计生服务系统内部“供需不相称”的矛盾。

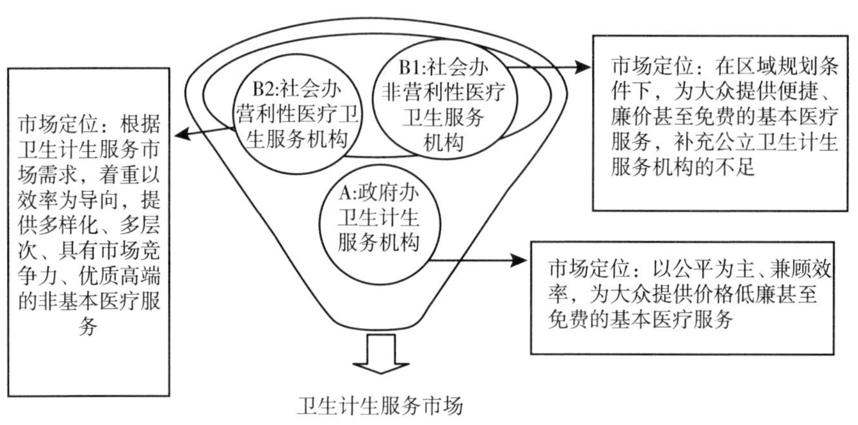

图1－9　深圳市社会办医下的卫生计生服务市场理想格局

4. 全面整合卫生计生服务职能，增强系统综合服务能力

深圳市虽然率先进行了卫生计生合并（以下简称“卫计合并”）改革并初步显现出这种制度改革的优越性，但其资源整合力度参差不齐——其卫计合并只限于关内区域，主要在行政管理机构，而关外的宝安、龙岗两区仍然延续传统的模式，且基层的服务机构基本没有实现资源整合。这可能使改革绩效缩减，管理成本高、服务效率不低等痼疾延续。综观深圳卫计合并改革，盐田区妇幼保健和计生技术服务机构合并度相对较高，其他区的合并则呈现多“合”难“并”的局面。例如，盐田区分工相对明确，面向公共卫生服务的项目主要由计生部门进行，而公共服务的延伸及医疗风险较高的项目由医院负责；罗湖区虽已实施卫计合并，且妇幼保健医院和计生服务机构相邻，但前者人满为患，后者门可罗雀，办公用房等资源无法共享；福田区妇幼保健医院则是倾向于保留公共卫生服务项目，不愿将其剥离到计生部门开展，短时间内各基层机

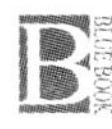

构在有关具体业务合并程度与方向上的分歧难以消除。

据此，深圳市在进一步整合卫生计生服务职能的实践中，应该建立高效的合作机制，实行自上而下的一体化管理，在顶层实现职能的整合之后在基层进行有效落实，并借鉴全科医学模式，基于健康档案实施计生和卫生一条龙服务，将计生服务领域中的基本医疗服务内容整合到卫生领域。而公共服务应结合基本公共卫生服务项目，依托基层公共卫生服务网络开展健康教育，从而减少卫生资源的重复使用，并规避出现服务盲区。

5. 完善医师多点执业制度，缓解“看病难、看病贵”难题

2009 年发布的《中共中央、国务院关于深化医药卫生体制改革的意见》提出：“稳步推动医务人员的合理流动，促进不同医疗机构之间人才的纵向和横向交流，研究探索注册医师多点执业。”2011 年，时任国务院总理温家宝在《政府工作报告》中指出：“完善和推进医生多点执业制度，鼓励医生在各类医疗机构之间合理流动和在基层开设诊所，为人民群众提供便捷的医疗卫生服务。”优质卫生计生人力资源短缺是中国卫生计生事业发展的通病，深圳亦然。这导致基层患者（社康中心患者）难以享受优质服务。医生多点执业制度的实施将有利于医疗资源利用最大化，有效地进行人才交流引进，合理地配置医疗资源，互补医疗不足和空白区域，使医疗资源获得充分化、最大化的合理发展和应用。

优质卫生人力资源到基层服务机构坐堂，并指导基层业务工作，可提高基层服务机构的吸引力，达到分流患者的作用，在一定程度上缓解区域“看病难”的难题。此外，基层医院的医疗服务费用较低，可在一定程度上减轻基层患者及其家属医疗费用负担，缓解“看病贵”的问题。

《决定》在这方面开了大口子，明确提出“允许医师多点执业”。然而，目前医生多点执业面临着法律法规不完善、增加医疗风险、管理难度大等挑战①。为此，深圳必须完善多点执业配套政策改革（如医疗责任险制度、医生“备案”自由执业制度等），以推动和规范医师多点执业，缓解“看病难、看病贵”的难题。

6. 剖析医患纠纷成因，构建和谐医患关系

随着人民大众自我保护意识以及法制观念的不断增强，医患纠纷时有发生——据中华医院管理学会统计，自2002年9月《医疗事故处理条例》实施以来，中国医患纠纷的发生率平均每年上升22.9%。这不但会影响正常的卫生计生服务秩序，甚至会造成人身伤害，并经网络、电视、微博、报纸等媒体报道后，易形成社会不稳定因素，不利于社会和谐。为应对这一现状，《中共中央、国务院关于深化医药卫生体制改革的意见》明确提出要“构建健康和谐的医患关系”。

近年来，深圳也深受医患纠纷的困扰，医患矛盾日益突出。2010年的“缝肛门”事件和2011年的“八毛门”事件到2014年初深圳儿童医院暴力对待医患关系事件等，均对深圳卫生计生服务形象造成了不良的影响。深圳市虽然引入了人民调解机制，但终究是治标不治本。因而，要想解决好这一问题，必须从不同的视角深入剖析医患关系的现状和形成机制，有的放矢地加以应对急剧上升的医患纠纷事件，从而构建和谐的医患关系。

三　如何全面深化深圳卫生计生改革

（一）深圳市卫生计生全面深化改革的重点领域甄选

推进社会事业改革创新的目的是促使发展成果更多、更公平地

① 例如，北京市是中国医师多点执业制度改革步伐最大的行政区，但迄今依旧问题重重，制度上的支持并不能完全保证医师多点执业可以有效地推进。虽然北京多点执业“备案制”政策被认为走在全国前列，广受医生和民营医院的欢迎，但执业医师这一具有“组织特性”的组织人，因医疗责任险制度不完善、多点执业影响原单位的利益诉求等原因，仍旧难以实现真正意义上的自由执业。

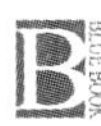

惠及全体人民，解决人民最关心的最直接、最现实的利益问题，为社会提供多样化服务，更好地满足人民需求。然而，深圳市民并未享受到与深圳经济快速发展相适应的社会公共服务，尤其是在与民生最攸关、最为直接的卫生计生服务领域，还存在着空间分布与经济发展水平显著不协调的问题。在此问题的导向下，当前众多方面和领域需要改革，但若没有突出重点，就可能顾此失彼，无法达到应有的改革效果。因此，需要正视深圳卫生计生事业发展面临的问题，甄选全面深化改革的重点领域，有重点、有方向地推进改革任务。

国务院发布的《国家中长期科学和技术发展规划纲要（2006～2020年）》，将“重点领域”界定为国民经济、社会发展和国防安全中重点发展、亟待科技提供支撑的产业和行业。因此，“大健康”理念下，深圳卫生计生全面深化改革的重点领域应为：制约深圳卫生计生事业发展、限制居民健康服务需求得到满足的关键环节。据此，确定重点领域的原则包括以下三个方面：①符合国家施政纲领对卫生计生事业发展方向的宏观把控，突出深圳自身发展特点；②有利于突破深圳卫生计生事业发展的“短板”，改善总量不足与效率不高并存的现状；③有利于进一步深化率先改革的方面，完善相关配套机制的改革。

“看病贵、就医难”是深圳乃至全国的通病，但除此之外，深圳市还存在“公共卫生服务公平性欠佳”的问题。这不仅与深圳市卫生计生服务系统内部相关资源配置总量不足（尤其是优质卫生计生服务资源）和效率不高[①]有关，还与深圳独特的“关内外”二元化

① 资源配置效率不高是指相关卫生计生服务资源的配置未考虑地区和人群差异，导致“供需不相称”，进而表现出相关卫生计生资源的配置在按需供给标尺下显得效率不高的现象。

管理体制[①]、按户籍人口的资源配置机制[②]、公益化程度不高的资金机制[③]以及欠合理的绩效考核机制等制度缺陷[④]有关。为此，结合中央《决定》在深化医药卫生体制改革中提出的十三个方面改革，可确定以下四个方面为深圳市全面深化改革的重点领域。

1. 完善公共卫生服务体系，促进公共卫生服务的地区和人群公平

“公共卫生服务公平性欠佳”是深圳卫生计生服务的主要问题。对于疾病而言，公共卫生服务是一种未雨绸缪、前移解决健康问题的关口做法，不仅能预防疾病的发生，还能在一定程度上降低居民医疗费用支出。随着社会的发展，人们面临的公共卫生问题和健康危险因素愈发复杂，促使“公共”的内涵和外延都发生了较大的转变，但公共卫生服务的四大职能（如图 1 – 10 所示）[⑤] 并没有发生根本性变化。

① 区域经济发展水平影响着区域卫生计生服务资源的供给能力，而区域卫生计生服务需求取决于区域人群总量和结构。深圳市长期以来实行关内外二元化管理体制，直至 2010 年方才实行特区一体化，但很难在短期内消除长期以来关内外二元化发展制度遗留下来的区域人口发展不平衡以及卫生计生资源配置上的差别。虽然经过改革，目前已有改观，但历史欠账较多。

② 深圳市卫生计生资源的配置主要通过制定五年规划来实施，但市、区两级各自规划，致使这种“条块分割”式资源配置无法统筹安排，使资源配置出现严重的地区失衡；与此同时，以“项目”配资源的配置标准，使经济水平欠佳地区的资源配置水平更加滞后。

③ 深圳许多医疗机构都面临着被要求承担大量社会责任，但政府财政投入逐年减缩的困境。面对激烈的市场竞争和生存压力，它们为了维持运转和发展，只能“另辟蹊径”，迈向市场化，在人员和床位编制受限的情况下，自行增加病床、聘用医务人员。早年通过“以药养医”运行机制来弥补运行和发展成本，但目前深圳已经取消了药品加成，这一现象期望有所好转。

④ 卫生计生的综合服务考核绩效长久以来沿袭既往“重结果、轻过程”的导向性方式，过多关注政府财政资金投入最终效果的评估，对市民卫生计生服务真实需求的满足缺少一定的关注。

⑤ 首先，对健康危险因素进行监测，并评估区域健康需求，以识别需解决或重点解决的健康问题，如行为危险因素监测、传染病监测、婚检孕检以及儿童系统管理等服务；其次，基于危险因素监测，明确健康危险因素发生的时空分布，结合人群健康需求评估结果，为有关干预策略、方案和规划的制定提供参考依据；再次，针对当前主要健康问题的危险因素，采取社会、政策、环境、生物和教育等方面的综合干预；最后，根据制定的干预策略和区域的主要健康问题，提供有针对性的疾病预防、健康教育与健康促进和预防性卫生计生服务。

 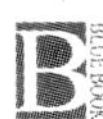

就当前的形势看，深圳市公共卫生服务不仅存在供给相对不足的问题，更因为公共卫生服务未充分考虑人口健康转型后健康需求的特殊性，而“供需不相称”矛盾更为突出。其直接原因在于针对公共卫生服务系统利益相关三方——人民群众、服务机构和业务人员均缺乏完善的配套利益机制，导致并未真正实现“人民群众得实惠，医务人员受鼓舞，医疗机构增活力”。

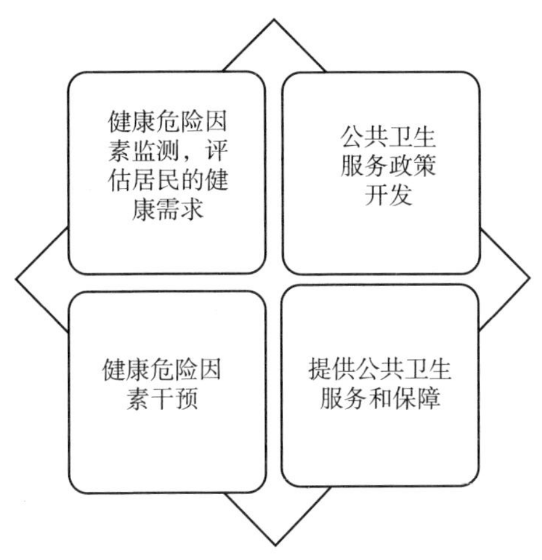

图1－10　公共卫生服务四大职能

为此，深圳市应进一步完善公共卫生服务体系改革，在有限的公共卫生服务资源配置的前提下，考虑深圳市作为典型移民城市的特点，以优化“全人口”公共卫生服务“需求”为导向，在保证公平性的基础上，提高服务效率和居民的满意度。在这一利益系统中，医疗机构是公共卫生服务的组织者和举办者，医务人员是相关公共卫生服务的技术掌握者和提供者，其行为取决于公共卫生服务系统的组织制度和运行机制，与系统内五大控制键——“医疗、医保、医药、公卫、监管”密切相关。据此，卫生计生改革的重点在于完善公共卫生服务体系组织管理以及保障机制的改革，即通过有效的组织管理和制度保障，增加公共卫生服务的公平性。

2. 多方协作，共同应对区域卫生计生服务资源总量不足

卫生计生服务资源总量不足是深圳市卫生计生事业发展的硬伤，但与此同时，深圳还面临着分布失衡的难题（尤其是优质卫生计生服务资源）。在中国“政府主导”的资源配置体系中，财政投入是公立卫生计生服务机构主要的经费来源。虽然近年来深圳市人均财政投入卫生费用以每年 13% 的速度递增，但其卫生计生服务领域的财政投入力度远低于人均 GDP 水平紧随其后的北京（如图 1 -11 所示）。因此，在深圳市未来的改革中，尚需建立财政的可持续投入保障机制，以确保公立卫生计生服务机构的公益性，提高其承担卫生计生公共服务的积极性。

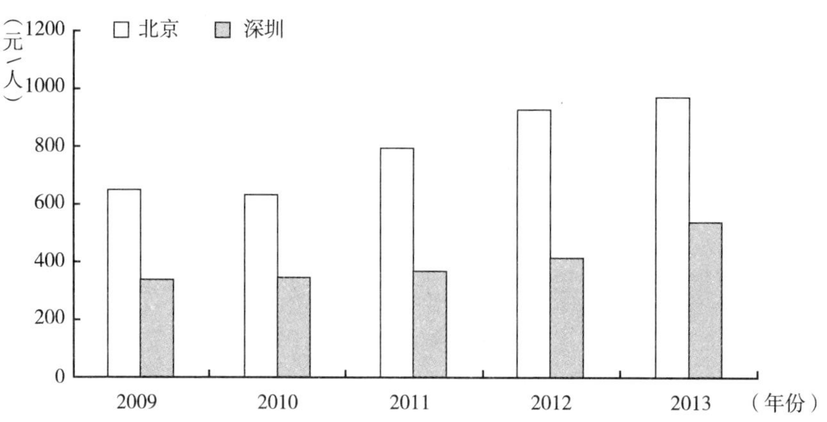

图 1 -11 2009 ~2013 年深圳和北京人均财政投入卫生费用水平

在卫生计生服务资源总量不足与分布失衡的深圳，社康中心在缩小区域卫生计生服务差距方面发挥了重要的作用。经过十余载的发展，深圳通过 600 余家社康中心及其与医院的双向转诊制度，初步实现了社区卫生计生服务“人口全覆盖、社区全覆盖、服务全覆盖”目标，基本形成了基层卫生服务机构网络“15 分钟医疗服务圈”，有效地提高了深圳全市基层公共卫生服务能力，优化了区域间资源配置的不均衡。然而，因配套政策体系相对滞后，深圳许多社康中心陷入了“人才留不住引不来”“服务质量和满意度均不高”的困境。在社康中心医务人员的素质整体上难以提高、服务质量不高的情况下，患者就医满意度不高，不利于吸引患者（甚至是小病患者）到社康中心就医。因此，在国家允许医师多点执业政策导向下，社康中心可聘请主管医院或其他医院的名医、专家到社康中心就医，一方面可以获得良好的社会品牌效益，另一方面可从根本上提高基层服务人员的技术水平。

深圳市卫生计生资源总量不足，优质卫生计生资源的配置问题更为突出。当前卫生计生服务系统内的名医、专家主要就职于中心城区的公立大医院，基层卫生计生服务机构，如社康中心的相关技术人才比较少，卫生计生服务质量的信任度受限，致使遍布各个社区，以其点多面广、贴近群众优势，本应在疾病、健康危险因素监测和疫情控制等方面发挥“前哨”作用的社康中心难以施力。医师多点执业机制实施后，基层卫生服务机构和非公立医院等可以聘请专家、名医到卫生服务机构进行执业，并可带动和提高执业点医务人员的技术水平和服务质量，吸引更多患者到基层卫生服务机构接受相关服务，进而发挥分流作用，缓解“看病难”的问题。然而，医生多点执业尚需克服诸多的内部不利因素。其一，医生精力有限①。医生尤其是大医院的名医、专家常常身兼数职，如从事临床诊疗、学术研究、教学任务等，无暇顾及多点执业，致使多点执业流于形式。其二，医生趋利行为促使医务工作者一味追求个人利益，而忽略医疗服务质量。其三，受限于医院管理及人事制

① 2010～2013 年，深圳市每名执业医生日均担负诊疗 8.36～9.22 人次。

度。当前，医生的业务培养、职称晋升、工资薪酬都由医院承担。医院因担心医生到其他地方执业而影响本院利益，而不同意医生到其他医院执业。其四，医生的技术评估受其所在工作平台的影响，在其身份社会化受限的情况下，多点执业丧失现实意义。鉴于此，深圳市应重点完善对多点执业相关配套机制的改革，完善相关政策及法律法规。

3. 加强卫生计生服务资源整合，提高卫生计生服务效率

“供需不相称”是深圳卫生计生服务系统的主要矛盾。要缓解这一矛盾，必须在增加卫生计生服务供给的同时，提高资源配置效率。不论公立卫生计生服务机构还是非公立机构，二者提供服务的总和构成了区域卫生计生服务总供给[①]。从增大供给的角度看，一方面要提高现有公立卫生计生服务机构的效率，另一方面要开放卫生服务市场，鼓励社会办医。2009 年至今，中央政府颁布了一系列的政策和文件，引导和鼓励社会办医，并明确了社会办医的方向及重点（如表 1 - 4 所示）。深圳市在中央政策的导向下，也将推进社会办医作为一项重点改革任务。2013 年，其改革任务明确提出要大力推动社会资本办医，重点完善社会资本办医政策，引导社会资本办医方向。社会资本办医不仅能弥补深圳卫生计生服务领域的财政投入不足，而且能满足深圳市民的多元化卫生计生服务需求。但目前的社会办医因准入细节不明确、税务激励作用收效甚微、缺乏有效的人才队伍建设机制而发展缓慢，因此作为“医改”领头羊的深圳理应顺应潮流，加快对政策配套措施的改革，大力推进社会办医，缓解“看病难、看病贵”的弊病。

① 刘国恩、官海静、高晨：《中国社会办医的现状分析》，《中国卫生政策研究》2013 年第 9 期。

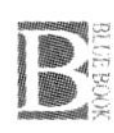

表 1-4　2009~2014 年中央政府有关社会办医的政策文件

年份	文件名称	提高效率	增加供给
2009	《中共中央、国务院关于深化医药卫生体制改革的意见》	引导社会资本以多种方式参与公立医院改制重组	鼓励社会资本依法举办非营利性医疗机构
2010	《关于进一步鼓励和引导社会资本举办医疗机构的意见》	鼓励社会资本参与公立医院改制	放宽社会资本举办医疗机构的准入范围； 调整和新增医疗卫生资源，优先考虑社会资本
2012	《"十二五"期间深化医药卫生体制改革规划暨实施方案》	鼓励社会资本对部分公立医院进行多种形式的公益投入	鼓励非公立医疗机构向高水平、规模化的大型医疗集团发展
2013	《中共中央关于全面深化改革若干重大问题的决定》	鼓励社会资本以多种形式参与公立医院改制重组	优先支持举办非营利性医疗机构，社会资金可直接投向资源稀缺及满足多元化需求的服务领域
2014	《深化医药卫生体制改革 2014 年重点工作任务》	推进公立医院改制试点，着力在调整存量、体制机制创新方面取得突破	优先支持社会资本举办非营利性医疗机构，努力形成以非营利性医疗机构为主体、营利性医疗机构为补充的社会办医体系

除了社会办医外，加强对卫生计生服务资源的整合力度，也能提高卫生计生服务效率。虽然深圳领先于全国，在 2009 年 7 月 31 日正式启动了以机构改革为契机，以优化公共服务资源配置、提高服务质量、降低服务成本为目的的卫计合并改革，但在操作层面上如何整合这两个独立服务系统的公共服务资源，以解决当前卫生计生服务系统"供需不相称"的矛盾，仍是一大难题。迄今为止，深圳卫计合并力度参差不齐，原关内"改"和原关外"不改"并存，仍存在着改革程度较高但有人员拖累、改革成效初显但基层合并推进不力、机构设置更趋合理但配套机制建设滞后的问题。因

此，深圳应尽快制定和出台卫生计生服务机构合并的指导意见，进一步深化和完善组织内部形式的改革，探索管理服务政策的改革与创新，进一步强化卫生计生服务资源的整合，探索多样化卫计服务资源融合的途径。

4. 构建健康医患关系，促进社会和谐发展

医患纠纷往往起于个案，但医患关系紧张是一个普遍现象。医患纠纷屡屡发生，对准矛盾根源是关键。“构建健康和谐的医患关系”是《中共中央、国务院关于深化医药卫生体制改革的意见》的重要工作内容，是建立良好的卫生计生服务形象的基础，也是创新社会管理、构建和谐社会的重点问题之一。造成深圳市医患关系紧张的路径包括医疗技术异化、医患关系物化和医患冲突外化三个维度。其中，医疗技术异化的直接原因是规避风险和利益诉求，医患关系物化则反映出当前市场环境下伦理道德的尴尬，而医患冲突外化是引发医患不互信的重要原因。为此，当前以缓解医患矛盾为目的的卫生计生改革，应找准导致医患关系紧张的直接原因和根本原因，并以此为切入点，调和医患矛盾，遏制医患矛盾的外化。

（二）卫生计生改革重点领域利益结构解析

在深圳市卫生计生全面深化改革的诸多重点领域中，除医患纠纷外，其他各方面都在既往的蓝皮书中有所涉及。因此，本部分内容，以医患矛盾调和为例，解析其利益结构，深入剖析医患纠纷频发的根源。

医患纠纷不仅严重影响医疗秩序，甚至会造成严重的经济损失[①]，必须引起社会和政府的高度重视，否则不但患者的利益得不

① 2006 年，中国内地发生 9381 起严重扰乱医疗秩序事件，打伤医务人员 5519 人，致使医院财产损失超过 2 亿多元人民币；同年，广东发生了 200 起暴力索赔医患纠纷，其中单起事件直接经济损失最高达 200 万元。

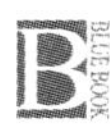

到保障，甚至连医生的生命安全也会受到威胁。医患矛盾的激化，可能致使患者对医方缺乏应有的信任，而医方也会因为惧怕纠纷而采取保护性措施，以致延误最佳的诊疗机会，最终偏离“医患共赢”的终极目标。在“医闹”时有发生的今天，一方面医方“确实过错在先”或“息事宁人”的心理为“医闹”提供了可乘之机，另一方面患方在主观期待与现实存在较大落差的情况下，为追逐自身利益最大化而发动“医闹”。但就目前看，在现行的卫生计生发展系统中，正规途径通常很难使医患双方都满意。为此，必须明确医患纠纷产生的内在机制和利益主体，找到医患纠纷产生的根源，从而找到医患纠纷的解决之道。

1. 医患纠纷的利益相关主体

医方（医疗卫生服务机构/医务工作人员）和患者是医患纠纷的直接利益主体，是医疗卫生服务最直接的提供者和接受者。然而，当医患沟通不畅、患者对医方服务质量不满意等因素引发医患纠纷时，若协商无效，则需要借助第三方（医疗事故鉴定或法律诉讼）进行处理。在这一过程中，卫生行政部门或法律部门等相关主体至关重要[①]。医患纠纷处理的利益主体如图 1－12 所示。

2. 利益诉求不相容是医患纠纷产生的直接原因

医患纠纷的产生与放大是利益主体之间博弈的结果。诱发博弈的动力源可能来自以下三个方面。

首先，从医方的角度说，一些纠纷确实源自医方过错在先：诊疗技术欠佳、行为态度不当等的确给患者造成了不良后果。针对这样的问题，医疗卫生服务机构应按照《医疗事故处理条例》，给予患者合理的赔偿，与此同时在不能杜绝此类医患纠纷的情况下，努力减少医疗服务过程中的差错。此外，医方“息事宁人”的心理

① 目前，一种非诉讼的第三方调解机制正在北京、上海、天津、宁波等地探索性实施。

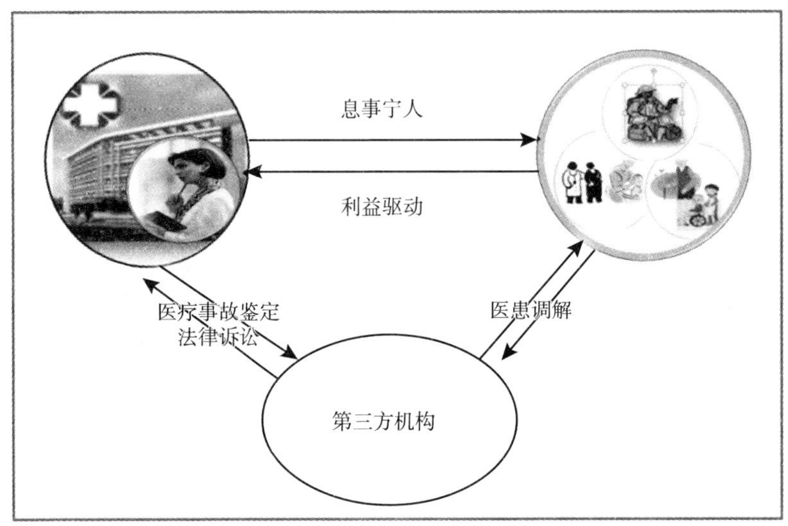

图 1-12　医患纠纷发生与处理的利益主体

也为“医闹”提供了可乘之机。医方为维护良好的公共形象和口碑，无论是否存在过错，都会最大限度地让步于患者的索赔①②。久而久之，这种弱势的心理便助长了医患纠纷处理过程中大闹大解决、小闹小解决、不闹不解决的不正之风，更招致其他患者纷纷效仿，采取类似武力行动，形成难以遏制的恶性循环。

其次，从患者角度说，受自身利益驱使，不管医方是否存在过错，患者都本着“大闹大解决”的心理，并抓住医方“息事宁人”的心理劣势，认为闹得越大，获得的索赔金额会越多。此外，患者主观期待与现实的较大落差是造成医患纠纷的原因之一。一方面，患者误认为医生包治百病，妙手回春，一旦发生不良医疗后果，便不能接受；另一方面，医方一旦出现失误，患者理所当然地认为应

---

① 例如在大量医患纠纷中，鉴定为医疗事故的仅占 12.2%，而实际索赔率高达 26.83%。

② 薛睿、袁士宗、工亚平等：《不同医疗费用患者发生医患纠纷的调查与分析》，《护理管理杂志》2005 年第 2 期。

当得到高额赔偿。但若患者与院方沟通不畅，对院方的解决办法不满意，却又不知晓或不愿意采取第三方援助，则在这种情况下，“医闹”成为患者唯一的选择。

最后，第三方虽然与医患双方无直接利益关系，但其做出的决定往往会影响医患双方的利益获得。当患者认为法律诉讼和医疗事故鉴定等正规途径存在“时效性差、公正性不足”等弊端时，他们更愿意“自我援助”。此外，在信息化高速发展的今天，一旦发生医患纠纷，新闻媒体会进行铺天盖地的报道。一些媒体因缺乏医疗工作专业素养或单纯追求“吸眼球”效应，夸大其词地报道患方的损害和医方的过错，给医患纠纷当事人以消极的暗示，致使医患矛盾激化。

3. 医患纠纷解决办法

（1）医方确实过失型医患纠纷

对于这类确实过失型医患纠纷，首先需要通过有效的医患沟通或第三方调解机制给予患方合理的赔偿。与此同时，通过严格日常管理，防范新的医患纠纷。具体可从以下几个方面实施：①严格落实规章制度；②通过人才引进、业务素质培训等方式，提高诊疗护理水平；③加强医患交流与沟通，提高就医满意度；④大力提升服务质量。

（2）非过失型医患纠纷

医患纠纷处理的实质是调解不同利益主体之间的利益诉求。在这一过程的关键时刻，制度是首选。因此，亟须加快建立健全医患纠纷处理制度，以维护医患双方的正当利益和良好的医疗秩序。随着医患纠纷诉讼案件的爆炸性增多，一些相关政策纷纷出台，但在操作层面上困难重重。2002 年 4 月 1 日起，《最高人民法院关于民事诉讼证据的若干规定》（以下简称《规定》）开始实行；同年 9 月 1 日，《医疗事故处理条例》开始实施，但均未发挥预期的作用。例如，《规定》提出医患纠纷举证责任倒置①制度。这虽然在一定程度上遵循了公平公正的原则，但其负面作用不容忽视，不仅增加了医生的时间成本，更重要的是增加了医生的职业风险。针对患者认为法律诉讼和医疗事故鉴定时效性、公正性不高的问题，可建立医疗事故处理相关专家组，开展网络鉴定，实施双盲鉴定，以增加公正性，与此同时加快对医患纠纷的审理程序，必要时开通绿色通道，体现人性化服务。然而，面对患者“求人不如求己”的自我援助心理，正规的处理途径很难施力，因此非诉讼人民调解是一条可选之路。为了消除医患双方的后顾之忧，应加快完善医疗保险责任制度。这样，大部分的医疗费用由保险公司承担，避免产生高额的个人自付部分，从而在一定程度上减少医患冲突，否则难以从根本上缓解这一矛盾。

（三）卫生计生改革重点领域改革路径

社康中心是深圳卫生计生事业发展的一面旗帜，是深圳基本公共卫生服务体系的主力军，在过去十余年的发展中取得了卓越的成绩，但发展至今面临着一系列需要突破的瓶颈问题。故此部分内容以社康中心为例，探讨其综合改革的路径。

1. 社康中心的发展与面临的问题

社区公共卫生服务是城市卫生工作的重要组成部分，是实现人人享有初级卫生保健目标的基础环节，是人民群众健康的守护者。20 世纪 90 年代中叶以来，深圳市开始依托社康中心，探索为居民提供妇女儿童保健、计划免疫、老年保健、心理卫生、社区康复等主要基本公共卫生服务项目，目前已独具规模，成为深圳卫生计生

① 因医疗行为引起的侵权诉讼，由医疗机构就医疗行为与损害结果之间不存在因果关系及不存在医疗过错举证。

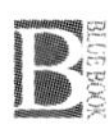

服务系统独树一帜的领域。2012 年，深圳社康中心承担的社区公共卫生服务总人次以及基本医疗服务量均超过了千万人次，分别为 1221.2603 万人次和 3367.9423 万人次。社区公共卫生服务具体项目及工作量，如图 1－13 所示。

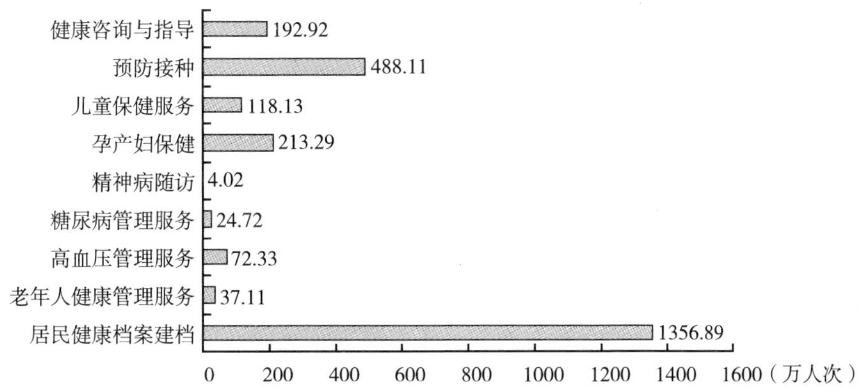

图 1－13　2012 年深圳市社康中心社区公共卫生服务工作的完成量

然而，发展至今，深圳社康中心遇到一系列的瓶颈问题：①社康中心自身的运行机制使其难以在缓解“看病贵、看病难”问题上发挥应有的积极作用；②社康中心与上级医院的双向转诊制度不通畅，使其难以实现对患者进行分流的目的；③社康中心“院办院管”的运行机制导致其功能定位偏离。面对这些难题，深圳的社康中心将如何应对，如何寻求新的发展？改革是当前的必然选择。然而，发展具有历史路径的依赖性①，如何“择优去劣”地进行社康中心综合改革成为关键。

（1）社康中心运行的内部缺陷

虽然深圳市已经基本实现社康中心全覆盖，但其队伍职业化程度

① 路径依赖问题，首先由保罗·大卫在 1985 年提出，随后在此基础上不断发展。它是指人类社会中的技术演进或制度变迁均有类似物理学中的惯性，一旦进入某一路径（无论“好”还是“坏”），就有可能对这种路径产生依赖。

以及整体素质需要加强[1]，职称和学历均相对偏低。2012 年，深圳市社康中心业务人员中，有中高级职称的比例不足 50%，本科及以上学历者不足40%（如图1－14 所示）。社康中心医疗服务队伍整

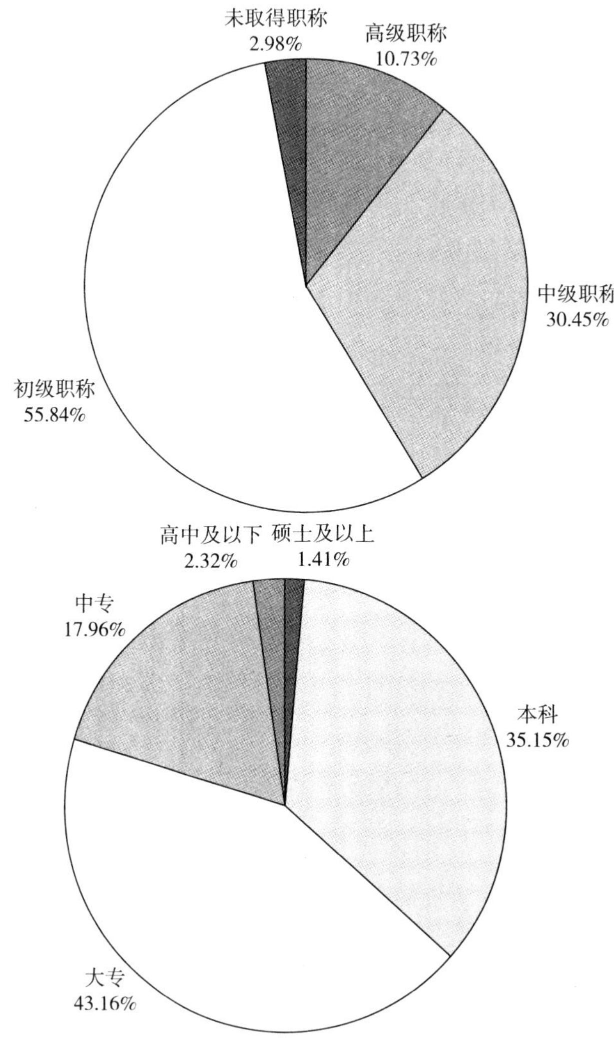

图1－14　2012 年深圳市社康中心业务人员职称及学历构成情况

① 郑志刚、陆杰华、曾序春：《基于时空评价模型的深圳社区健康服务中心绩效评估》，《中国全科医学》2012 年第 25 期。

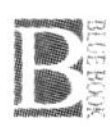

体素质水平偏低这一现实问题，限制了医疗队伍业务能力的提高，同时服务人员的高流动性又进一步反映出社康中心对优质人才的吸引力不足。医务工作者出于晋升、薪资报酬以及业务培训机会等方面的考虑，都倾向于向具备更多职业发展机会的大医院流动。这对基层社康中心的发展无疑是雪上加霜。

（2）社康中心运行的制度缺陷

过去十几年，深圳社康中心在“院办院管”的办医模式下，取得了长足的发展。这种管理运行模式，可使存量卫生资源由举办医院统一调配，保证社康中心可以实现基本的卫生资源配置。然而，与此同时，医院出于对自身发展的考虑，很少会把优质卫生资源配置给社康中心。相对落后的卫生资源配置，使其对人才的吸引力大打折扣，造成人员流动性大、全科医生配置不足。2012 年，深圳市社康中心卫生技术人员流动率高达 11.5%；在其整个医疗服务队伍中，全科医生仅占 34.18%。此外，受举办医院发展方向的影响，“院办院管”模式下社康中心的服务功能定位日渐偏离，重医疗轻预防、偏专科轻全科的现象日益凸显。

（3）社康中心与上级医院双向转诊不畅

社康中心的运行兼具内外两个方面的不足，致使其与上级医院间的双向转诊机制受阻。长期以来的自由就诊制度，致使民众对社康中心的信任度下降，优秀医务人员为自身发展而不愿在社区工作。然而，双向转诊执行者的业务水平直接影响转诊制度的运行和落实①。社康中心整体相对落后的医疗服务条件以及患者追求优质服务的心理，致使社康中心和上级医疗机构间呈现转上容易、转下难的局面。例如，2012 年，深圳市双向转诊服务中，只有转上而

① 陈倩：《“双向转诊零病例”的原因与对策》，《中国全科医学》2008 年第 10 期。

无转回的人次占 75.06%，而有转上、转回的人次仅占 11.05%（如图 1－15 所示）[①]。转诊制度标准缺位、激励监督机制不完善的现实，使得双向转诊制度的实施较为困难，因此应建立有效的激励约束机制和可操作性强的工作方案[②]，以及具备可操作性的配套措施和合理的补偿机制[③]，促使双向转诊畅通。

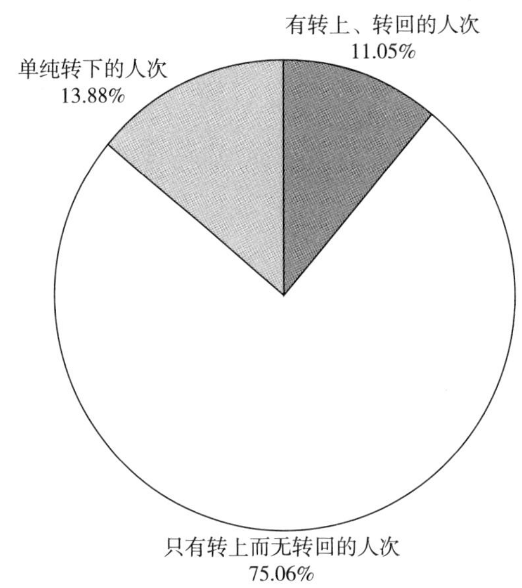

图 1－15　2012 年深圳社康中心双向转诊流向构成

2. 社康中心综合改革的路径选择

（1）制定社康中心发展规划，指导社康中心长远发展

规划是指导区域资源配置、工作绩效考核的依据。因此，要遵

---

① 社康中心最新数据仅有 2012 年数据，故采用此数据表征社康中心卫生服务供给的特征。

② 张明新、江捍平、罗乐宣：《深圳市院办院管模式下双向转诊问题分析与对策建议》，《中国医院管理》2009 年第 5 期。

③ 杨国平、陈敏生、赖伟：《上海市松江区双向转诊实施现状及对策研究》，《上海交通大学学报》（医学版）2010 年第 5 期。

循循序渐进、合理规划的原则，考虑深圳地区差异和人群公共卫生服务需求特点，制定社康中心发展的中长期规划。规划先行，以规划指导人力、财力以及物力资源的配置，并在规划中制定刚性的约束条件，定期对社康中心进行绩效考核，并辅以激励监督措施，以促进社康中心的优化发展。

（2）强化对社康中心新的管理模式以及运行机制的探索

探索突破“院办院管”模式，组建医院社区健康服务管理中心（社管中心），逐步将社康中心从医院管理体制中脱离出来，并成立独立法人；探索社康中心运行机制改革，在保持公益性的基础上，探索引入社会资本办社康中心和多主体经营的运行机制与工作模式；探索社康中心人事制度改革，摸索以岗定薪的工资制度，实行同工同酬。

（3）深入推进社康中心的标准化建设，完善家庭医生责任制

在示范的基础上，全面推进全市社康中心标准化进程。优先在基本硬件的标准化基础上，完善服务的标准化建设，优先完善“家庭医生责任制”与“家庭病床”标准化和规范化制度，加强对全科医生培训和上岗的标准化体系建设。

（4）巩固社康中心的基本业务能力建设，提高医疗服务水平

首先，建立和完善社康中心的办公用品和人才引进优惠政策，调整社康中心购房的补助政策，出台《关于加强社康中心医务队伍建设的意见》，颁布配套人才引进优惠政策。其次，在加大各级政府对社康中心的财力支持的同时，鼓励社会力量对社康中心进行财力资助，并出台相关优惠政策。最后，拓宽解决社康中心办公用房的工作方式，如强制性要求在新建社区、旧城旧村改造的规划中设置社康中心用房；梳理市、区政府或部门的各类物业，特别是近年来购置的固本强基项目，将适合社康中心使用的物业调剂出来；通过“以租代购”的方式，租赁部分权益清楚而没有

独立房产证的物业供社康中心使用；在一些原自然村红线地内申请规划社康中心；等等。

四　深圳重点领域深化改革研究——以卫计合并为例

完善公共卫生服务体系是深圳市卫生计生改革的重点领域之一。然而，在公共卫生计生服务范畴内，卫生计生服务机构长期以来存在着机构重叠、职能交叉、资源浪费、人浮于事、公共服务不到位等突出问题，直接影响了政府提供资源和服务的质量与效益。虽然深圳市卫计合并领先于全国长达四年之久，但仍然面临诸多障碍。因此，以深圳“全国率先，未尽全力”的卫计合并为例，探讨如何在操作层面上深化改革，在全国具有典型性和代表性。本研究将通过对利益相关方的访谈，了解改革中的利益结构和不同利益相关方的利益维度，寻找可以整合资源、优化服务并互利合作的改革方案，使这样的改革能满足相关者的利益诉求，使改革能真正贯彻到基层、服务于市民。

（一）深圳卫计合并实践

2009 年，深圳市在新一轮的大部制改革中，将卫生局与人口和计划生育局合并组成深圳市卫生和人口计划生育委员会，在卫生计生公共服务领域的改革过程中领先于国内其他地区。经过几年的实践，深圳的卫计合并在机构设置、业务整合、人员安置等方面都探索出一套初具规模的运行机制。对深圳的卫计合并进行研究和总结，有利于优化下一步的工作安排，同时对大部制改革背景下全国范围内卫计合并的制度设计具有重要参考价值和借鉴意义。

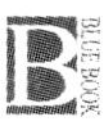

1. 机构合并

深圳卫生计生机构合并以整合计划生育管理和服务的职责为主，对计生和卫生两个部门进行了撤并，组建了卫人委，并将原食品药品监督管理局负责的食品安全相关管理职责划入卫人委，而原人口和计划生育局与人口相关的职能（如人口规划等）划归市发展和改革委员会。合并后，撤销了原卫生局的科技教育处以及原人口和计划生育局的流动人口计划生育管理办公室，新成立了“秘书处”“政策法规处”“公共卫生监督管理处”和“计划生育监督管理处”，最终由12个处室组成（如图1－16所示）。在区级层面，卫计合并的程度参差不齐，合并主要在关内的福田、罗湖、盐田和南山四区进行，而关外的宝安和龙岗保持原有的机构设置，没有实施合并，其卫生局和人口和计划生育局仍分属两个机构，各自执行其职能。从机构设置上看，深圳的卫计合并基本是将原人口计生部门的主要职能纳入卫生人口计生部门，而将原人口计生部门的处室全部拆分。这既保证了改革的深度，又可以比较好地适应外部政策环境。

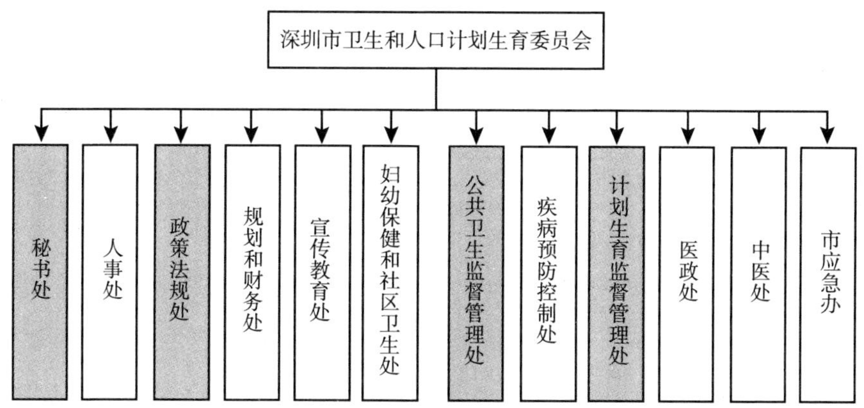

图1－16　深圳市卫人委机构设置情况

注：灰色背景为新设立机构。

2. 业务整合

深圳卫生计生的业务整合主要涉及三个方面：①卫生计生系统部门与系统外部门间的业务调整；②原卫生和人口计生部门的部分业务取消或变更；③计生分拆或整合到新的卫计系统中（如图1－17所示）。深圳卫计合并后的业务整合明显体现了强化市级“委”决策权的大部制改革初衷，剥离了一些事务性的业务，加强了优生优育和医疗卫生工作、公共卫生服务体系、食品安全管理、流动人口计生管理服务等关系到民生的服务性业务，为未来推进“行政三分”的大部制改革和建设服务型政府打下了良好的基础。

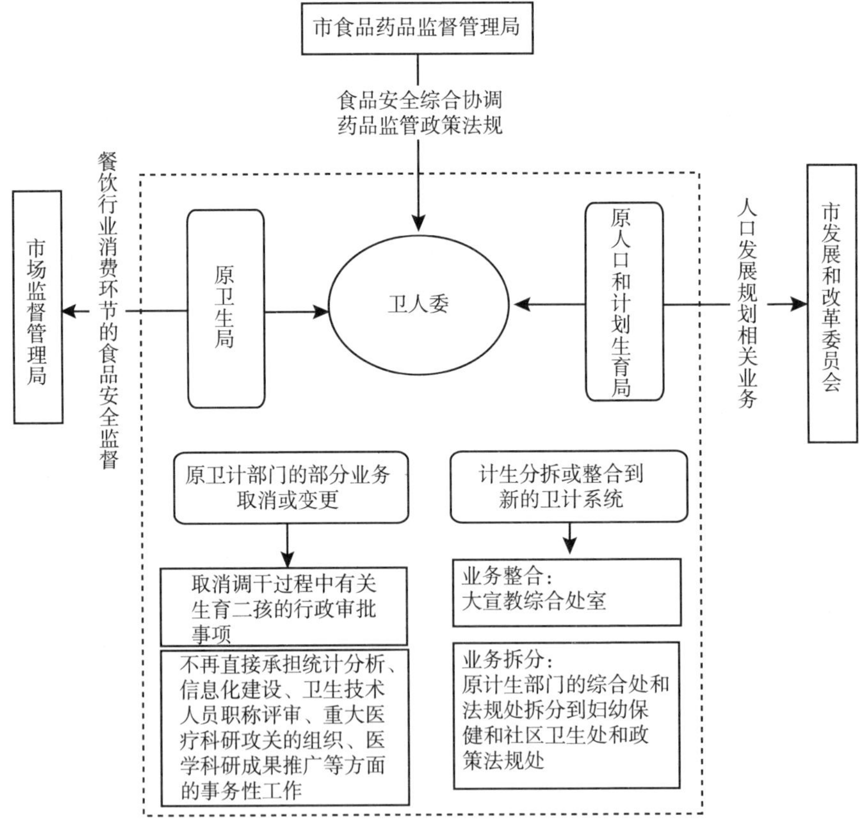

图1－17　深圳卫生计生业务整合概况

3. 人员安置

深圳的卫计合并涉及卫生和人口计生两个行政管理部门，并未涉及其直属的事业单位之间的整合，人员安置只涉及原在编人员和从市政府其他部门交流、划转调剂来的有关人员的任职问题。深圳卫计合并人员安排主要是依据公务员管理办法，按照“人随事走”“统筹安排”和“内部消化”的原则进行，虽可确保卫计合并的平稳有序推进，减少“人事阻力”，但可能造成较长的“消化期”，影响中低级别行政人员的职业发展。例如，按照“三定”方案，深圳市卫人委机关行政编制 93 人，主任兼工委书记 1 名，副主任 4 名；处级干部共计 32 名（12 正、20 副），比合并前精简了约 4 名处级干部。但从局级领导职位的安排方面看，深圳让原卫生部门和人口计生部门的局级领导干部直接进入新的卫生人口计生部门的局级领导层，形成合并之初的“一正十二副”局面，远远超过了“三定”方案的“一正四副”，经过近五年的“消化”，目前仍有“一正七副”。

（二）深圳卫计合并的利益相关方分析

1. 卫计合并的利益相关方

卫计合并改革是为了解决卫生服务机构和计生服务机构长期以来存在的机构重叠、职能交叉、资源浪费、人浮于事、公共服务不到位等突出问题对卫生计生服务质量和效益的影响。卫计合并使有些问题得到很好的解决，使服务得到优化，但有些问题却因为配套改革措施没有到位、上下改革步骤错位等原因没有得到解决。这既不符合国家的改革目标，也无法满足人民群众的切身需求。卫计合并改革的利益相关方，涉及卫生计生服务的接受者——人民群众、卫生计生服务的提供者——卫生计生服务机构和卫生计生服务人员以及行政管理部门（如图 1－18 所示）。

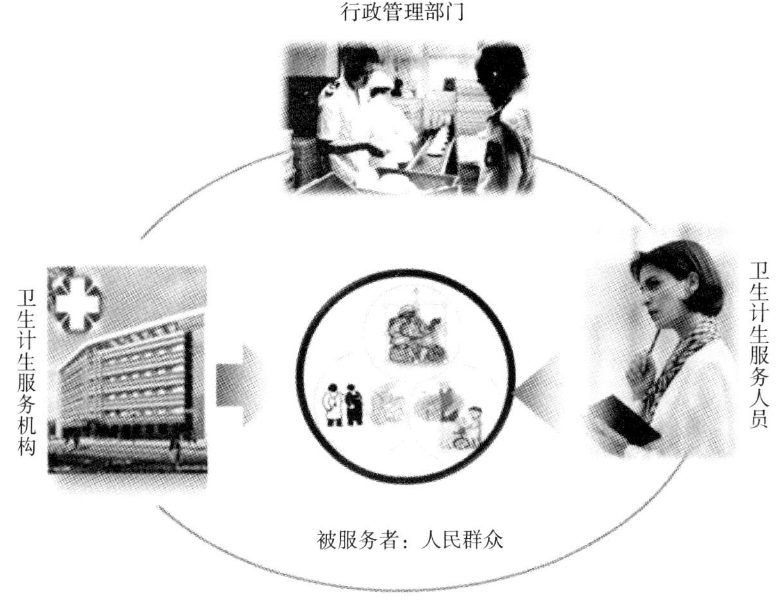

图 1－18　卫生计生改革利益相关方

2. 不同利益相关方的利益诉求

深圳市不同利益相关典型人群访谈结果表明，不同利益相关方间不一致的利益诉求是卫计合并阻力的来源。

（1）卫生计生服务接受者的利益诉求

作为卫生计生服务的直接接受者，深圳市民最大的诉求是卫生计生改革能使其“得实惠”。患者的利益诉求首先为健康诉求，即为了维护自身的健康权，到大型医疗机构选择最好的医生看病，采用最先进的科学检查手段进行诊断，采用最有效的治疗方法恢复健康，尽可能地延长寿命和提高生命质量等。卫计合并后，需将相关医疗信息共享到计生系统，但患者可能因担忧被计生管理而不愿向卫生系统提供信息。

与此同时，公众还存在经济诉求，即少花钱看到病、看好病

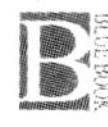

（看病不贵）。此外，患者还有强烈的服务质量和便捷性诉求，要求改善服务流程，改进服务态度，减少排队就诊时间，增加看诊时间，改善诊疗和住院环境，并提高卫生计生服务的可及性（方便、快捷）。卫计合并的根本目的是整合优势资源，更好地满足群众的需要。而现实却是，合并使得计生服务群体大量涌进卫生服务机构，使健康人群混杂在病人中，加重了卫生服务机构的负担，加剧了“排队难”“看病难”等现象，使得无论是卫生服务人群还是计生服务人群都得不到便利、快捷的服务。比如，在计划生育服务中心只需要一两个小时就能完成的检查，如果在医院就要花费一天的时间，而这一天中的绝大多数时间浪费在排队上。

（2）卫生计生服务提供者队伍的诉求

服务提供者队伍是服务群众的“排头兵”。他们服务质量的好坏直接关系到卫计合并的成效，关系到政府的公众形象，关系到人民群众的切身利益。因此，关注服务提供者队伍的诉求是深化大部制改革、整合资源、服务群众、稳定社会的关键一环。这里的服务提供者队伍主要有两支，一支是卫生服务机构的工作人员，另一支是计生服务机构的工作人员。

——卫生、计生服务机构工作人员对收入和保障的诉求

卫生服务机构大多实行差额拨款，其人员收入较高，但财政保障力度低。合并后，卫生服务机构的工作人员大多希望提高收入的保障力度。而计生服务机构享受财政全额拨款，其人员收入低于卫生服务机构，但财政保障力度高。合并后，计生服务机构的工作人员希望收入与卫生服务机构的工作人员看齐，两者之间的协调难度很大。例如，很多医生希望获得医院编制名额，使自己的收入得到更好的保障。而计划生育服务中心人员的收入与医院相比低很多，合并后他们势必会要求提高工资待遇。

此外，卫生计生服务机构工作人员的诉求受到其年龄的影响。

年轻的工作人员出于买房、晋升等压力的考虑，更愿意在财政保障力度不太高但收入很高的卫生系统工作，而不愿意到收入不高但有保障的计生系统工作。而相较于年轻人，年长的工作人员在买房、晋升等方面的需求减小，提高收入保障程度的需求增大，因此更愿意在全额财政保障下工作。比如，由于工资待遇低，计划生育服务中心招收人才（尤其是技术人才）困难，中心内部年轻的员工出于买房等生活压力的考虑，工作积极性不高，人才流失严重。

——卫生计生服务机构工作人员对执业晋升的利益诉求

卫计合并后，新的机构所需的人员下降、领导岗位减少，冗余的人员会被调整和分流，现有领导人可能会面临被调离或权力被架空的风险。而机构合并在人员安排方面基本采取了“人员不减、待遇不降、自然淘汰”的办法。这样就会出现严重的人员冗余，在浪费国家的人力、物力、财力资源的同时，减少机构内部人员的晋升机会，打击年轻工作者的工作积极性，导致合并后工作效率下降。比如，年轻的工作人员在原工作单位可能获得的晋升机会因机构合并而被推迟，其中一部分优秀的人才可能会另谋出路。

（3）卫生计生服务机构的利益诉求

卫生服务机构作为一种市场主体，参与市场竞争，追求利润，而计生服务机构的技术服务项目趋向于公益性质，价格低且受到政府的限制，利润空间被封死。因此，卫计合并后，可能导致卫生服务机构无法承担计生服务机构转移的计生技术服务项目。即便在国家财政保障的情况下，由卫生服务机构提供计生技术服务也会造成不赢利甚至亏空状态[①]。为此，卫生服务机构出于赢利、信息获取

① 比如，政府将计划生育服务中心的结扎手术定价为240元，而医院做同样的手术在2000元左右。如果将计划生育服务中心的这类手术全部移交给医院，即使有政府补贴，医院也很可能处于只能保本甚至亏空的状态。

的考虑，不愿意放弃提供基本公共服务的职能[①]，致使减少基层卫生计生服务机构技术服务重叠、提高资源利用效率的初衷付之东流。与此同时，在医疗卫生资源紧张、市场需求不断增加条件下，卫生服务机构会基于竞争本能，侵占计生服务机构的资源，压缩计生服务机构的生存空间[②]。此外，原卫生系统的职能众多，且占有绝对的人员优势。这会在表决投票上出现卫生系统压倒计生系统的现象，导致卫生系统对机构权力的垄断，出现“一家独大”现象，造成计生系统有被边缘化的风险。

（4）卫生计生服务行政管理部门的利益诉求

原卫生服务机构和计生服务机构作为两个独立的政府部门，有自己独立的领导班子。在卫计合并后，原计生、卫生服务机构的高层行政管理者可能面临调离或权力被架空的风险，而中层行政管理人员原有的晋升空间因人事上实行的“人员不减、待遇不降、自然淘汰”的办法而受到限制。因此，卫计合并势必会遭到利益相关方的强烈反对和抵制，影响其工作的积极性，造成年轻、优秀行政管理人才的流失，导致机构工作效率的下降。深圳卫计合并主要是对计生职能进行整合，因此，计划生育工作不再是一个独立部门的核心职责。这难免会使原计生服务机构行政管理者的心理受挫，出现思想上波动。此外，竞投票中并不占优势的原计生服务机构行政管理者可能面临被边缘化的风险。

① 例如，医院有一项公共服务是“3 岁以下儿童免费生长发育检测”，收费标准为 300 元左右，由政府购买。但如果检测查出孩子有贫血等疾病，后续的治疗服务就需要家长支付，收费一般较高。

② 深圳宝安计划生育专科医院硬件设施雄厚，建筑面积 1.8 万平方米，年收入却只有 5000 万元左右，其产房一天只接生一个婴儿。而宝安区妇幼保健院建筑面积大致与计划生育专科医院相同，但其年收入有七八亿元，其产房一天接生近 30 个婴儿。为了进一步拓展经营规模，宝安区妇幼保健院一直想租赁计划生育专科医院的房屋。如果卫生服务机构和计生服务机构合并，那么计划生育专科医院的房屋等资源可能会被侵占。

3. 深圳卫计合并问题的成因

不同利益相关方在利益诉求上的不断博弈，使得深圳卫计合并虽有成效但问题重重。不可否认的是，实际运行过程中仍存在“只是改了名字，工作内容没变”或者“仅是行政整合，技术服务方面没变”的现象。究其原因，一方面，各地区卫计合并面临的具体情况不同，合并要在考虑到部门特有职能的基础上进行，保证合并后的机构能够真正发挥各自优势的正面效用，而非削足适履，导致原有优势的丧失。另一方面，在“政府主导”的模式下，缺乏对具体配套机制的完善，如职能分工、考核机制、人员待遇等方面。这就使得卫计合并过程中缺乏有效的行政指导和法律依据，从而难以将整合工作落到实处。目前，深圳市上级卫生、计生系统尚未合并，下级卫生、计生系统仍然沿用原有的激励考核机制。这对推进卫生系统和计生系统的工作和资源整合造成一定阻力。合并后，原卫生及计生系统在工资待遇、人事制度上执行的两套规定并未被调整，致使这种收入和保障力度上的差距可以被更加直观地感知。这在一定程度上影响了工作人员的积极性。

4. 深圳卫计合并改革方案

结合访谈资料和以往的改革经验，关于卫计合并，有两种模式可以供我们探讨和借鉴。

（1）盐田模式合并不成功的经验教训

盐田模式是指由盐田区妇幼保健院合并所有的计生业务，即在盐田区妇幼保健院下设计生服务机构。这意味着盐田区妇幼保健院在提供医疗服务的同时，还要兼顾计划生育宣传等公共服务职能。根据我们所获得的访谈材料，合并并不成功，主要原因有以下几点。

第一，盐田区妇幼保健院是一个市场主体，激励其运营的机制是追求利润，而计生服务本身具有公益性，妇幼保健院从事公共服务很难获得利润。因此，计生服务机构在妇幼保健院中很容易被边缘化。

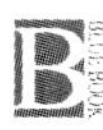

第二，盐田区妇幼保健院的运营要考虑成本和收益，而计生服务本身所要求的人力、物力投入很大。因此，即便有国家财政的支持，妇幼保健院不愿意也无法投入巨大的人力、物力来做计划生育工作。这可能导致计划生育原有的底层行政网络优势由于得不到持续的投入而丧失，最终导致计生工作难以为继。

第三，如何协调盐田区妇幼保健院卫生系统和计生系统人员的分配也是一个难题。由于计划生育工作所需的技能水平低，难出成果，更难以晋升，所以院里的医生缺乏进入计生服务机构的动力。这导致计生服务机构人才的缺失。很多医院采取轮岗的办法解决这个问题，但随之而来的是机构人员和技术的不稳定。这不利于提升计生服务机构的服务水平和能力。

第四，盐田区妇幼保健院内部待遇的不协调影响着医院的稳定和计划生育服务工作的开展。盐田区妇幼保健院的医生的收入很大一部分依靠单位的效益，收入较高，而计生服务机构受限于其公益性质，其人员收入较低。如何平衡高收入者和低收入者的诉求，考验着院领导的智慧。

第五，盐田模式之所以还在运行，很大程度上得益于盐田区的人口规模小，服务对象少，地方财政可以负担妇幼保健院的亏空。如果是在人口较多的区，盐田模式很难维持下去。

（2）理想模式的先进之处及不足

鉴于盐田模式有上述种种弊端，结合访谈材料，理想模式值得我们探讨。盐田模式是将计生服务整合进盐田妇幼保健院中，而理想模式是指将业务分拆，即将技术含量较高的公共服务项目从计生服务中心剥离出来并入当地卫生服务机构，同时将技术含量较低的公共服务项目从当地卫生服务机构中剥离出来并入计生服务中心，提高计生服务机构的福利待遇水平，整合信息资源。这种模式的核心在于“分类管理”。理想模式具体是指以下两个方面。

一是通过业务拆分，将临床医疗服务从计生服务中心剥离并入当地卫生服务机构，并且建立计生服务中心与卫生服务机构之间新的合作机制，如“首诊制”。例如，若有人在计生服务中心检查出棘手的疾病，可立即转到卫生服务机构救治。这样可以规避计生服务机构的技术“短板”，充分发挥卫生服务机构的技术优势。

二是通过业务拆分，将公共服务项目剥离出卫生服务机构，并入当地计生服务中心。这样可以发挥计生服务机构在宣传、动员、培训等方面的优势，充分利用已有的计生网络资源服务群众。同时，提高计生服务机构工作人员的福利待遇，保证计生服务工作所需人才供应。

理想模式很大程度上解决了激励不相容、投入不够、人才缺失、收入难以平衡等问题，既考虑到卫生服务机构的意愿和承受能力，又保障了计划生育工作的长期稳定运行。然而，理想模式也并非是完美的，它也有需要解决的问题，具体如下。

第一，卫生服务机构利润中的一部分是通过提供公共服务背后的延伸服务实现的。这导致卫生服务机构出于赢利的考虑，不愿意将自己的公共卫生服务剥离出来。面对此，可建立计生服务机构与卫生服务机构之间的协作机制，将公共服务后的延伸服务项目委托给卫生服务机构，从而保证职能剥离的顺利实现。

第二，在机构只能相互剥离、合并的基础上，信息共享可能更加困难。卫生服务机构之所以不愿意放弃其公共卫生服务，其中一个很重要的原因是，公共卫生服务是其医疗信息的基本来源。公共服务项目被剥离出去，意味着卫生服务机构信息来源的减少甚至丧失。面对此，可通过建立“网底信息共享机制”，实现计生服务站、社康中心、地区医院等在信息方面的共享。当然，这种信息共享是有权限的，是建立在分级分类基础上的。比如，如果地区医院需要居民的某些健康信息，可以利用计生服务的信息网络来实现；如果出现信息空缺，可以找社区的计生专干来落实。

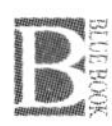

五　深圳“十三五”期间改革的重点领域

在回顾评价深圳“十二五”改革成效的基础上，根据上述分析，本报告提出“十三五”期间深圳卫生计生规划的重点领域及确定这些领域工作目标的决策依据。

（一）“十二五”改革成效

1. 卫人委“十二五”规划重点指标完成良好

按“保基本、强基层、建机制”的原则，《深圳市卫生和人口计划生育事业发展“十二五”规划》提出了完善医疗服务体系、加大公立医院改革力度、提升医疗服务效能、进一步完善公共卫生服务体系、完善人口计划生育管理服务体系等在内的卫生计生事业发展主要任务与重点项目，涉及人群健康与人口控制（9项）、资源配置（12项）、业务工作（13项，涉及公共卫生服务、医疗服务能力和基本药物使用等）共34项指标。为了加快推进该《规划》相关工作，以圆满完成“十二五”卫生和计生各项工作任务，深圳市卫人委针对《深圳市卫生和人口计划生育事业发展“十二五”规划》主要目标（27项指标）实施情况，开展了中期自我评估。结果显示，截至2013年6月，该《规划》系列指标中，“十二五”期间“可完成指标”和“争取完成指标”分别占26.0%和44.4%；“建议调整”指标占29.6%，主要为人群健康与人口控制指标，尤其是孕产妇、儿童死亡率控制指标和流动人口政策生育率控制指标等。总体而言，重点指标完成情况良好。

（1）重点指标完成情况

居民平均期望寿命是区域整体健康水平高低的衡量标准。截至

2012年底，全市居民平均期望寿命已达79.38岁，已100%完成指标任务。每千人口医生数、床位数是区域卫生计生资源配置水平的标尺。截至2013年6月，深圳每千人口床位数和医生数分别为2.79张和2.30人，指标任务完成率分别为78.5%和86.9%。社康中心是基层卫生服务机构的重要组成部分，其在城市卫生计生公共服务中发挥着重要的守门人作用。基层卫生服务机构的诊疗量可以在一定程度上反映社康中心的业务水平。截至2013年6月，基层卫生服务机构诊疗量占全市总诊疗量的比重为67.1%，指标任务完成率达95.9%。深圳市此四项重点指标的完成情况如图1－19所示。由图1－19可见，每千人口床位数的任务完成率较低，与目标值之间尚存在较大的差距。

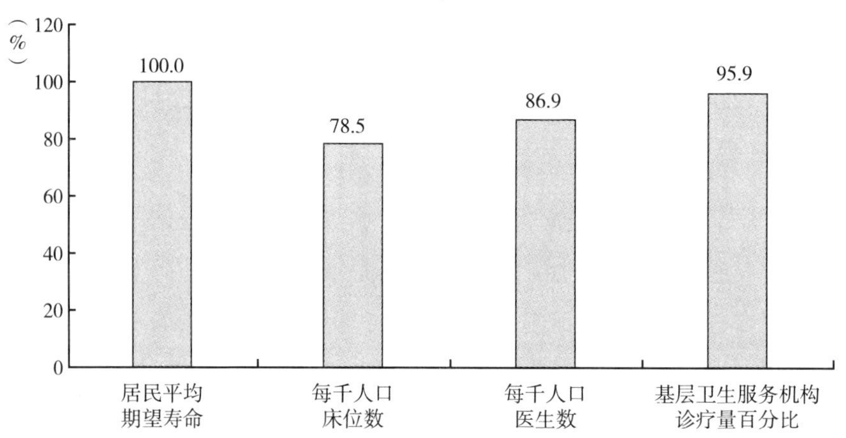

图1－19　深圳市“十二五”期间卫生计生重点指标完成情况

（2）建议调整的指标情况分析

根据自评估报告，在确定调整的8项指标中，多数为与人口相关的指标（如表1－5所示）。评估发现，与人口相关的户籍人口出生率、户籍人口自然增长率、户籍人口政策生育率以及流动人口政策生育率4项指标未完成的主要原因是统计口径的差异。

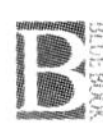

从2012年开始，深圳市人口出生统计口径由现居住地改为户籍地。这对指标值有一定影响。而与妇幼保健相关的预期性指标未达标，是因为在区域医疗技术水平、疾病谱等相对稳定的情况下，干预措施实施后，婴儿死亡率、孕产妇死亡率等降低到一定水平后将逐步趋于稳定。而每千人口注册护士数未达标，一方面可能受人头统计口径调整的影响，另一方面可能受区域地域位置尴尬、经济生活成本高、工作压力大、缺乏学术支撑、卫生人才政策优势不明显等原因的限制。

表1-5　深圳市“十二五”期间卫生计生事业发展建议调整指标

调整指标	指标属性	实际值	目标值	调整值
孕产妇死亡率(1/10万)	预期性	8.68	11.0	13
婴儿死亡率(‰)	预期性	2.66	2.3	3
5岁以下儿童死亡率(‰)	预期性	3.29	3.3	4
户籍人口出生率(‰)	约束性	8.12	16.0	2
户籍人口自然增长率(‰)	约束性	7.72	15.0	19
户籍人口政策生育率(%)	约束性	86.58	95.0	88
流动人口政策生育率(%)	约束性	64.57	85.0	68
每千人口注册护士数(人/千人)	预期性	2.47	4.0	3

2. 卫人委“十二五”规划主要任务和重点工作完成情况乐观

(1) 优化卫生资源配置，推进特区卫生一体化建设进程

深圳市已基本完成以城市功能组团为单位的区域医疗中心规划布局，一方面继续推进了“十一五”期间的重大卫生项目建设①，另一方面所实施的“十二五”规划项目完善了原特区外优质医疗

① 在“十一五”期间的24个市属卫生建设项目中，3个项目已建成投入使用（香港大学深圳医院、市人民医院外科大楼、康宁医院综合楼等，儿童医院住院楼部分投入使用），9个项目正在建设中，9个项目处于前期推进阶段。

服务资源[①]。与此同时，在社区医疗方面，深圳以社区为单元，不断完善社康中心网络。截至2012年底，全市拥有612家社康中心，覆盖全市所有的社区，平均每1.5万~2万人口就有一家社康中心，与社会办门诊部、诊所和医务室等其他基层卫生服务机构共同形成了“15分钟医疗服务圈”，较好地解决了市民基本医疗和基本公共卫生服务问题。与此同时，深圳通过推进社康中心的标准化建设和完善双向转诊制度，在医院与社康中心之间建立分级诊疗、分片转诊、社区首诊的上下联动机制。这不仅增加了卫生资源供给，提高了市民就医的便捷性，同时在一定程度上缓解了市民“看病难、看病贵”的问题。

（2）大力推进公立医院“四分开”改革，改革步伐走在全国前列

“十二五”期间，深圳市公立医院“四分开”改革在全国先试先行。在“管办分开”方面，深圳市率先设立了公立医院管理中心[②]，组建了深圳市公立医院管理理事会，理顺了公立医院管理中心与卫生行政部门的事权关系[③]；在“政事分开”方面，建立了法人治理机构，并推动了包括财政补偿和医疗价格、人事制度在内的公立医院运行机制改革；在“医药分开”方面，2012年7月1日起，

① 根据《深圳市卫生和人口计划生育事业发展“十二五”规划》“填平补齐”的原则，以卫生资源薄弱区域为重点，在华为科技城、龙城、民治、沙井、平湖、葵涌等片区立项新建三级医院，完善三级医院的规划布局。其中，大鹏人民医院已经获批立项。这些项目全部完成后，将实现每个城市功能组团都将有一所三级医院，初步实现优质卫生资源的均衡布局。

② 2012年9月，深圳市政府印发了《深圳市公立医院管理体制改革方案》，开始启动“管办分开”改革。2013年5月9日，公立医院管理中心正式挂牌运作，代表市政府统一履行公立医院举办者和出资人职责，监管公立医院人、财、物的运行。

③ 深圳市卫生行政部门切实转变职能，加强全行业管理职责，对所有卫生服务机构实行统一规划、统一标准、统一准入、统一监管；公立医院管理中心对理事会负责，执行理事会决议，负责中心日常管理；公立医院管理中心及其所属机构依法接受卫生行政部门的行业监管，配合开展公共卫生服务等工作。

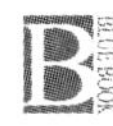

全市公立医院和政府办社康中心取消了所有药品的加成收费，促使深圳成为全国首个彻底破除“以药补医”制度弊端的大城市；在“营利性与非营利性分开”方面，深圳市社会资本办医已处于国内领先水平，且预留了较大的后续发展空间。截至2012年底，全市社会办医疗机构达1937家，非公立医疗机构床位数占全市总床位数的22.3%，门诊量和住院量分别达到总量的23.0%和16.7%，均处于国内领先水平。而且，《深圳市2010～2015年医疗机构设置规划》明确提出要严控公立医院的规模，将引进国内外投资集团和国家级医疗专家团队共同举办新增的三级医院，将其建设成为高端的三甲民营医院；争取到2015年，全市社会医疗机构门急诊服务量提高到全市总诊疗量的30%左右，住院量达到全市总量的25%左右。

（二）“十二五”期间深圳卫生计生事业面临的问题

深圳市卫人委关于该市卫生和人口计划生育事业发展“十二五”规划的中期自评报告显示，深圳市卫生计生事业发展面临三大难题。

1. 卫生资源总量不足、分布不均衡

由于历史发展原因以及区域人口结构特征等因素，经济发展稳居全国首位的深圳，在卫生计生服务水平上远落后于京、沪和穗三个一线城市。快速的经济增长带来的人口增长所需的卫生计生服务需求，导致卫生计生服务供给的相对不足日益凸显。此外，长期以来按行政功能而非“按需定供”的资源配置原则，使卫生资源尤其是优质卫生资源主要分布于原特区内。例如，三甲医院主要集中在市中心区，原特区外每千人口床位数、医生数仅为原特区内的一半。

2. 社康中心发展面临“瓶颈”

在深圳市基本公共服务中发挥重要作用的社康中心，其业务用房67.0%为租赁，用房不稳定、租金高、房屋构造不适合严重影

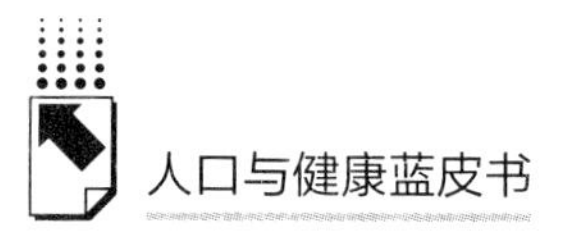

响着深圳市社区卫生服务的可持续发展。社康中心设备配置水平也较低，亟待改善。深圳市社康中心在编员工占人员总数的40.1%，与该市社康中心人力资源配置标准尚有一定的差距。

3. 医疗人才引进难成为影响深圳卫生计生事业可持续发展的“短板”

在全国，深圳市医生工作负荷较重但工资待遇偏低，致使医疗人才望而生畏。2012年，全市医生日均担负门诊量（17.52人次）远高于北京（9.00人次）和上海（10.32人次），是全国医生平均负荷的2.5倍，尤其是儿科、妇产科医生长期超负荷工作已成常态。然而，深圳市的平均工资水平却低于同等级的副省级城市，且房价和生活成本均较高，致使医学人才“望而却步”。此外，深圳市整体医疗技术水平不高，学术研究滞后，对于一些追求自身发展的优秀医疗人才缺乏吸引力，而且自身的培养机制不完善，致使该市医疗人才面临内部虚空且外无来者的窘境。

（三）“十三五”改革重点领域

深圳市较好地完成了“十二五”规划中的相关任务，其卫人委“十二五”规划中的重点指标完成良好，且卫生计生体制改革初具成效。深圳市基本医疗与公共卫生服务平台领跑于全国，尤其是社康中心在基本公共卫生服务中发挥着重要作用。深圳率先探索实行了卫计合并改革，并在全国率先实施“四分开”改革。然而，虽然改革率先，但未尽全力，卫生计生事业发展仍面临诸多挑战，需要在“十三五”期间不断改革完善。

一路走来，改革是深圳发展的基石。深圳始终先试先行，坚定不移地破难题、探新路、做示范。“十三五”期间，深圳卫生计生事业发展一方面要承接全面建成小康社会的宏伟目标与该期间深圳全局的发展目标；另一方面要继续“十二五”期间医疗改革、卫计合

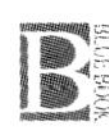

并、特色发展等“全国率先”和“试点探索”的有力尝试。为全面把握机遇、迎接挑战，为不愧于新时期的使命与期望，深圳卫生计生事业的发展，必须以问题为导向，寻根溯源，准确定位改革的重点领域与关键环节，力求实现新的突破。本报告不仅前瞻性地提出了“十三五”期间的改革重点领域（如表1－6所示），还确定了“十三五”期间卫生计生规划的重点研究专题和任务，以探讨如何落实这些重点改革任务（可详见“深圳市‘十三五’期间卫生计生规划的重点专题研究”报告）。

表1－6　“十三五”期间深圳市卫生计生体制改革重点及制度调整

卫生计生事业发展存在的难题	根本原因	未来发展目标	制度调整方案
卫生计生事业发展动态较好，静态欠佳	①历史欠账较多 ②人口变动与资源供给不协调	①缩小深圳卫生计生服务水平与其他一线城市的差距 ②提高居民的满意度，缓解医患矛盾，构建和谐社会	以流动人口监测信息为信号，系统分析流动人口卫生计生需求，建立“按需定供，动态分配”的卫生计生服务供给机制
总量不足与效率不高并存	①公共财政投入不足 ②卫生计生服务需求增加 ③卫生计生服务供需不相称 ④社会资本办医受限	提高资源配置效率，满足市民的多元化卫生计生服务需求	①增加卫生计生服务领域的公共财政投入 ②鼓励社会资本办医和医师多点执业 ③以流动人口监测信息为信号，开展基层卫生和计生合并整合工作
改革率先，但未尽全力	配套机制不健全	全面深化卫生计生体制改革，突破当前制度缺陷的束缚	①构建医患关系保障机制 ②全面整合卫生计生服务职能 ③大力推动社会资本办医 ④推行医师多点执业机制

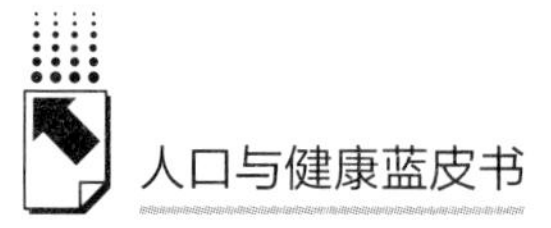

首先，深圳卫生计生事业发展动态较好但静态欠佳是其发展面临的难题之一。其根本原因是长期发展历史欠账较多和人口变动与资源供给不协调。因此，为了不断缩小深圳卫生计生服务水平与其他一线城市的差距、提高居民的满意度、缓解医患矛盾、构建和谐社会，深圳市有必要准确把握居民的服务需求，针对其移民城市的特点，以流动人口监测信息为信号，系统分析流动人口卫生计生需求，建立“按需定供，动态分配”的卫生计生服务供给机制。

其次，历史欠账较多、资源供需不相称带来的资源总量不足与效率不高的关键原因是，当前深圳市公共财政投入不足以及社会资本办医受限，人口变动带来的卫生计生服务需求增加和卫生计生服务供需不相称。面对此，深圳市需要不断提高资源配置效率，满足市民的多元化卫生计生服务需求。这就要求在增加政府公共财政在卫生计生服务领域投入的同时，允许和鼓励社会资本办医和医师多点执业，并以流动人口监测信息为信号，开展基层卫生和计生合并整合工作。

最后，深圳在卫生计生体制改革路上先试先行，在众多领域领跑于全国，但仍显未尽全力，关键在于相关配套机制不健全。因此，在未来的卫生计生事业发展中，深圳需要全面、深化卫生计生体制改革，突破当前制度缺陷的束缚，重点构建医患关系保障机制，以缓解当前激烈的医患矛盾，全面整合卫生计生服务职能，并大力推行社会资本办医机制，弥补公共财政投入的不足，完善医师多点执业制度，激发医务人员的工作积极性。

分　报　告

Sub-Reports

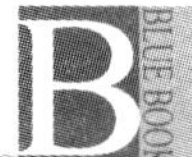

B.2 深圳市公共医疗体系改革及其财政可持续投入研究

王金营　李庄园　解苗苗　李　青　郭　倩

本报告要点：

1. 2013年，深圳市人均卫生医疗支出水平为5173～7860元，实现了全国领先，但与亚洲的日本、韩国还有差距。

2. 预测到2020年，深圳市政府支出占卫生医疗总支出的比重可以达到35%～39%，个人支出占比可以达到28%～32%，其余为社会支出部分。

3. 公共医疗改革则要从完善覆盖城乡居民的公共卫生服务体系、医疗服务体系、医疗保障体系、药品供应体系四个方面深入开展。

4. 深圳市应增加公共财政在医疗卫生领域的投入，使医疗保障与经济发展协调持续；应变革公共财政在医疗卫生领域的投入方式和结构，完善医疗卫生部门的补偿机制，加强信息化建设，分享优质医疗资源，以提高相关服务供给效率。只有这样，才能促进公共医疗体系财政投入的可持续性发展。

一 引言

近年来，深圳的经济规模不断扩大，综合实力显著增强，经济总量已经超过葡萄牙，预计几年后将超过我国香港地区；人均GDP已经超过我国台湾地区。深圳市无疑已跻身经济较发达的城市行列。深圳市是中国经济发展的先行区，也是医疗改革的先行区，深化改革也应做到先行。近年来，虽然深圳医疗卫生水平有所提高，但还是没有达到国际水平，距离国内先进水平也还相差很大。相对于北京、上海、天津等城市，深圳市医疗卫生事业的部分领域发展仍显不足。这与深圳城市经济地位不相匹配，与深圳“三个定位、两个率先”的城市发展规划不相适应，与群众的医疗卫生需求也有较大差距。究其原因，一方面是满足居民医疗基本公共服务需求的公共医疗体系不够完善和健全；另一方面是在公共医疗方面的财政投入不足，投入份额较小。因此，需要尽快补齐医疗卫生这个“短板”，缩短医疗卫生水平与经济发展水平的差距，满足群众日益增长的医疗卫生需求，加大医疗体系建设中公共医疗的财政投入，提高财政投入在医疗体系改革和发展中的合理性及可持续性，建立完善的覆盖全民的公共医疗体系。

作为中国改革开放的代表性城市，深圳市的公共医疗体系改革及其财政可持续投入既有个性，也有共性。把握深圳市人口发展方向，积极推行和调整各项政策，促进公共医疗体系财政投入的可持

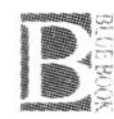

续性发展，对于提高其基本医疗卫生服务的公平性与可及性意义重大；而对深圳公共医疗体系改革及其财政投入的现状和经验进行分析和梳理，对于全国其他城市具有前瞻性的借鉴意义。

二　深圳人口发展的主要特点及趋势预测

作为中国改革开放的代表性城市，深圳市人口与健康发展的特点和规律一直是学界关注的热点。深圳的人口发展不仅具有高度聚集的特点，而且在人口规模、人口结构和人口分布方面相对于建市初期都发生了巨大变化。因此，研究深圳市未来公共财政在卫生医疗体系中的投入，应把握深圳人口发展特点和趋势，积极推行和调整各项政策，促进公共医疗体系财政投入的可持续性发展。

改革开放以来，深圳经济高速发展，其人口发展呈现新特点。其一，常住人口数量急剧增加；其二，流动人口数量大、流动性强且年龄结构呈年轻型。对深圳市公共财政在医疗卫生方面的投入进行研究，必须以深圳市人口发展特点为基础。

（一）深圳市总人口及增长

1979 年，深圳市常住人口仅 31.41 万人，其中非户籍人口 0.15 万人。2013 年，深圳市常住人口达到 1062.89 万人，非户籍人口已经超过 770 万人，占常住人口的比例超过 72%。根据图 2－1 可以看出，1979～2012 年，深圳市总常住人口规模快速增长。在这个过程中，户籍人口保持低增长，年均增速 6.98%，而非户籍人口从 1989 年开始就超过了户籍人口。1990～2000 年，非户籍人口共增加了 477.19 万人，年均增速基本保持在 10% 以上，增速最大达到 54.89%。2000 年起，非户籍人口增速减慢，但非户籍人口绝对规模依然很可观。

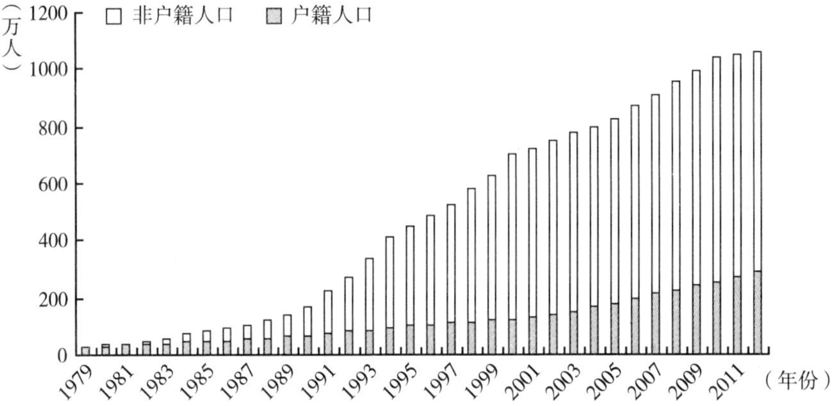

图 2－1　1979～2012 年深圳市户籍人口与非户籍人口规模

数据来源：深圳市统计局《深圳统计年鉴 2013》，中国统计出版社，2013。

（二）深圳市人口密度及分布

深圳市包含六个市辖区和四个功能新区，其中罗湖、福田、南山和盐田四个区位于特区内，宝安和龙岗两个区以及四个功能新区位于特区外。在人口密度上，福田区人口密度最大，达 16915 人/平方公里，罗湖区人口密度为 11889 人/平方公里，远远高于宝安区 6738 人/平方公里和龙岗区 4969 人/平方公里。户籍人口在各区的分布相对来说较为均衡，最多的是福田区与南山区；四个功能新区由于是为适应经济发展新设立的，其户籍人口和非户籍人口数量相对较少。非户籍人口则主要分布在特区外的两个区（如表 2－1 所示）。

表 2－1　2012 年深圳市人口空间分布状况

地　　区	土地面积（平方公里）	年末常住人口（万人）	户籍人口（万人）	非户籍人口（万人）	人口密度（人/平方公里）
福 田 区	78.66	133.05	73.02	60.03	16915
罗 湖 区	78.76	93.64	50.62	43.02	11889
盐 田 区	74.64	21.26	5.05	16.21	2848
南 山 区	185.49	110.85	61.60	49.25	5976

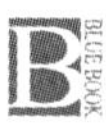

续表

地区	土地面积（平方公里）	年末常住人口（万人）	户籍人口（万人）	非户籍人口（万人）	人口密度（人/平方公里）
宝安区	398.38	268.44	34.96	233.49	6738
龙岗区	387.82	192.69	35.61	157.07	4969
光明新区	155.45	49.18	5.73	43.45	3164
坪山新区	167.01	31.68	3.89	27.79	1897
龙华新区	175.58	140.86	13.08	127.79	8023
大鹏新区	295.06	13.09	4.05	9.04	444
全市	1996.85	1054.74	287.62	767.13	5282

数据来源：深圳市统计局《深圳统计年鉴2013》，中国统计出版社，2013。

（三）深圳人口性别、年龄结构及受教育程度

2010年第六次全国人口普查数据显示，深圳总人口中，男性人口为5614027人，占总人口的54.20%；女性人口为4743911人，占总人口的45.80%。总人口性别比（以女性为100，男性对女性的比值）由2000年第五次全国人口普查时的97.74上升为118.34。

深圳人口的年龄结构为：0～14岁人口为1018774人，占9.84%；15～64岁人口为9156398人，占88.40%；65岁及以上人口为182766人，占1.76%。同2000年第五次全国人口普查相比，0～14岁人口的比重上升1.34个百分点，15～64岁人口的比重下降1.99个百分点，65岁及以上人口的比重上升0.65个百分点。

深圳人口受教育程度同2000年第五次全国人口普查相比，每10万人中具有大学程度的人数由8060人上升为17175人，具有高中程度的由22338人上升为23965人，具有初中程度的由52170人下降为44050人，具有小学程度的由12034人下降为8883人；文盲率①由1.09%下降为0.48%，下降0.61个百分点。

① 文盲率是指全市常住人口中15岁及以上不识字人口所占比重。

（四）2014～2020 年深圳人口发展预测

在这部分预测中，我们根据 1979～2012 年深圳市常住人口平均增长率，大概估算 2014～2020 年其常住人口数量（如图 2－2 所示）。

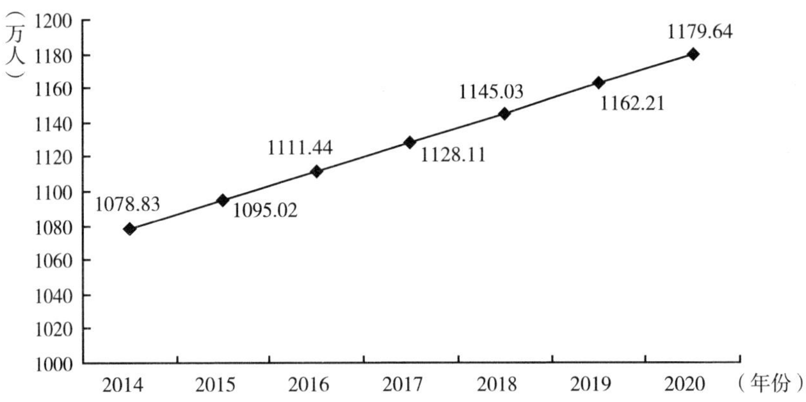

图 2－2　2014～2020 年深圳市常住人口数量预测

资料来源：根据《深圳统计年鉴》（1979～2012）数据估算整理。

三　深圳公共医疗体系改革现状及评价

（一）深圳公共医疗体系改革现状

1. 主要成就

公立医院改革是公共医疗体系改革的重点内容之一。作为广东省唯一一个国家公立医院试点改革城市，深圳市秉承“上下联动、内增活力、外加推力”的原则，全面启动公立医院改革。通过重点推进公立医院管理体制、医院运行机制、医疗分开、营利性与非营利性分开四大重大体制机制改革，深圳市基本实现了“管办分

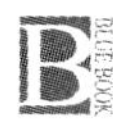

开、政事分开、医药分开、营利性与非营利性分开”，并在“使群众得实惠、得方便，缓解看病难、看病贵问题和让医务人员受鼓舞”等方面取得了一定的进展。2012 年，深圳市相继出台了《深圳市公立医院医药分开改革实施方案》和《深圳市公立医院管理体制改革方案》，标志着深圳市公立医院体制机制改革迈入全面推进的阶段。作为中国最早的一个沿海开放城市和改革前沿，深圳经济经过 30 多年来的快速发展，已然比较发达。伴随着中国 20 多年来医疗体制改革的发展，深圳市医疗体系也在不断完善，居民的医疗和公共卫生需求也在一定程度上得到保障，取得的成果也是显而易见的。

（1）医疗卫生体系建设不断完善

深圳市公立医院管理中心，于 2013 年 5 月 9 日正式挂牌运作，是全国首个公立医院管理中心。该中心的成立是深圳加快政府职能转变、深化医疗卫生体制改革的大事，标志着深圳公立医院改革试点取得突破性的成果。深圳市公立医院管理中心负责监管深圳公立医院人财物运行，不干预公立医院内部的具体运营管理事务。市卫生行政部门是公立医院管理中心的行政主管部门，负责制定医疗卫生行业的政策法规。这样可以充分调动各部门力量，加强对公立医院的资源投入，并通过引入社会专业人士实现民主管理和科学管理。

药物质量监管制度不断完善。“看病贵”主要不是贵在看病而是贵在开药。“以药补医”为“多开药”“开贵药”提供了直接动力，是造成“看病贵”的重要因素。2012 年，深圳市成为全国第一个全面取消药品加成的城市，得到国家卫生部门的高度肯定。据统计，2012 年 7 月至 2013 年 6 月期间，深圳全市公立医院平均门急诊每人次的药品费用为 87.2 元，较 2012 年上半年总体下降了 2.6%；平均住院每人次的药品费用为 2129.2 元，较 2012 年上半年总体下降1.7%。同时，深圳市将基本药物企业纳入药品生产企业电子监管网络，要求新增补的国家和地方基本药物均应在目录发布后8个月内完成入网。深圳市还加强了药品行业诚信体系建设，于2013年制定了《深圳市药品零售企业信用管理办法》，并对2012年的药品零售企业进行了信用评价，对失信企业进行了依法处罚。

医疗保险制度覆盖范围扩大，待遇水平提高。2013年，深圳市基本医疗保险一档、二档、三档政策范围内住院费用报销比例分别为89%、86%和75%。深圳不断提高居民参保补助，将非从业居民个人缴纳医疗保险费的财政补助标准从每人每年240元提高到282元。另外，《深圳市社会医疗保险办法》（2014年版）已于2014年1月1日起实施。而且，从2014年1月1日起，深圳市将基本医保三档参保人纳入地方补充医疗保险参保范围，实现了全市所有基本医疗保险参保人都有地方补充医疗保险待遇。深圳市还降低了基本医疗保险一档参保人的总缴费比例，由原来的8.5%降为8.2%，其中基本医疗保险总缴费比例为8.0%（单位缴6.0%，个人缴2.0%）保持不变，但地方补充医疗保险缴费比例由原来的0.5%调整为0.2%。仍维持基本医疗保险二档参保人总缴费比例（0.8%）不变，但基本医疗保险由原来的本市上年度在岗职工月平均工资的0.6%调整为0.7%（单位缴0.5%，个人缴0.2%），地方补充医疗保险缴费比例由原来的0.2%调整为0.1%。改变基本医疗保险三档的缴费模式，由原来的定额缴费12元调整为深圳市上年度在岗职工月平均工资的0.55%，其中个人缴0.1%，单位缴0.45%（含基本医疗保险缴费0.4%，地方补充医疗保险缴费0.05%）。随迁入户本市且没有按月领取职工养老保险待遇或退休金的老人参加医疗保险，由原来的一次性缴足18年改为按月缴费，缴费标准为深圳市上年度在岗职工月平均工资的11.7%（其中基本医疗保险缴费11.5%，地方补充医疗保险缴费0.2%）。已一次性缴费的人员不再变动①。

公共卫生服务体系不断发展完善。深圳市全面落实国家规定的基本公共卫生服务项目和重大公共卫生服务项目，并结合本市实际，研究论证提出新增梅毒防治、小学生口腔龋齿防治、贫困精神病人住院医疗救助和健康素养巡回讲座四个公共卫生服务项目。2013 年，全市共提供基本公共卫生服务 1483.8 万人次，较 2012 年增长 19.6%。截至 2013 年底，常住人口人均基本公共卫生服务经费达到 43.8 元。深圳有效应对了人感染 H7N9 禽流感病毒，落实了各项防控措施；不断推进了免疫规划，对适龄儿童开展脊灰疫苗补充免疫和麻疹疫苗查漏补种活动；有效开展了职业病防治工作，使重点企业职业危害监督覆盖率达到 100%；进一步完善了慢性病防治管理工作，推进了 35 岁首诊测血压工作；进一步加强了重性精神病人社区管理，健全了重性精神病人发现、登记、筛查、评估、随访、通报等制度。除此之外，还大力实施了妇幼安康工程和优生健康惠民工程，加强了出生缺陷干预。2013 年，全市孕产妇死亡率为 5.88/10 万，婴儿死亡率为 2.53‰，新生儿破伤风发生率为 0.04‰，出生缺陷发生率为 17.64‰，相关指标继续维持在较好水平，从而使得公共卫生服务体系不断完善。

（2）医疗服务能力不断完善和提高

从医疗卫生机构数来看，2013 年深圳全市卫生机构有 2228 家，为建市初期的 38 倍，其中，医院 117 家，公共卫生机构 58 家，门诊部 436 家，私人诊所和企事业内部医务室 1617 家。与 2012 年相比，卫生机构总数增加 366 家，增幅达到 18%。2012 年底，社康中心增长至 612 家，按照 2012 年末深圳市统计局所统计常住人口数 1054.74 万人计算，平均 1.72 万余人拥有 1 家社康中

① 《深圳市社会医疗保险办法》（2014 年版），http：//life.szonline.net/pg/by/a4446.html。

心，基本实现了基本医疗服务对人口、社区的全覆盖。从床位数来看，2013 年深圳全市床位数达 29026 张，为建市初期的 49 倍。其中，医院床位 26835 张，比上年增长 2.7%；妇幼保健院床位 1929 张，比上年增长 20.7%。从执业人员数来看，2013 年深圳全市医疗卫生从业人员数达到 82259 人，为建市初期的 67 倍。其中，执业（助理）医师 26099 人，比上年增长 9.0%；注册护士 27978 人，比上年增长 7.9%。从社会办医来看，2013 年深圳社会办医疗机构数量及其所占市场份额均居全国前列，占深圳市医疗机构总数量和市场总份额的比重分别为 77.4% 和 23.5%。从财政投入来看，2013 年深圳医疗卫生投入 82.1 亿元，2008～2013 年平均增速 14.6%，其中卫生事业费 69 亿元，2008～2013 年平均增速 23.4%。由此可见，深圳市医疗卫生事业在人力、物力、财力方面的投入都在逐年增加。

（3）医疗卫生财政投入力度不断加大

2013 年，由深圳市财政委、发改委、卫人委等五部门联合下发的《关于完善政府卫生投入政策的实施方案》，明确提出要加大财政投入力度，对于拨款不再是核定人头编制和公共经费，而是实行“以事定费”“购买服务”和“专项补助”相结合的补助方式，从而确保资金使用安全、规范、高效。同时，确立了两大原则：一是加大政府对于医疗卫生事业的投入责任，二是创新投入机制。深圳要坚持政府卫生投入均衡、可持续，不断加大投入力度，逐步提高政府卫生投入占卫生医疗总支出和经常性财政支出的比例。此外，深圳还要对新建（整体重建或改建、扩建）医院给予运营补助和开办费，其目的在于缓解医院在开业等各项费用支出上的压力。深圳在收入待遇方面也进行了改革，坚持绝对体现“多劳资优者多得、少劳资低者少得”的原则，以彰显公平。

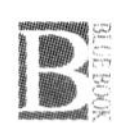

2. 存在的不足

随着医药卫生体制改革工作的推进，深圳市深化“医改”面临的难点问题集中显现，体制性、机制性矛盾更加突显。近年来，深圳经济规模不断扩大，综合实力显著增强。2013 年，深圳人均 GDP 达到 2.2 万美元，居全国副省级以上城市首位。但是，相对于北京、上海、广州等城市，深圳市的医疗卫生事业发展仍显不足，与其城市经济地位不相匹配，与市民日益增长的健康需求不相适应。

一是医疗卫生资源总量不足、人均不高，优质资源不多。截至 2013 年，北京、上海、广州分别拥有三级甲等医院 51 家、36 家、43 家，而深圳仅有 9 家；北京、上海、广州分别拥有医学类国家级重点学（专）科 165 个、137 个、70 个，而深圳仅拥有 14 个；北京、上海、广州医学高等院校分别拥有两院院士 43 人、30 人、6 人，而深圳尚无医学类两院院士，其所拥有优质医疗资源与同等经济发展水平城市差距悬殊。2012 年，深圳每千人口医生数、床位数分别为 2.3 人、2.6 张，均低于北京（5.2 人、7.4 张）、上海（3.8 人、7.4 张）、广州（2.6 人、4.5 张）；深圳人均基本公共卫生服务经费为 40 元，仅为北京的 60% 和上海的 75%。

二是人才队伍建设滞后，医教研平台尚未建立。目前，北京、上海、广州分别拥有医学高等院校 5 所、7 所、6 所，而深圳仅有 1 所——深圳大学医学院，且刚刚起步。深圳医教研体系尚不完善，医学人才内部培养能力不足，外部引进困难。引进的医学人才由于缺乏教学、科研平台支撑，成长进步空间逐渐萎缩。医学人才“引进难、成长慢、退化快”现象突出。同时，伴随着其他城市医疗卫生事业的发展，深圳引进学科骨干和年轻后备力量工作日益乏力，给该市卫生资源的扩容增加了困难。预计到 2015 年末，深圳高层次和高级人才缺口 1400 人，中级人才缺口 1900 人，初级人才

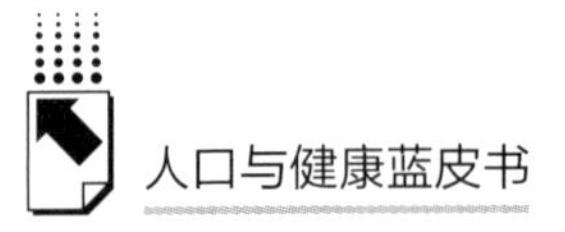

缺口1400人，护士缺口1.8万人，其他卫生专业技术人员缺口1.2万人，总缺口3万多人。现阶段，深圳医学人才队伍建设主要依靠引进的传统发展模式不可持续。

三是就医秩序尚不合理，过于集中于大医院问题凸显。由于特区内外资源分布严重不均、信息化水平较低，以及科学有效的分级诊疗体系尚未建立等原因，市民过于集中于大医院就医现象明显。2012年，深圳市三级医院门诊医生日平均担负诊疗44.3人次，部分科室更高，综合科室达107.9人次、儿科达88.8人次、感染科达78.9人次、内科达62.1人次。这导致大医院超负荷运转，普遍存在着挂号、缴费、检查排长队，看病时间短的“三长一短”现象，同时也给医院的管理带来巨大压力。然而，深圳基层医疗机构医生日平均担负诊疗24.8人次，仅为大医院的50%左右。

四是基层医疗机构设施投入不足，服务能力不强。基层医疗机构服务能力仍显不足，制约了全市医疗卫生整体水平的提升。人员配备方面，按《关于深圳市社区健康服务中心建设的指导意见》（深编办〔2012〕62号文件）要求，现有社康中心工作人员应配备10400名，然而2014年初，只有7694名，其中临聘员工占到60%以上。社康中心具有副高级以上职称的执业（助理）医师占全市5.4%，具有大学本科以上学历的执业（助理）医师占全市9.5%。业务用房方面，全市67%的社康中心业务用房为租赁，部分房屋构造不适合医疗业务开展。设备配置方面，全市社康中心30%的设备配置不达标，且陈旧老化问题普遍。

五是公共卫生任务重、压力大，形势严峻。深圳市人口基数大、流动性强，面临新老传染病的双重压力。2001年以来，深圳新发传染病几乎每年增加1种，原有传染病也有死灰复燃态势，致使传染病防控形势严峻。慢性疾病负担重，占全市疾病总负担的比例已达到80%以上，死亡达85%以上，防治服务需求和供给的矛盾越来越突出。精神卫生管理难度大，重性精神疾病患病率达1.41%，精神病人肇事肇祸事件日渐增多。职业病防治形势严峻，劳务工群体普遍缺乏职业病防治知识且自我防护意识较差，给全市医疗卫生公共服务造成了较大压力。

（二）评价

深圳市公共医疗卫生体系在建设上取得了一定的成就，但是其公共医疗卫生事业面临的经济社会发展环境正在不断变化，对其公共医疗体系的发展方向、功能定位等提出了新的要求。

一是城市发展定位对医疗卫生事业发展提出了新要求。2014年，深圳市政府工作报告提出"聚焦湾区经济，构建区域协同发展新优势"。按照全市"依托泛珠三角、立足全国、面向亚太"湾区经济战略要求，未来伴随着深圳国际影响力的进一步提升，其医疗卫生服务的人群范围也将进一步扩大，不仅要满足于本市，还应包括莞穗、珠三角地区、内地省市、港澳台以及东盟等地的部分医疗卫生需求。这对深圳医疗卫生事业发展提出了新要求。

二是国内城市医疗卫生事业快速发展倒逼深圳医疗卫生事业跨越式发展。北京、上海、广州等城市经济发达，医疗卫生事业历史积淀丰厚，优质医疗资源丰富，并于近年纷纷出台深化医药卫生体制改革和推动医疗卫生事业发展的政策性文件，着力打造国际性区域医疗中心。深圳建市时间短，在医学高等教育、医疗卫生服务质量、医学科研能力等方面与北上广等城市均有较大差距，医疗卫生成为其城市发展的重要"短板"。为缩小与北上广等城市的差距，避免医疗卫生"马太效应"的发生，深圳必须超前布局、超常发展，加快医疗卫生事业发展步伐，尽快补齐"短板"，跻身全国医疗卫生先进城市行列，达到与自身经济地位相称的医疗服务水平。

三是市民健康需求的不断增长对医疗卫生事业的发展提出了新期望。经过30多年的发展，深圳经济规模居全国城市第四，人口规模超过1500万人。伴随着生活水平的提升，市民健康意识整体增强，健康需求更趋多元化、多层次。同时，随着人口的老龄化和疾病谱的变化，高血压、糖尿病等慢性病呈上升趋势，肿瘤、心血管疾病增多，深圳医疗卫生事业的发展必须与时俱进，加大对新兴病种、新兴领域、前沿技术的研究和相关资源的投入，积极适应和满足市民的健康需求。

四是新兴生物医药技术发展迅猛，为深圳未来医疗卫生事业的发展创造了新机遇。在大数据、云计算、物联网等高科技时代背景下，随着新兴生物医药领域理论及应用技术的不断创新，新兴技术必将给现代医学发展带来根本性变革。当前，深圳基因科技水平全球领先、生物产业发展基础国内居前，为其未来医学的发展打下了良好的基础。依托在基因组学、生物治疗、再生医学、互联网与物联网等前沿领域研究的优势，深圳应以生命健康产业为重要载体，积极抢占全球医疗技术和产业发展制高点，创造深圳未来医学全球竞争新优势。

四　公共医疗卫生体系及其财政投入国内外比较

（一）深圳市财政医疗卫生投入现状

1. 财政收入与支出发展状况

2000年以来，深圳市公共财政预算收入及支出呈平稳增长态势。2013年，深圳完成公共财政预算收入1731.26亿元，比上年增长16.81%；公共财政预算支出1690.20亿元，比上年增长7.72%（如表2－2所示）。

表 2-2 2000~2013 年深圳市公共财政预算收支及增速

年份	公共财政预算收入(亿元)	增长速度(%)	公共财政预算支出(亿元)	增长速度(%)	公共财政医疗卫生支出(亿元)
2000	221.92	—	225.04	—	8.40
2001	262.49	18.28	253.70	12.74	10.00
2002	265.93	1.31	307.78	21.32	10.89
2003	290.84	9.37	348.95	13.38	13.00
2004	321.47	10.53	377.57	8.20	12.91
2005	412.38	28.28	599.16	58.69	15.03
2006	500.88	21.46	571.42	-4.63	19.14
2007	658.06	31.38	727.97	27.40	25.47
2008	800.36	21.62	889.86	22.24	32.61
2009	880.82	10.05	1000.84	12.47	54.99
2010	1106.82	25.66	1266.07	26.50	62.00
2011	1339.57	21.03	1590.56	25.63	78.69
2012	1482.08	10.64	1569.01	-1.36	105.29
2013	1731.26	16.81	1690.20	7.72	105.61

资料来源：根据《深圳统计年鉴 2013》《深圳市卫生统计年鉴 2013》中的数据整理得到。

2. 深圳市卫生事业费投入历史趋势

从整体来看，深圳市公共财政预算支出中作为卫生事业费的支出不断增加，从 1980 年的 0.02 亿元增加到 2012 年的 43.88 亿元；按可比价格算，30 多年间卫生事业费投入扩大了 8 倍。人均卫生事业费也由 1980 年的 5.89 元增加到 2012 年的 416.05 元；按可比价格算，人均卫生事业费同样翻了 8 倍（如表 2-3 所示）。由此说明，深圳市政府对公共卫生的投入不断加大，对公共卫生服务越来越重视。

表 2－3　1980～2012 年深圳市卫生事业费基本情况

年份	卫生事业费（亿元）	卫生事业费占公共财政预算支出比重（%）	人均卫生事业费（元）	人均卫生事业费增长率（%）	人均 GDP（元）	人均 GDP 增长率（%）
1980	0.02	4.76	5.89	102.41	835	37.79
1981	0.02	2.71	6.50	10.36	1417	69.70
1982	0.03	2.94	6.35	－2.31	2023	42.77
1983	0.05	3.24	9.31	46.61	2512	24.17
1984	0.10	3.62	15.18	63.05	3504	39.49
1985	0.18	3.01	21.78	43.48	4809	37.24
1986	0.20	2.92	21.91	0.60	4584	－4.68
1987	0.22	3.11	20.72	－5.43	5349	16.69
1988	0.32	2.85	23.56	13.71	6477	21.09
1989	0.49	2.85	28.56	21.22	6710	3.60
1990	0.46	2.33	23.43	－17.96	8724	30.01
1991	0.50	2.07	22.83	－2.56	11997	37.52
1992	0.98	3.52	39.27	72.01	12827	6.92
1993	1.67	4.10	60.19	53.27	15005	16.98
1994	3.09	5.97	91.98	52.82	16954	12.99
1995	4.12	6.53	120.94	31.49	19550	15.31
1996	6.01	7.03	170.70	41.14	22498	15.08
1997	6.16	6.32	166.91	－2.22	25675	14.12
1998	6.73	5.71	173.69	4.06	27701	7.89
1999	7.45	5.36	186.15	7.17	29747	7.39
2000	8.10	5.31	193.36	3.87	32800	10.26
2001	9.49	4.80	210.57	8.90	34822	6.16
2002	10.58	5.03	217.50	3.29	40369	15.93
2003	12.70	5.04	239.27	10.01	47029	16.50
2004	11.53	4.19	199.72	－16.53	54236	15.32
2005	13.78	2.47	169.29	－15.24	60801	12.10
2006	16.50	2.89	197.08	16.42	69450	14.23
2007	21.56	2.96	263.35	33.63	79645	14.68
2008	28.13	3.16	323.60	22.88	89587	12.48
2009	30.63	3.06	343.63	6.19	92772	3.56
2010	33.65	2.66	349.23	1.63	94296	1.64
2011	38.95	2.45	372.13	6.56	110421	17.10
2012	43.88	2.80	416.05	11.80	123247	11.62

资料来源：深圳市卫生和人口计划生育委员会编《深圳市卫生统计年鉴 2013》，深圳报业集团出版社，2014。

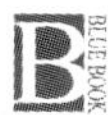

近十年来，深圳市卫生事业费投入规模在公共财政预算支出中所占的比重呈现下降趋势。表2－3显示，卫生事业费在公共财政预算支出中的比例由2001年的4.80%下降为2012年的2.80%，说明卫生事业费没有随着公共财政支出规模的增加而增加，其增长速度慢于公共财政支出增长速度。此外，人均卫生事业费从长远看处于增长中，但在2004～2005年却出现了负增长现象，且自2009年以来增长幅度明显放缓。与人均卫生事业费增长情况相反，深圳市人均GDP却保持着高速增长，由1980年的835元增长至2012年的123247元；按可比价格算，30多年间翻了35倍，大大高于人均卫生事业费的增长倍数。而且深圳市人均GDP的增长率在大部分年份保持在10%以上，这也是人均卫生事业费所达不到的。总体来说，深圳市卫生事业费的投入不高，与其经济发展速度不匹配。

3. 财政医疗卫生支出与卫生事业费

深圳市财政医疗卫生支出绝对规模由2000年的8.40亿元增长到2013年的105.61亿元。其中，占财政医疗卫生支出份额最大的卫生事业费支出，由2000年的8.10亿元增加到2013年的70.53亿元（如图2－3所示）。

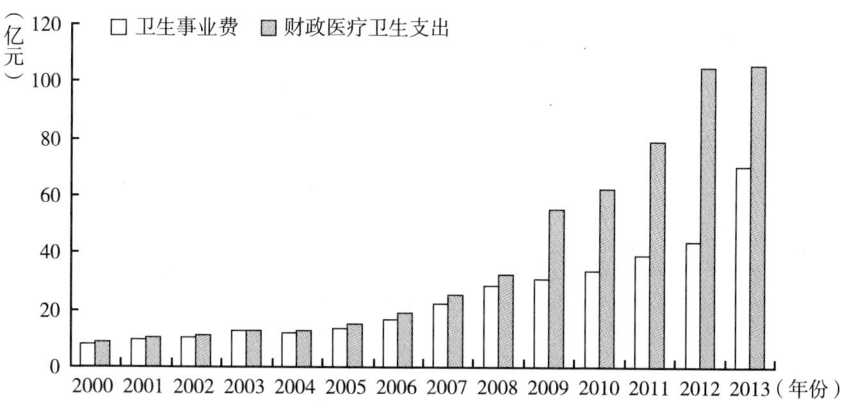

图2－3　2000～2013年深圳市财政医疗卫生支出与卫生事业费

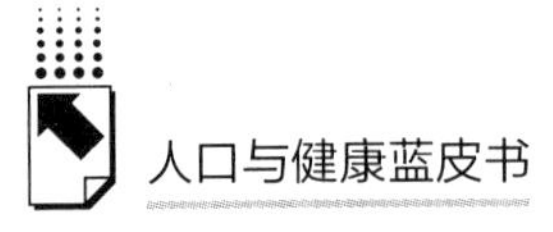

从图2－3可以看出，2006年以前，财政医疗卫生支出几乎将所有资金投入卫生事业费中；2006年以后，财政医疗卫生支出中除了包含卫生事业费，又增加了其他基础设施建设方面的支出，但卫生事业费依然占财政医疗卫生支出的40%以上，表明卫生事业费是财政医疗卫生支出投入的重点，也是与居民生活最直接相关的部分。从卫生事业费支出结构看，根据不同年份的划分依据，可以分为医疗卫生管理事务、医疗服务等类别。从表2－4中可以清晰地看到各类支出占卫生事业费的份额。其中，医疗服务和社区卫生服务支出每年占卫生事业费的50%以上，主要包括各公立医院及社区、街道卫生医疗服务费用。通过卫生事业费的支出结构，可以清晰地看出，深圳卫生事业费主要保障为居民提供基本医疗卫生服务，如在各类公立医院、社康中心、疾病防控、妇幼保健等方面的投入。

（二）医疗卫生体制国际比较

医疗卫生体制的改革是一项全球性难题，医疗卫生体制全民覆盖是世界各国普遍追求的目标。不同的国家对医疗卫生事业的建设进行了不同的探索，建立了不同的医疗卫生体制。本研究将主要从医院系统构成、医疗保障体制和医疗卫生服务体系三个方面，对日本、韩国、新加坡三个国家的医疗卫生体制进行详细介绍与比较，以便为中国公共医疗体制建设提供参考与借鉴。

1. 医院系统的构成

2003年时，日本共有医院9187间（其中普通医院8116间，精神病院1069间，结核病院2间），普通诊疗所和牙科诊疗所分别有94819间和65073间。医疗机构可以由医疗法人开设，也可以由个人开设。医疗法人开设的医院占总数的60.2%，个人开设的则占总数的10.4%。其中，普通诊疗所和牙科诊疗所分别有55.2%、87.5%由个人开设。截至2003年10月1日，日本的医院共有1642593张床

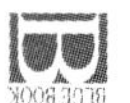

表 2-4　2003~2012 年深圳市卫生事业费支出结构

年份	卫生事业费（万元）	医疗卫生管理事务（%）	医疗服务（%）	社区卫生服务（%）	医疗保障（%）	疾病预防控制（%）	处理医疗欠费（%）	公共卫生（%）	食品和药品监督管理事务（%）	卫生监督（%）	妇幼保健（%）	中医药（%）	其他医疗卫生支出（%）
2003	127010.0	—	40.58	19.50	—	13.78	—	—	—	—	6.05	4.88	15.21
2004	115332.9	—	42.61	17.30	—	14.59	—	—	—	—	5.35	5.11	15.04
2005	137847.0	—	36.44	19.22	—	16.20	—	—	—	—	5.38	5.53	17.23
2006	164970.0	—	36.09	20.30	—	16.31	3.05	—	—	—	5.00	4.75	14.50
2007	215570.0	4.80	49.60	8.80	2.60	11.70	—	—	—	6.20	4.70	5.30	6.30
2008	281265.4	4.20	48.70	10.00	2.70	13.30	—	—	—	5.70	4.70	0.10	10.60
2009	306253.6	2.90	55.80	10.70	1.30	13.00	—	—	—	5.50	3.80	—	7.00
2010	336483.0	4.22	58.88	8.57	1.27	10.39	—	—	—	6.32	4.88	—	5.47
2011	389522.0	4.78	58.25	3.66	1.03	—	—	25.86	0.08	—	—	0.10	6.24
2012	438821.4	4.93	60.89	2.88	1.06	—	—	24.07	0.05	—	—	0.26	5.86

位，平均每10万人拥有的床位数是1289.0张。据世界银行世界发展指标统计，2012年日本国内生产总值（GDP）为59377亿美元，人均GDP为46548美元，人均医疗费用为4752美元，公共医疗卫生支出占医疗总支出的比例为82.5%，公共医疗卫生支出占政府支出的比例为19.4%，公共医疗卫生支出占GDP的比例为8.3%[①]。

2012年，韩国共有医疗机构25914所，其中综合医院302所，牙科医院诊所13431所，韩医医院诊所11033所；床位450119张，平均每10万人拥有的床位数是883.45张。据世界银行世界发展指标统计，2012年韩国国内生产总值（GDP）为12228亿美元，人均GDP为244548美元，人均医疗费用为1701美元，公共医疗卫生支出占医疗总支出的比例为54.4%，公共医疗卫生支出占政府支出的比例为13.6%，公共医疗卫生支出占GDP的比例为4.1%[②]。

2012年，新加坡总人口为539.92万人，共有31所医院（其中公立医院15所、私立医院16所），床位共11853张，平均每10万人拥有的床位数是219.53张。公共部门的牙科诊所有235所，药房有247所。新加坡门诊医疗服务中的20%由综合诊疗所提供，80%由私人诊疗所提供；住院医疗的70%由公立医院提供，30%由私立医院提供。据世界银行世界发展指标统计，2012年新加坡国内生产总值（GDP）为765.15亿美元，人均GDP为52051美元，人均医疗费用为2426美元，公共医疗卫生支出占医疗总支出的比例为37.6%，公共医疗卫生支出占GDP的比例为3.9%。

2. 医疗保障体制

医疗保险全民覆盖，使国民看得起病，是各个国家医疗体制改革的主要目标。日本、韩国、新加坡也不断进行着医疗保障制度的

① 数据来源：世界银行统计数据。

② 数据来源：世界银行统计数据。

改革，并已基本实现全民医疗，但其医疗保障体制各具特点（如表2－5所示）。

表2－5　日本、韩国、新加坡医疗保障体制

国别	特点	医疗保障制度			医疗管理体制	
		保险金来源	报销比例	医保项目	局限	特点
日本	全民覆盖，医疗保险覆盖率为99%，为世界之最	雇员健康保险由雇主缴纳、雇员缴纳、政府补贴构成，国民健康保险由受保人缴费、税费、国家补贴构成（老年人从养老金中扣除）	农民和自营业者的国民健康保险的补贴比例为32%～52%；学龄前儿童补偿80%，70～75岁无工作老人补偿80%，75岁以后补偿90%；并设有自费封顶线	雇员健康保险和国民健康保险	医疗费用国家负担沉重	政府公共医疗支出较高
韩国	低水平广覆盖	公共部门（公司、政府）的融资和患者个人支付的费用，比例大致相等	个人自付费用占卫生医疗总支出的34.2%	雇员医疗保险和地区医疗保险	个人自费比重仍然较高	私立医院机构庞大
新加坡	覆盖广，质量高，费用低	个人、政府双方共同负担	政府津贴（门诊50%，住院0～80%）；病房等级越高，津贴比例越低	保健储蓄计划、健保双全计划和保健基金计划	公立诊所只占20%，挂号排队	医院全部交由专业的医院管理公司管理，双层双向转诊

数据来源：世界银行统计数据。

如表2－5所示，日本的医疗保障体制基本达到高水平的全民覆盖，覆盖率高达99%，位世界之首。其医疗保障体系主要由雇员健康保险和国民健康保险构成。国民健康保险覆盖农民、个体户、失业者和退休人员及其家属，由地方政府负责管理。政府对公共医疗投入较大，2012 年公共医疗卫生支出占政府支出的比例高达 19.4%。韩国覆盖率不断提高，到 2012 年末，已达到低水平广覆盖，但是个人医疗自费比例仍然较高。韩国通过较低的保险待遇水平优先实现人口全覆盖，其医疗保险项目范围逐步扩大，已不再局限于传统的疾病诊疗等服务，而是积极开展多元化的健康促进计划，发挥疾病预防的重要作用，如为参保人提供免费的定期健康检查。韩国的保险社团经历了多次整合，最终整合为一个保险公司——“国民健康保险公司”。医疗保险公司的整合，统一了原来参差不齐的缴费标准，方便了管理。新加坡为了防止政府医疗费用日趋不堪的风险，即使有足够的资金，也强调医疗费用由政府和个人双方负担。新加坡保险项目主要包括保健储蓄计划、健保双全计划和保健基金计划。保健储蓄计划是让病人储存自己月收入的 6.5% ~9%，用来支付将来的医药费用，以有效应对人口老龄化带来的医疗费用危机；健保双全计划是通过公积金购买，支付大、重病治疗的部分费用；保健基金计划是由政府出资设立的一种保健信托基金，其利息用于为贫困人士支付住院治疗费用。同时，还为老龄人提供生活保障。

3. 医疗卫生服务体系

日本的医疗卫生服务体系是一种社会化、医疗费用国家化的模式，体系发达，覆盖面广。它有两个特点：一是医院运营和医生从业的模式以民间为主，但由行业组织进行管理，保证医生和医院的合格和规范；二是政府将医疗卫生服务作为确保项目，提供给全体公民，医疗费用大部分由政府负担。此外，日本医疗价格监管机制也比较完善，医院诊疗的每个行为和用药的价格都由国家确定，政府还经常根据物价因素等对诊疗项目及药品价格进行调整。

韩国医疗系统由综合医院（80 张床位以上并能实施多种专科治疗）、医院（20 张床位以上）、诊所及产院等组成，其中 85% 是

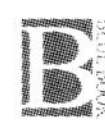

私立（中小医院都属私立）的。私立医院拥有88%的床位和91%的各科专家、93%的急诊救护和90%的门诊服务。大约10%的医疗机构由中央及地方政府举办，主要是各大型医院或国立、公立大学医院。有不足5%隶属于社会团体。政府对医疗系统的管理，主要是制定区域规划和各类型医院资源配置的最低标准，审批医院建设方案，认定从业人员资格，通过医疗保险实现对医院内部的间接管理。韩国的预防保健机构由卫生中心、准卫生中心和初级卫生保健站三级网络组成。这些机构的侧重点是预防保健，包括计划生育、健康教育、结核病防治、妇幼卫生等，也看一些普通的门诊病人。

新加坡医疗卫生服务由三方负责提供，简称“3P”模式。一是由政府出资创办的政府医疗机构，二是私人或民间资金创办的竞争性、营利性私立医疗机构，三是社会人士、福利团体资助的医疗机构。新加坡门诊医疗服务中的20%由综合诊疗所提供，80%由私人诊所提供；住院医疗中的80%由两大集团管理的医院和专科中心提供，20%由私立医院提供。新加坡实行医疗保健服务双轨制度，分为公共体系（由政府提供）和私立体系（由私人提供）。新加坡政府所办的公立医疗机构，一个是“国立健保服务集团”，负责其西部地区的卫生保健服务；一个是“新加坡保健服务集团”，负责其东部地区的卫生保健服务。两大集团采用现代企业化管理模式，设立董事会，自负盈亏，不能以营利为目的，要将超过一定标准的盈利上交给政府，保证集团运用有限的政府投入承担国民保健的任务。

4. 国际医疗体制改革的评价

日本雇员健康保险体系与国民健康保险体系相互独立，管理机构职责划分明确，层次清晰，各机构配合默契，使复杂的医疗保险体系运行有序。国民健康保险的支付水平较高，农民和自营业者的补贴比例为32%～52%。日本的医疗体制处于不断改革当中。日

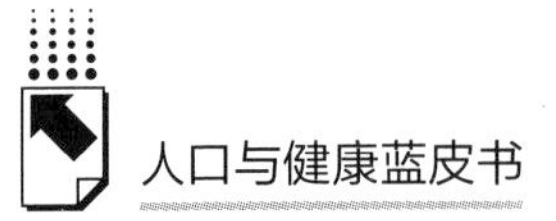

本保险全民覆盖，医疗保障水平较高，有利于国民有病及时就诊，因此，“看病难、看病贵”的现象很少出现。但与此同时，全覆盖的医疗体制也带来了一些问题，尤其是医疗费用居高不下、国家财政压力大、医院经营不善、医疗质量不高等。针对这些问题，日本政府采取了措施，主要从医院管理的效率化、医院重组以及经营形态等方面进行改革。日本老龄化问题日趋严重，高龄者的卫生医疗问题也成为医疗体制改革的核心问题。随着日本老龄化的发展，将老年人医疗服务委托给更多的社会机构是目前的改革方向。

1977 年，韩国将自由放任的医疗政策转化为政府管理型的医疗政策。韩国私立医院占比较高，政府的管理仅限于制定各类医疗机构医疗资源配置的标准，对医护人员从业资格进行审查，对收费等经济行为进行监督。韩国的卫生体制也存在着一些深层次矛盾和问题。卫生费用增长过快；资源配置不合理，大城市医疗资源过剩，一些农村和边远地区缺少足够的卫生资源；私立医疗机构过于庞大，以营利为目的，使医疗服务的公平性受损等问题也有待解决。对中国而言，也是如此，若过度依赖私立医疗机构，势必会带来医疗服务的不公平和社会的不和谐。中国的医疗体制建设应在以公有制为主体的基础上，适当发展私立医疗机构，不能过分依赖私立机构。

新加坡所有医院全部交由专业的医院管理公司进行全面的经营和管理，以实现效益最大化。此外，新加坡政府相当重视对社区医院的建设。这也使新加坡政府具有大众化、广覆盖的医疗制度特征。新加坡实行“双层双向转诊”制度，医疗机构为“两级医疗网”[①]。第一级是社区医院和诊所，主要负责基本医疗保健服务。在这一级中，私人诊所占比较大。第二级是综合性医院，一般公立

① 许路：《新加坡医疗体制对我国的启示》，《中国医药指南》2011 年第 22 期。

医院占比较大。新加坡的社区医疗服务体系较为完整，其医疗卫生服务是以基层社区服务为基础的。一般情况下，居民除急诊外，都到社区医院或私人诊所就诊。患者在大医院治疗后，病情稳定了即可转入社区医院康复，对此也有相应的标准从利益上进行鼓励。这样便可以有效避免医疗资源的浪费，使新加坡的医疗资源配置得到全面整合和优化。新加坡“双层双向转诊”制度较为完善，为中国医疗体制改革提供了宝贵的经验与参考价值。

总之，无论是日本、韩国，还是新加坡，其医疗卫生体制对于中国医疗卫生体制改革有一定的借鉴意义。中国要依据本国国情，参考国外经验，在医疗体制改革中少走弯路，同时制定适合自己的体制，完善公共医疗体系。

（三）公共医疗卫生体系及其财政投入国内比较

公共医疗卫生体系包括基本医疗卫生和其他公共医疗卫生两个部分。其中，基本医疗卫生是国家保障全体社会成员享有的最基本的医疗卫生服务，包括覆盖城乡居民的公共卫生服务体系、医疗服务体系、医疗保障体系和药品供应保障体系。其他公共医疗卫生包括传染病防治、突发公共医疗卫生事件防治等。

在公共医疗卫生的供求链条中，公共财政投入对供求都会产生直接的影响（如图 2－4 所示）。一方面，公共财政的投入转换为公共卫生资源，形成医疗卫生商品和服务的供给；另一方面则形成对居民个人或对医疗机构的直接或间接的补贴。因此，通过公共财政投入形成的医疗卫生供给能满足居民获得有效医疗卫生服务的需求，实现预期的健康改善目标。

按照筹资来源划分，医疗卫生总支出包括政府预算、社会和居民个人的医疗卫生支出。政府预算是公共财政向社会成员提供的公共医疗卫生服务经费和行政医疗经费。

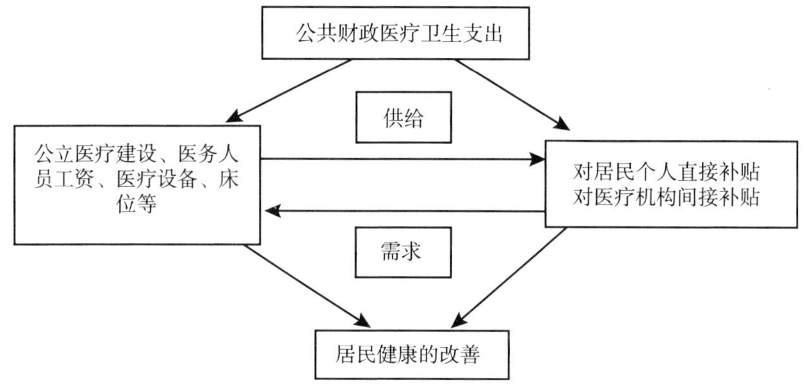

图2－4　公共医疗卫生供求链条

改革开放以来，中国一直在努力地进行着对公共医疗体制的改革。十八届三中全会《决定》明确提出："实现发展成果更多更公平惠及全体人民，必须加快社会事业改革，解决好人民最关心最直接最现实的利益问题，努力为社会提供多样化服务，更好满足人民需求。"深圳作为经济特区和开放城市，作为改革开放的前沿城市，在对公共医疗体制进行改革时借鉴其他城市的经验还是有一定必要的。

1. 基本医疗保险财政补贴

2014年9月1日起，深圳市将城镇居民参加医疗保险的财政补助标准提高到每人每年324元，较2013年上调了42元。深圳市少儿和大学生于2010年被纳入住院医疗保险范围，之后其补助标准从每人每年200元提高到2012年的240元，并于2014年9月提高到324元。据介绍，2015年9月标准还将提高至360元，非从业户籍居民享受同样待遇。

2014年，北京市城镇居民医保人均筹资提高至1000元。为确保城镇居民大病保险制度平稳过渡，减少社会影响，不增加个人负担，政府补助标准由人均540元提高到860元，个人缴费水平仍保持每人每年140元不变。

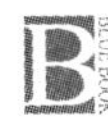

自2010年建立城乡居民基本医疗保障制度以来，天津市坚持政府主导的运行方式，逐年加大市财政投入，将财政补助标准从2010年的127元提高到2014年的520元，基本实现了五年翻两番，年均增幅在42%以上，财政补助占筹资总额的比例达到84%。财政部门将安排补助资金26.7亿元，较2013年增加投入4.3亿元。同时，决定进一步扩大该市困难群众医疗救助范围。

2. 公共医疗服务

健康作为人力资本的一种，是人类生产力的具体体现。公共医疗服务是恢复健康或促进健康的活动。通过许多学者的实证研究，把公共医疗服务转换成健康的生产函数，可以得到社会成员健康和公共医疗服务需求之间的关系及影响因素。通过研究，不同职业、不同受教育水平、不同经济状况、距医疗机构远近、医疗机构服务水平、是否参加医疗保险等都将成为影响居民选择公共医疗服务的因素。因此，为满足社会成员公共医疗服务需求，应加大公共财政对公共医疗服务的投入，减轻个人疾病负担，缩小不同社会成员、不同类别保障之间的差距，提高公共医疗服务的公平性，试将商业保险与公共医疗服务相结合。

3. 公共卫生服务

（1）甲乙类传染病防治

1980～2012年深圳市甲乙类传染病发病率发展趋势如图2－5所示，总体来看，呈下降趋势。2012年，北京、天津、上海、深圳和全国甲乙类传染病发病率情况如图2－6所示。从2012年，四地区指标值来看，均低于全国水平，深圳指标值最接近全国平均水平。因此，虽然深圳甲乙类传染病发病率与自身纵向相比呈下降趋势，但在一线城市横向比较中，指标值最高。

（2）妇幼保健

通过对北京、天津、上海和深圳四地区的妇幼保健指标进行对

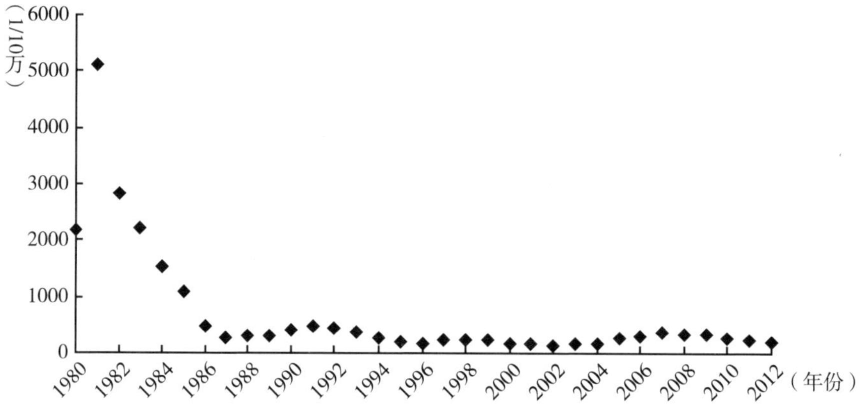

图 2-5　1980～2012 年深圳市甲乙类传染病发病率

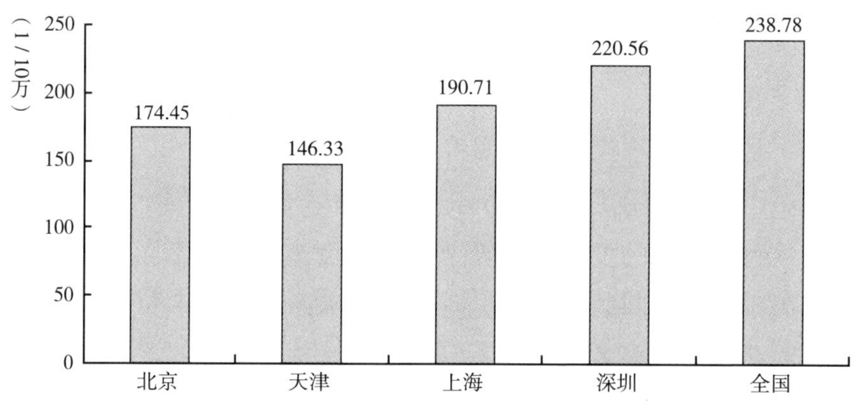

图 2-6　2012 年全国与四地区甲乙类传染病发病率

资料来源：北京、天津、上海和全国数据来源于《中国卫生统计年鉴 2012》，深圳数据来源于《深圳市卫生统计年鉴 2012》。

照，可以直观地看出，2013 年四个城市的孕产妇死亡率均低于全国平均值（23.2/10 万），但城市间差别较大（如图 2-7 所示）。孕产妇死亡率指标值最低的是深圳，比其 2012 年的数值（7.29/10 万）有明显下降。其他三个城市与各自 2012 年的数据相比较，北京、上海孕产妇死亡率有所上升，在一定程度上，这与人口流动有关。可以说，在孕产妇健康保健领域，深圳有明显发展。从婴儿死

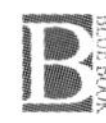

亡率指标来看，2013 年深圳市指标值为 2.53‰，远远低于全国同期平均水平（9.5‰），但高于该市 2012 年的指标值。总之，在妇幼保健需求方面，财政投入不能松懈。

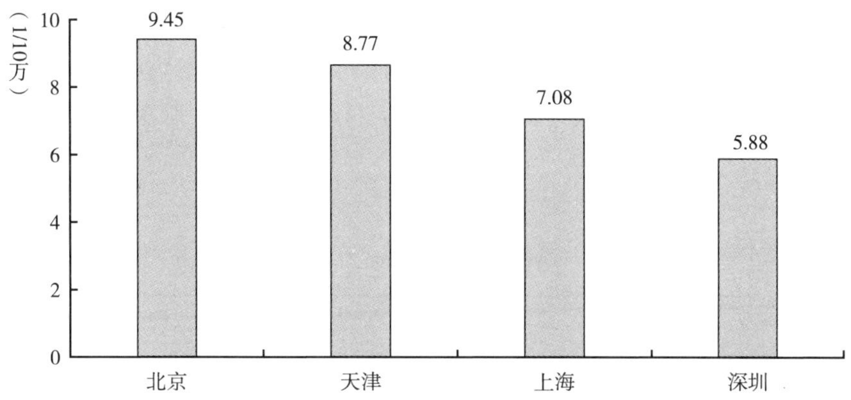

图 2－7　2013 年四地区孕产妇死亡率

4. 医疗卫生服务供给

（1）公共医疗卫生资源供给

2013 年，深圳有卫生机构 2228 个，其中医院 117 个。卫生机构拥有床位 29261 张，增长 4.6%，其中医院床位 27079 张，增长 3.7%，医院床位使用率为 84.2%。卫生技术人员 65782 人。各级各类卫生机构完成诊疗 9112.14 万人次。

2013 年，北京有卫生机构 10126 个，其中医院 632 个。卫生机构共有床位 10.4 万张，比上年末增加 0.4 万张；其中医院 9.6 万张。卫生技术人员达到 21.0 万人，其中执业（助理）医师 7.9 万人，注册护士 8.7 万人。全市卫生机构总诊疗 19895.2 万人次。

2013 年，天津有卫生机构 4696 个，其中，医院 482 个，社区卫生服务中心 108 个。卫生机构床位 5.77 万张，其中，医院 5.31 万张，社区卫生服务中心 3141 张。卫生技术人员 8.10 万人，其中，执业（助理）医师 3.21 万人，注册护士 2.97 万人。

2013 年，上海有卫生机构4929 所，卫生技术人员 15. 64 万人。全市卫生机构共完成诊疗 2. 41 亿人次。

2013 年，广州有各类卫生机构 2639 个，其中医院 222 个。拥有床位 7. 33 万张，增长 3. 8%，其中，医院床位 6. 48 万张，增长 4. 2%。卫生技术人员 11. 48 万人，执业（助理）医师 3. 97 万人，注册护士 4. 85 万人。全市卫生机构向社会提供诊疗服务 1. 32 亿人次（如表 2 –6 所示）。

表 2 –6　2013 年五地区医疗卫生资源比较

医疗卫生资源指标	北京	天津	上海	广州	深圳
卫生机构(个)	10126	4696	4929	2639	2228
医院(个)	632	482	328	222	117
床位数(万张)	10. 40	5. 77	—	7. 33	2. 93
卫生技术人员(万人)	21. 00	8. 10	15. 64	11. 48	6. 58
执业(助理)医师(万人)	7. 90	3. 21	5. 81	3. 97	2. 61
注册护士(万人)	8. 70	2. 97	6. 79	4. 85	2. 80
卫生机构总诊疗数(万人次)	19895. 20	—	24100. 00	13200. 00	9112. 14

在对医疗卫生资源的供给方面，五地区 2013 年各指标值较 2012 年同期有明显增长。横向比较来看，深圳市卫生资源各项指标值均低于其他四地区，且其他地区部分指标值与深圳呈倍数关系。这表明深圳市医疗卫生服务资源在总量上供给不足。

根据表 2 –6 可以看出，北京在基本公共卫生服务方面的发展程度在全国居首。不管是卫生机构数量还是卫生技术人员的数量，北京都明显多过其他地区。表 2 –7 中的数据显示，2012 年上海市的社区卫生服务中心数量大大超过北京、广州、天津，这也在一定程度上缓解了看病难的问题。

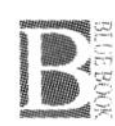

表 2-7　2012 年北京、上海、广州、天津医疗机构数量

单位：个

机构类型	北京	上海	广州	天津
医院、卫生院	608	317	224	465
疗养院	—	45	10	3
社区卫生服务中心	1897	3004	313	559
门诊部	890	533	559	283
诊所、卫生所、医务室	—	1469	1184	935
妇幼保健院	19	21	15	23
专科疾病防治院	28	19	10	17
疾病预防控制中心	32	20	18	24
卫生监督所	—	18	15	10

数据来源：根据《北京统计年鉴 2013》《上海统计年鉴 2013》《广州统计年鉴 2013》《天津统计年鉴 2013》中的数据整理得到。

从主要城市医疗机构的组成情况看，作为中国政治、经济、文化中心的北京所拥有的医院、卫生院数量占绝对优势，其次是天津。而在社区卫生服务中心建设上，上海的社区卫生服务中心数量远远超过了北京、广州、天津。另外，上海在诊所、卫生所、医务室方面的建设也是比较充分的。这不仅可以使患者在紧急的时候得到及时的救治，让患者不会错过急救的黄金时间；还可从一定程度上分散集中在医院进行救治的人群，从而为实现“小病在社区、大病在医院、康复回社区”卫生服务格局打好坚实的基础。北京的门诊部、专科疾病防治院和疾病预防控制中心这三类机构数量与上海、广州、天津相比，还是较多的。而天津在这四个城市中，所拥有的妇幼保健院最多。2012 年，天津的常住人口是 1413.15 万人，北京、上海的常住人口比天津分别多了 656.15 万人、967.28 万人。但是上海医院、卫生院的数量却少于天津。

可以看出，天津对医疗卫生体系中的医院的建设和投入力度还是比较大的。

（2）卫生医疗总支出

卫生医疗总支出反映了一个国家或地区医疗卫生筹资水平，卫生医疗总支出占 GDP 的比重反映了一个国家或地区医疗卫生事业的发展与经济社会发展的关系，人均卫生医疗支出则说明了一个国家或地区的居民卫生费用的平均水平，是评价不同国家或地区居民卫生医疗消费公平性的重要指标。三个指标可以综合评价一个国家或地区医疗卫生支出状况和发展趋势。

2012 年，北京市卫生医疗总支出筹资总额为 1190.01 亿元，按可比价格计算，比上年增长 19.21%，增长速度远高于 GDP 的增长速度。2012 年，北京市卫生医疗总支出占 GDP 的比重达 6.66%，比 2011 年上升 0.65 个百分点，为 2000 年以来最高水平，说明北京地区全社会对卫生医疗的投入水平逐步提高。2012 年，北京市人均卫生医疗支出 5750.79 元，人均筹资水平高于其他直辖市，且在全国处于领先水平。2012 年，北京市社会卫生医疗支出增长速度达到 32.62%，高于卫生医疗总支出的增长速度；社会卫生医疗支出占卫生医疗总支出比重达 50.50%，比上年提高 4.13 个百分点，同样为 2000 年以来最高水平。社会卫生医疗支出占卫生医疗总支出的比重逐年提高，符合经济发达地区特性。该指标的改善反映出北京市经济的持续发展促进了以医疗保险筹资为主的社会筹资能力的提高。2012 年，在北京市卫生医疗总支出筹资总额中，政府、社会、个人现金卫生医疗支出所占比重分别为 26.92%、50.50%、22.58%，其中：政府卫生医疗支出为 320.40 亿元，比上年增加 44.92 亿元；社会卫生医疗支出为 600.96 亿元，比上年增加 147.80 亿元；个人现金卫生医疗支出 268.65 亿元，比上年增加 20.03 亿元（如表 2－8 所示）。

表 2－8　2000～2012 年北京卫生医疗总支出及其结构

年份	卫生医疗总支出（亿元）	政府卫生医疗支出		社会卫生医疗支出		个人现金卫生医疗支出		卫生医疗总支出占GDP 比重（%）
		绝对数（亿元）	占卫生医疗总支出比重（%）	绝对数（亿元）	占卫生医疗总支出比重（%）	绝对数（亿元）	占卫生医疗总支出比重（%）	
2000	166.73	34.70	20.81	61.78	37.05	70.25	42.13	5.27
2001	201.11	45.28	22.52	73.18	36.39	82.65	41.10	5.42
2002	262.35	48.51	18.49	99.61	37.97	114.23	43.54	6.08
2003	314.17	65.80	20.94	132.04	42.03	116.33	37.03	6.27
2004	357.19	69.35	19.42	150.72	42.20	137.12	38.39	5.92
2005	432.79	85.73	19.81	187.84	43.40	159.22	36.79	6.21
2006	497.41	115.89	23.30	208.00	41.82	173.52	34.88	6.13
2007	523.20	142.03	27.15	212.00	40.52	169.17	32.33	5.31
2008	668.52	180.01	26.93	271.26	40.58	217.25	32.50	6.01
2009	689.60	201.14	29.17	296.25	42.96	192.21	27.87	5.67
2010	814.74	226.84	27.84	385.10	47.27	202.80	24.89	5.77
2011	977.26	275.48	28.19	453.16	46.37	248.62	25.44	6.01
2012	1190.01	320.40	26.92	600.96	50.50	268.65	22.58	6.66

数据来源：《北京统计年鉴 2013》。

2011 年，天津市卫生医疗总支出占财政支出的比重达到 5.04%，比 2003 年增加 0.11 个百分点，2003～2011 年该比重始终为 4%～5%。2011 年，天津市医疗卫生财政支出占地区生产总值比重达到 0.8%，比 2003 年上升了 0.17 个百分点。从卫生医疗总支出看，2012 年天津市卫生医疗总支出 479.75 亿元，比 2003 年增加 362.15 亿元。2012 年，天津市人均卫生医疗支出 3394.90 元，比 2003 年增加 2232.06 元。从卫生医疗总支出筹资构成看，政府卫生医疗支出份额呈总体上升趋势，由 2003 年的 19.1% 上升到 2012 年的 25.2%（如表 2－9 所示）。

表 2－9　2000～2012 年天津卫生医疗总支出及支出结构

年份	卫生医疗总支出（亿元）	人均卫生医疗支出（元）	卫生医疗总支出占 GDP 比例(%)	卫生医疗总支出筹资构成(%)		
				政府卫生医疗支出	社会卫生医疗支出	个人现金卫生医疗支出
2000	66.75	666.74	3.9	15.1	41.5	43.4
2001	71.21	709.25	3.7	16.6	38.0	45.4
2002	96.97	962.83	4.5	17.0	36.0	47.0
2003	117.60	1162.84	4.6	19.1	39.3	41.5
2004	129.94	1269.38	4.2	18.8	37.1	44.1
2005	152.24	1459.63	4.1	16.9	36.7	46.3
2006	171.73	1597.45	3.9	19.1	36.2	44.8
2007	225.88	2025.80	4.5	19.7	37.4	43.0
2008	264.13	2246.02	4.2	20.3	37.3	42.4
2009	315.45	2568.46	4.2	20.6	41.0	38.3
2010	355.65	2737.28	3.9	23.3	41.0	35.7
2011	411.10	3034.87	3.7	25.4	37.8	36.8
2012	479.75	3394.90	3.7	25.2	38.4	36.4

数据来源：《天津统计年鉴 2013》。

2001～2007 年，上海市卫生医疗总支出和人均卫生医疗支出（按常住人口计算）均呈持续增长的态势，其中卫生医疗总支出（筹资来源法）从 248.7 亿元增加到 877.2 亿元，人均卫生医疗支出从 1490.6 元增加到 3809.6 元。2001～2008 年，上海市卫生医疗总支出占 GDP 的比例一直在 4.8% 附近，与 WHO 提出的"卫生医疗总支出占 GDP 的比重不低于 5%"的基本要求还有距离。直到 2009 年，该比重才超过 5%（如表 2－10 所示）。

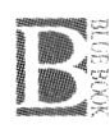

表 2-10　2001～2010 年上海卫生医疗总支出及其占比

年份	卫生医疗总支出(亿元)	人均卫生医疗支出(元)	卫生医疗总支出占GDP 比重(%)	卫生消费弹性系数
2001	248.7	1490.6	4.8	—
2002	278.4	1625.0	4.8	0.9
2003	335.7	1901.1	5.0	1.3
2004	370.7	2019.9	4.6	0.9
2005	445.9	2358.9	4.8	1.0
2006	499.5	2543.3	4.7	0.7
2007	570.8	2765.9	4.6	1.2
2008	678.0	3167.4	4.8	3.7
2009	784.7	3550.1	5.2	2.1
2010	877.2	3809.6	5.1	0.8

数据来源：上海统计局《上海统计年鉴 2011》，中国统计出版社，2011。

5. 中国香港、澳门、台湾的医疗保障制度及财政投入

（1）香港医疗保障制度及财政投入概述

香港现行的医疗保障制度是从 20 世纪 80 年代开始的，沿袭了英国全民健康服务体系，由政府主办医疗服务。香港的医疗服务机构主要分为三种：公立医院、私人医院以及诊所。公立医院的经费主要来源于税收，是政府通过财政预算提供的。所以，香港市民去公立医院和诊所看病，只需支付少许的费用，经济困难的市民还可以申请看病时减收或豁免个人支付的这部分费用。2007～2008 年度，香港医疗预算占政府总财政开支的 13.2%，政府计划在三年内将这一比例提高到 17%[①]。不同于内地各地区基本医疗保险制度财政补贴，香港特别行政区对居民的补助一方面体现在政府补助公立医院，公立医院收费低，个人医疗消费降低；另一方面体现在提

① 党勇：《香港医疗卫生管理体制特点及其启示》，《中国卫生经济》2009 年第 5 期。

供社会保障服务（简称“综援”），可使符合条件的居民到公立医院享受免费医疗服务①。

2005～2006 年度，香港财政医疗投入约 276 亿元；2009～2010 年度，上升到 330 亿元，占财政总支出的 14.8%，平均每年递增 4.9%，支出比例仅次于教育（22.3%）和社会福利（16.3%）。

香港的医院分为公立医院和私人医院。香港的医疗卫生服务机构以公立为主导，私立为补充。由表 2－11 不难看出，香港大部分人选择在公立医院进行就医治疗，选择在私人医院和其他社康护理服务中心进行就医的人很少，因为香港公立医院就医费用低。但公立医院的弊端是存在排队问题。如果病人在等待的时候病情加剧，医生会根据病情的进展来进行救治，但是这样降低了医疗服务的效率，因此在香港往往会出现“看病难”的问题。而也正是这个原因，有一部分人选择在私人医院进行救治，但私人医院就医费用很高。

表 2－11　2012～2013 年度香港社康护理服务统计

单位：人

	新增病人数目			完成疗程病人数目			仍在接受护理病人数目		
	产妇个案	一般个案		产妇个案	一般个案		产妇个案	一般个案	
		65 岁以下	65 岁及以上		65 岁以下	65 岁及以上		65 岁以下	65 岁及以上
公立医院	3065	8549	34312	3063	8472	34539	37	1503	8300
私人医院	2	15	66	2	13	66	0	3	24
其他社康护理服务中心	0	0	0	7	63	385	0	56	241

数据来源：2012～2013 年度香港警察局统计年报。

① 严小红：《香港地区医疗卫生体制现状与启示》，http：//www.cser.org.cn/index.php/2010－01－09－07－20－05/2010－01－09－07－42－13/2048－2010－04－28－01－45－14，2010.1.9。

香港的医疗保障制度带有明显的英国全民医疗保障的特征，医疗服务费用全部由政府出资，具有强烈的福利主义色彩[①]。

（2）澳门医疗保障制度概述

澳门的医疗保障资金可以分为两部分：一部分是来自公共的医疗保障资金，主要包括政府的医疗卫生支出、各种团体以及个人的捐助；另一部分则是来自个人的医疗费用，即个人所承担的商业医疗保险金和就医时自付的费用。从总体上说，澳门政府通过自己提供、购买私人医疗机构的服务以及资助私人医疗机构等形式，在医疗保障服务上占据着主导地位。

（3）台湾医疗保障制度概述

台湾地区所实行的是全民健康保险制度，采取强制性的社会保险方式，是一种缴费互助、社会统筹、平等就医的医疗安全保障制度。台湾地区以“全民参保、强制性投保”为原则，在原有的劳工保险、公教人员保险、农民保险基础上，扩展其家眷并将其他人口纳入保险范围。被保险人则依其职业与所属单位，分为六个类别分别投保。2005 年底，台湾地区实施全民健康保险满十年的时候，已经有 2231 万余人参加了全民健保，实际参保人数已经超过总人口的 99%。

综上，香港沿袭了英国的全民健康服务制度；澳门采用了全民免费、由公共机构提供初级保健，部分人士免费、其他人群低收费的专科以及住院医疗的医疗保障模式；台湾实行全民健康保险制度，是一种强制性的社会保险方式。其中香港和澳门的医疗服务主要由政府承担，不存在第三方付费，也不会存在医院过度治疗或者利用医疗服务谋取利益的现象；在这一点上相较于深圳以及国内其他各城市，是比较先进的。另外在参保率方面，台湾采取了强制性

---

① 陈心颖：《香港医疗保障制度的变革及其对内地的启示》，《中共福建省委党校学报》2014 年第 6 期。

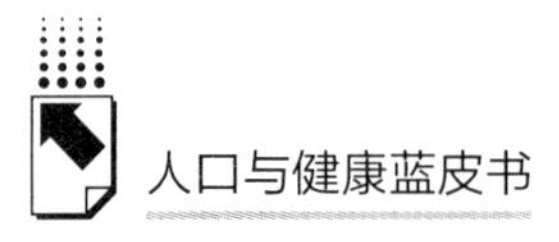

社会保险形式，保证了参保率，香港以及澳门则是全民覆盖的，这也高于深圳的水平。

6. 深圳市公共医疗体系的改革方向

通过国内外公共医疗体系之间的比较，可以看到，深圳市公共医疗体系与世界发达国家水平和国内先进水平尚有一定差距。这些先进国家和地区的成功经验表明，为使公共医疗体系实现公平性、可行性和效率性的统一，必须进行公共医疗体系改革，并将重点放在以下几个方面。

（1）发挥政府主导作用，合理配置资源

从国外先进国家公共医疗卫生体系的发展模式及运作机制可以看到，各国试图将政府的宏观调控作用和市场机制结合起来，使之相互制约，以降低卫生费用支出、满足社会成员多层次的需求。但国外初级医疗服务大多由民营机构提供，初级医疗服务机构数量多，而且分布广泛，而深圳市初级医疗服务机构大多由政府来建设，经常出现低效率或者无效率的现象。因此，深圳市应更充分地发挥市场的作用，鼓励更多的个体医生开办初级医疗机构。对于高层次医疗机构来讲，私人医院的发展可以吸引社会资本投资于医疗卫生领域，在总体上保证社会有更多的医疗服务能力满足居民较高层次的卫生服务需求。这样也可减轻政府的负担，在公平的基础上提高效率。总的来说就是，中国应注重政府投入与市场的有效结合方式，防止相对单一资源配置结构造成的医疗卫生服务架构不合理。

（2）健全医疗卫生服务体系，提高服务能力和水平

在中国，医疗卫生服务体系主要涵盖医疗和预防两大方面内容。而当前中国医疗卫生服务体系最大的问题是：重治轻防、重治轻疗，同时重上轻下、重城轻乡。公共医疗卫生服务是成本低、效益高的公共产品性质的服务，深圳市要进行公共医疗卫生体制改革，应当在保证基本医疗服务的同时，优先发展公共医疗卫生服

务，促进公共医疗卫生服务的均等化。

（3）严格实行机制监督和价格控制

缺乏约束和监督是中国医疗机构背离发展目标的一个重要原因。中国的医疗机构长期处于政府的保护伞下，卫生行政部门虽然是其直接管理者，但明显监管不到位。深圳市要借鉴国外成功经验，在深化改革中，建立权威性的独立评审机构，对医疗机构进行考核监督和评估，从而真正对医疗机构形成有效的监督、约束和考核。一是使卫生行政部门职能真正从“办医院”转到“管医院”上来，只有监管职责得到落实，才能建立起权威性的独立评审机构；二是可以请一个独立于政府部门和医疗机构的非营利性第三方专业评估机构作为监督方。

五　深圳医疗卫生投入测算及未来增长态势

（一）深圳市历年卫生医疗总支出与人均卫生医疗支出测算

1. 人均卫生医疗支出与人均 GDP 的关系

卫生医疗总支出与 GDP 的关系或者人均卫生医疗支出与人均 GDP 的关系研究是近几年中国学者研究的热点问题之一，而且大部分学者的研究结论基本一致，即 GDP 的快速增长直接带动了卫生医疗支出的增长，卫生医疗总支出与 GDP 之间成正相关关系。有些学者为了消除人口的影响因素，研究了人均卫生医疗支出与人均 GDP 的关系，结论与卫生医疗总支出与 GDP 的关系结论一致，人均 GDP 的增长是推动人均卫生医疗支出增长的最主要因素。基于国内学者对这一问题见解一致的事实，本研究粗略估计了近 20 年深圳市卫生医疗总支出与人均卫生医疗支出数值。

2. 全国、上海、北京、天津人均卫生医疗支出与人均 GDP 的关系

由于无法得到深圳市全面的卫生数据，无法按照严格的卫生医疗总支出计算方法来测算深圳市各年的卫生医疗总支出数据，所以只能借鉴已有数据进行类比分析，粗略推算出深圳市历年卫生医疗总支出规模。首先将全国、北京、上海和天津的人均卫生医疗支出和人均 GDP 数据录入 Excel（2007）表格中，然后插入线性趋势图，使 Y 轴为人均卫生医疗支出（即因变量），X 轴为人均 GDP（即自变量），由此得到各地区人均卫生医疗支出与人均 GDP 之间的线性回归关系（见图 2－8 至图 2－11）。由图 2－8 至图 2－11 中的趋势线可以看出，人均卫生医疗支出与人均 GDP 之间确实存在线性回归关系，且其相关性都很高，R^2 都大于 0.95。进一步观察四个线性关系模型，发现除了天津市系数 0.0376 较小之外，全国、北京、上海的系数均在 0.05 附近，且北京最高，上海较低，但相差不大。由此说明，人均卫生医疗支出为人均 GDP 的 0.05 倍左右并非个案，而是发达城市的一个共同特点。

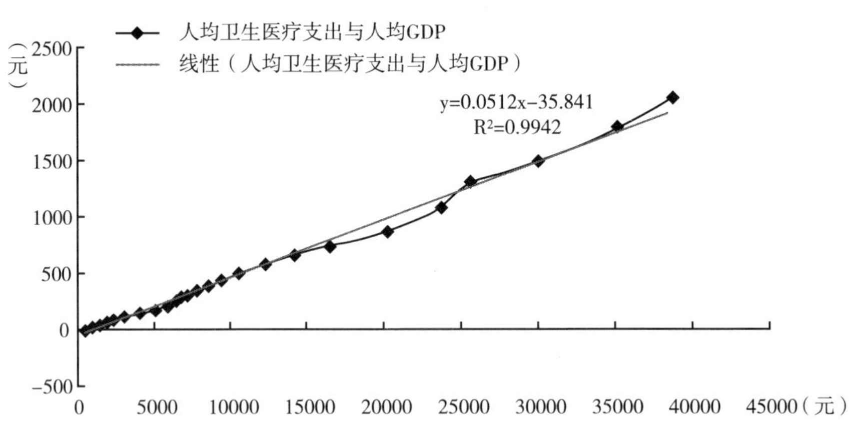

图 2－8　全国人均卫生医疗支出与人均 GDP 关系模型

资料来源：《中国卫生统计年鉴》（1990～2013）。

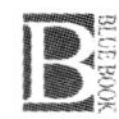

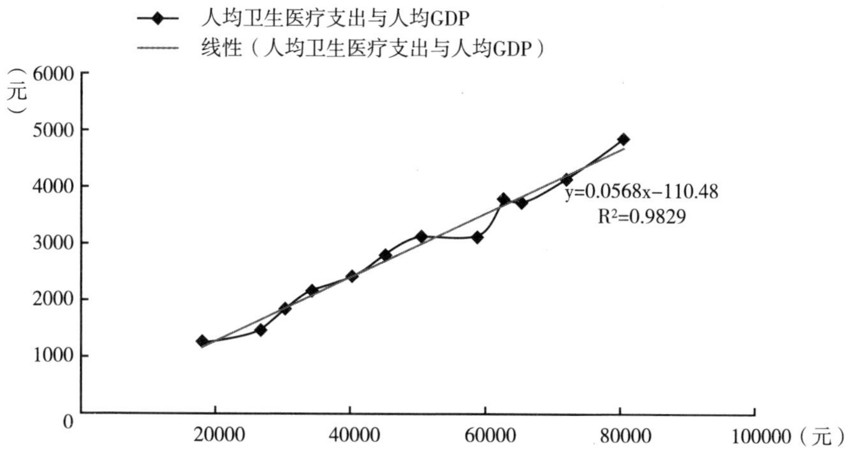

图 2-9　北京人均卫生医疗支出与人均 GDP 关系模型

资料来源：《中国卫生统计年鉴》（1990~2013）。

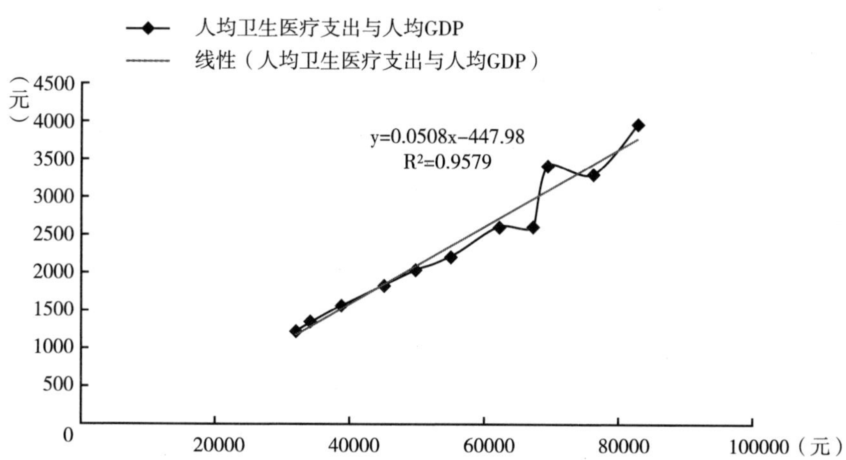

图 2-10　上海人均卫生医疗支出与人均 GDP 关系模型

资料来源：夏毅等《上海市卫生总费用现状分析》，《中国卫生政策研究》2010 年第 1 期；《中国卫生统计年鉴》（1990~2013）。

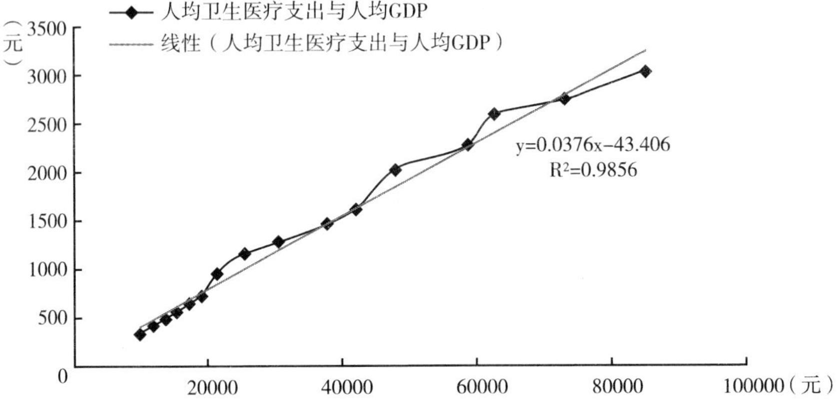

图2-11 天津人均卫生医疗支出与人均GDP关系模型

资料来源：杨圣贤《天津市卫生总费用筹资现状分析与对策研究》，天津医科大学硕士学位论文，2013；《中国卫生统计年鉴》（1990~2013）。

3. 深圳市人均卫生医疗支出测算

基于以上分析，考虑到深圳与上海无论是地理位置还是经济发展都具有很大相似性，因此首先采用上海人均卫生医疗支出与人均GDP关系模型的比例系数，来测算深圳人均卫生医疗支出。在得到深圳市人均卫生医疗支出后，再乘以按常住人口得到的年平均人口数，得到深圳市卫生医疗总支出数据（如表2-12所示）。另外，采用相同方法，又分别按北京、天津、全国模型估算出深圳市卫生医疗总支出数据（如表2-13至表2-15所示）。

表2-12 深圳市人均卫生医疗支出与卫生医疗总支出估算值（按上海计算）

年份	人均卫生医疗支出(元)	年平均人口数（万人）	卫生医疗总支出（亿元）	卫生医疗总支出占GDP比重(%)
1991	161.47	220.24	3.56	1.50
1992	203.63	249.72	5.09	1.60
1993	314.27	277.95	8.74	1.93

续表

年份	人均卫生医疗支出(元)	年平均人口数(万人)	卫生医疗总支出(亿元)	卫生医疗总支出占 GDP 比重(%)
1994	413.28	315.25	13.03	2.05
1995	545.16	340.32	18.55	2.20
1996	694.92	351.80	24.45	2.33
1997	856.31	369.06	31.60	2.44
1998	959.23	387.30	37.15	2.42
1999	1063.17	400.05	42.53	2.36
2000	1218.26	419.04	51.05	2.33
2001	1320.98	450.85	59.56	2.40
2002	1602.77	486.51	77.98	2.63
2003	1941.09	530.83	103.04	2.87
2004	2307.21	577.48	133.24	3.11
2005	2640.71	814.28	215.03	4.34
2006	3080.08	837.09	257.83	4.43
2007	3597.99	849.32	305.58	4.49
2008	4103.04	869.19	356.63	4.58
2009	4264.84	884.03	377.02	4.60
2010	4342.26	1016.11	441.22	4.60
2011	5161.41	1041.97	537.80	4.67
2012	5812.97	1050.74	610.79	4.72
2013	6482.29	1062.89	689.00	4.75

数据来源：按照上海模型进行估算得出。

表 2－13　深圳市人均卫生医疗支出与卫生医疗总支出估算值（按北京计算）

年份	人均卫生医疗支出(元)	年平均人口数(万人)	卫生医疗总支出(亿元)	卫生医疗总支出占 GDP 比重(%)
1991	791.91	220.24	17.44	7.37
1992	839.05	249.72	20.95	6.60
1993	962.76	277.95	26.76	5.91
1994	1073.47	315.25	33.84	5.33
1995	1220.92	340.32	41.55	4.93
1996	1388.37	351.80	48.84	4.66
1997	1568.82	369.06	57.90	4.46
1998	1683.90	387.30	65.22	4.25

续表

年份	人均卫生医疗支出(元)	年平均人口数(万人)	卫生医疗总支出(亿元)	卫生医疗总支出占 GDP 比重(%)
1999	1800. 11	400. 05	72. 01	3. 99
2000	1973. 52	419. 04	82. 70	3. 78
2001	2088. 37	450. 85	94. 15	3. 79
2002	2403. 44	486. 51	116. 93	3. 94
2003	2781. 73	530. 83	147. 66	4. 12
2004	3191. 08	577. 48	184. 28	4. 30
2005	3563. 98	814. 28	290. 21	5. 86
2006	4055. 24	837. 09	339. 46	5. 84
2007	4634. 32	849. 32	393. 60	5. 79
2008	5199. 02	869. 19	451. 89	5. 80
2009	5379. 93	884. 03	475. 60	5. 80
2010	5466. 49	1016. 11	555. 46	5. 80
2011	6382. 39	1041. 97	665. 03	5. 78
2012	7110. 91	1050. 74	747. 17	5. 77
2013	7859. 29	1062. 89	835. 36	5. 76

数据来源：按照北京模型进行估算得出。

表 2 – 14　深圳市人均卫生医疗支出与卫生医疗总支出估算值（按天津计算）

年份	人均卫生医疗支出(元)	年平均人口数(万人)	卫生医疗总支出(亿元)	卫生医疗总支出占 GDP 比重(%)
1991	494. 49	220. 24	10. 89	4. 60
1992	525. 70	249. 72	13. 13	4. 14
1993	607. 59	277. 95	16. 89	3. 73
1994	680. 88	315. 25	21. 46	3. 38
1995	778. 49	340. 32	26. 49	3. 14
1996	889. 33	351. 80	31. 29	2. 98
1997	1008. 79	369. 06	37. 23	2. 87
1998	1084. 96	387. 30	42. 02	2. 74

续表

年份	人均卫生医疗支出(元)	年平均人口数(万人)	卫生医疗总支出(亿元)	卫生医疗总支出占 GDP 比重(%)
1999	1161.89	400.05	46.48	2.58
2000	1276.69	419.04	53.50	2.45
2001	1352.71	450.85	60.99	2.46
2002	1561.28	486.51	75.96	2.56
2003	1811.70	530.83	96.17	2.68
2004	2082.68	577.48	120.27	2.81
2005	2329.52	814.28	189.69	3.83
2006	2654.73	837.09	222.22	3.82
2007	3038.06	849.32	258.03	3.79
2008	3411.88	869.19	296.56	3.81
2009	3531.63	884.03	312.21	3.81
2010	3588.94	1016.11	364.68	3.81
2011	4195.24	1041.97	437.13	3.80
2012	4677.49	1050.74	491.48	3.80
2013	5172.90	1062.89	549.82	3.79

数据来源：按照天津模型进行估算得出。

表 2－15　深圳市人均卫生医疗支出与卫生医疗总支出估算值（按全国计算）

年份	人均卫生医疗支出(元)	年平均人口数(万人)	卫生医疗总支出(亿元)	卫生医疗总支出占 GDP 比重(%)
1991	578.41	220.24	12.74	5.38
1992	620.90	249.72	15.51	4.89
1993	732.42	277.95	20.36	4.49
1994	832.20	315.25	26.24	4.13
1995	965.12	340.32	32.84	3.90
1996	1116.06	351.80	39.26	3.74
1997	1278.72	369.06	47.19	3.64
1998	1382.45	387.30	53.54	3.49
1999	1487.21	400.05	59.50	3.30

续表

年份	人均卫生医疗支出(元)	年平均人口数(万人)	卫生医疗总支出(亿元)	卫生医疗总支出占 GDP 比重(%)
2000	1643.52	419.04	68.87	3.15
2001	1747.05	450.85	78.77	3.17
2002	2031.05	486.51	98.81	3.33
2003	2372.04	530.83	125.92	3.51
2004	2741.04	577.48	158.29	3.70
2005	3077.17	814.28	250.57	5.06
2006	3520.00	837.09	294.66	5.07
2007	4041.98	849.32	343.29	5.05
2008	4551.01	869.19	395.57	5.08
2009	4714.09	884.03	416.74	5.08
2010	4792.11	1016.11	486.93	5.08
2011	5617.71	1041.97	585.35	5.09
2012	6274.41	1050.74	659.28	5.09
2013	6949.00	1062.89	738.60	5.09

数据来源：按照全国模型进行估算得出。

由表2－12至表2－15，可以得到深圳市人均卫生医疗支出与卫生医疗总支出的大致区间。2013年，深圳市人均卫生医疗支出的区间范围是5172.90～7859.29元，卫生医疗总支出的区间范围为549.82～835.36亿元。其中最低值是由天津模型测算得到，这一数据必然偏低。结合各地区人均GDP（如表2－16所示）的比较，深圳的人均GDP水平最高，上海与深圳相差不多，但从2006年起深圳人均GDP增长速度快于上海和北京，增速明显。作为一个区域中心城市，深圳不仅经济发展速度快，而且常住人口中外来人口比重高（远远高于北京和上海），人口结构偏向于年轻型。深圳的人口实际情况，也决定了其卫生医疗费用投入的特殊性。深圳在投入与其他城市相同规模的政府卫生医疗支出时，其户籍人口由于较少而获得远远高于其他城市的受益水平。这也给人以深圳卫生医疗投入水平高的印象。总体考虑，深圳市卫生医疗总支出实际情况应该与上海和全国差不多，大概为700亿元，人均卫生医疗支出应该与北京水平差不多，大致为7500元，而卫生医疗总支出占GDP的比重应该在5%左右。

表2-16　2001~2012年全国及天津、上海、北京、深圳人均GDP

单位：元/人

年份	全国	天津	上海	北京	深圳
2001	8622	19141	31799	26980	34822
2002	9398	21387	33958	30730	40369
2003	10542	25544	38486	34777	47029
2004	12336	30575	44839	40916	54236
2005	14185	37796	49648	45993	60801
2006	16500	42141	54858	51722	69450
2007	20169	47970	62040	60096	79645
2008	23708	58656	66932	64491	89587
2009	25608	62574	69165	66940	92772
2010	30015	72994	76074	73856	94296
2011	35198	85213	82560	81658	110421
2012	38420	93173	85373	87475	123247

数据来源：《中国统计年鉴2013》《天津统计年鉴2013》《上海统计年鉴2013》《北京统计年鉴2013》。

（二）深圳市未来（2014~2020年）人均卫生医疗支出投入及增长

首先，根据2005~2013年深圳市GDP增长平均速度来估算未来（2014~2020年）深圳市GDP增值。然后，根据2010~2013年常住人口数量的增长速度来估算未来的常住人口总量。由此，可以估算出未来（2014~2020年）深圳市人均GDP水平，然后代入以上各地区的模型中，可以得到深圳市未来（2014～2020年）人均卫生医疗支出、卫生医疗总支出以及卫生医疗总支出占GDP的比重（如表2-17所示）。

表2-17 深圳市未来人均卫生医疗支出与卫生医疗总支出预测

年份	按照全国模型估算		
	人均卫生医疗支出（元）	卫生医疗总支出（亿元）	卫生医疗总支出占GDP比重（%）
2014	7843.61	846.19	5.10
2015	8852.80	969.40	5.10
2016	9991.25	1110.47	5.10
2017	11275.51	1272.00	5.10
2018	12724.25	1456.97	5.11
2019	14358.55	1668.76	5.11
2020	16202.16	1911.28	5.11
年份	按照上海模型估算		
	人均卫生医疗支出（元）	卫生医疗总支出（亿元）	卫生医疗总支出占GDP比重（%）
2014	7369.91	795.09	4.79
2015	8371.22	916.66	4.82
2016	9500.77	1055.95	4.85
2017	10775.00	1215.54	4.88
2018	12212.42	1398.36	4.90
2019	13833.95	1607.80	4.92
2020	15663.16	1847.69	4.94
年份	按照北京模型估算		
	人均卫生医疗支出（元）	卫生医疗总支出（亿元）	卫生医疗总支出占GDP比重（%）
2014	8851.75	954.96	5.75
2015	9971.32	1091.88	5.74
2016	11234.28	1248.62	5.74
2017	12659.01	1428.08	5.73
2018	14266.21	1633.53	5.72
2019	16079.25	1868.75	5.72
2020	18124.52	2138.05	5.71

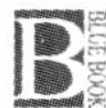

续表

年份	按照天津模型估算		
	人均卫生医疗支出（元）	卫生医疗总支出（亿元）	卫生医疗总支出占 GDP 比重(%)
2014	5829.88	628.95	3.79
2015	6571.00	719.54	3.79
2016	7407.05	823.25	3.78
2017	8350.18	941.99	3.78
2018	9414.10	1077.95	3.78
2019	10614.28	1233.60	3.78
2020	11968.19	1411.82	3.77

由以上测算数据可以看出，无论是按照全国水平还是按照三个直辖市水平测算，深圳市的人均卫生医疗支出与卫生医疗总支出均在稳定增长，卫生医疗总支出占 GDP 的比例也在不断攀升。如果按照较高的卫生医疗投入水平（即北京模型）来说，到 2020 年深圳市人均卫生医疗支出将达到 18124.52 元，卫生医疗总支出将高达 2138.05 亿元，卫生医疗总支出占 GDP 的比例将达到 5.71% 的高水平。即使是从按照上海和全国水平测算的结果来看，到 2020 年深圳市人均卫生医疗支出也将超过 15000 元，卫生医疗总支出也将近 2000 亿元，卫生医疗总支出占 GDP 的比重也将会维持在 5% 上下。因此，按照上海和全国水平所得到的预测结果与深圳较为相符，而深圳未来的实际卫生医疗投入水平可能还要略高于这一预测结果。

综上，深圳市未来人均卫生医疗支出与卫生医疗总支出将有很大幅度的提升，卫生医疗总支出占 GDP 的比重也将保持在 5% 左右。这一结果较为符合联合国有关卫生医疗总支出投入的要求。但是，对于卫生医疗总支出中政府支出与个人支出所占的比例，以上数据中并没有体现。显然，卫生医疗总支出的支出结构是进一步探究深圳市卫生医疗投入改革方向与未来发展规划的重要方面。这也正是本报告接下来要研究说明的部分。

六　未来深圳公共财政在医疗卫生体系中投入的份额和方向

公共财政是实现资源配置合理化的重要手段。基础医疗和公共卫生作为公共产品，具有非排他性、非竞争性的特点。当前，医疗卫生领域过度市场化是导致中国“看病难，看病贵”的主要原因。因此，在改革中要充分发挥公共财政在分配中的主体地位，发挥其在医疗卫生领域的资源配置作用。

通过上文测算可知，深圳市人均卫生医疗支出与全国和上海水平差距最小。在此，根据《卫生事业发展“十二五”规划》（国发〔2012〕57号）和《“十二五”期间深化医药卫生体制改革规划暨实施方案》（国发〔2012〕11号）的相关要求，对中国2014～2020年卫生医疗总支出结构进行预测，继而根据预测增速匡算深圳市卫生医疗总支出支出结构，从而得到深圳市未来公共财政在医疗卫生体系中的投入份额。

数据显示，2012年，中国卫生医疗总支出28118.0亿元，占GDP的5.4%，其中个人现金卫生医疗支出占卫生医疗总支出的比重为34.3%；政府卫生医疗支出占卫生医疗总支出的比重回落到30%以下，其增长速度低于当年财政支出增长速度。随着经济社会的发展，为了实现国家卫生事业发展目标，政府卫生医疗支出占财政支出和GDP比重应逐步提高。为实现基本卫生医疗服务“全民覆盖”的目标，经测算，预测到2015年，中国政府卫生医疗支出达到 14321.4 亿元，占卫生医疗总支出的比重为 38.1%，占财政支出和 GDP 比重分别为 7.7% 和 2.2%；到 2020 年，政府卫生医疗支出达到 24827.7 亿元，占卫生医疗总支出的比重为 39.3%，占财政支出和 GDP 比重分别为 8.8% 和 2.7%。预测到 2015 年，社会卫生医疗支出将达到 12006.8 亿元，占卫生医疗总支出的比重为 31.9%；到 2020 年，社会卫生医疗支出将达到 23261.2 亿元，占卫生医疗总支出的比重为 36.8%。预测到 2015 年，个人卫生医疗支出将达到 11256.6 亿元，占卫生医疗总支出的比重降至 29.9%；到 2020 年，个人卫生医疗支出将达到 15166.0 亿元，占卫生医疗总支出的比重降至 24.0%（如表 2－18 所示）。

然后，基于测算结果，分别用 2014～2020 年全国、北京和天津卫生医疗总支出支出结构及占比预测值匡算深圳市卫生医疗总支出中政府卫生医疗支出、社会卫生医疗支出和个人现金卫生医疗支出份额（如表 2－19 至表 2－21 所示）。

由上述测算结果可以看出，按照全国水平和北京或天津水平测算的深圳市卫生医疗总支出及其人均值在 2014～2020 年均呈逐年稳定增长趋势。其中，按北京水平测算的深圳卫生医疗总支出最高，预测到 2020 年达到 2138.05 亿元，按上海（1847.69 亿元）与按全国（1911.28 亿元）水平测算相差不大。按北京测算的深圳人均卫生医疗支出也最高，预测 2020 年达到 18124.52 元，按全国水平测算的结果（16202.16 元）与之相差不大，天津最低（11968.19 元）。在各项支出占卫生医疗总支出比重上，各测算结果均显示政府支出占总支出比重逐年上升，个人支出占总支出比重逐年下降。根据不同测算，预测到 2020 年，深圳市政府支出占卫生医疗总支出的比重应该可以界定为 33%～40%，个人支出占比应该可以界定为17%～31%，其余为社会支出部分。

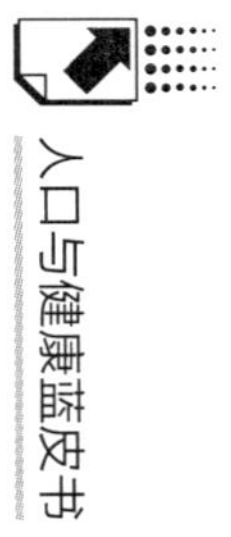

表 2－18　2013～2020 年中国卫生医疗总支出支出结构预测结果

年份	卫生医疗总支出（亿元）	卫生医疗总支出增速（%）	政府卫生医疗支出		社会卫生医疗支出		个人现金卫生医疗支出	
			绝对数（亿元）	占卫生医疗总支出比重（%）	绝对数（亿元）	占卫生医疗总支出比重（%）	绝对数（亿元）	占卫生医疗总支出比重（%）
2013	31343.2	—	10550.4	33.7	10672.1	34.0	10120.7	32.3
2014	34320.8	9.50	12292.1	35.8	11341.2	33.0	10687.5	31.1
2015	37584.8	9.51	14321.4	38.1	12006.8	31.9	11256.6	29.9
2016	41969.6	11.67	16040.6	38.2	13780.3	32.8	12148.7	28.9
2017	46502.3	10.80	17893.5	38.5	15692.8	33.7	12916.0	27.8
2018	51524.6	10.80	19932.8	38.7	17942.3	34.8	13649.5	26.5
2019	57089.2	10.80	22238.6	39.0	20386.5	35.7	14464.1	25.3
2020	63254.9	10.80	24827.7	39.3	23261.2	36.8	15166.0	24.0

资料来源：万泉、张毓辉等《基于“十二五”卫生事业发展目标我国卫生总费用预测分析》，《中国卫生经济》2014 年第 2 期。

表 2－19　2014～2020 年深圳市卫生医疗总支出支出结构预测结果（按全国测算）

年份	按全国模型测算人均卫生医疗支出（元）	按全国模型测算卫生医疗总支出（亿元）	政府卫生医疗支出		社会卫生医疗支出		个人现金卫生医疗支出	
			绝对数（亿元）	占卫生医疗总支出比重（%）	绝对数（亿元）	占卫生医疗总支出比重（%）	绝对数（亿元）	占卫生医疗总支出比重（%）
2014	7843.61	846.20	302.94	35.8	280.09	33.1	263.17	31.1
2015	8852.80	969.40	369.34	38.1	309.24	31.9	290.82	30.0
2016	9991.25	1110.47	424.20	38.2	364.23	32.8	322.04	29.0
2017	11275.51	1272.00	489.72	38.5	428.66	33.7	353.62	27.8
2018	12724.25	1456.98	563.85	38.7	507.03	34.8	386.10	26.5
2019	14358.55	1668.77	650.82	39.0	595.75	35.7	422.20	25.3
2020	16202.16	1911.28	749.22	39.2	703.35	36.8	458.71	24.0

表 2-20　2014～2020 年深圳市卫生医疗总支出及其支出结构预测结果（按北京测算）

年份	按北京模型测算人均卫生医疗支出(元)	按北京模型测算卫生医疗总支出（亿元）	政府卫生医疗支出		社会卫生医疗支出		个人现金卫生医疗支出	
			绝对数（亿元）	占卫生医疗总支出比重(%)	绝对数（亿元）	占卫生医疗总支出比重(%)	绝对数（亿元）	占卫生医疗总支出比重(%)
2014	8851.75	954.96	278.08	29.12	449.21	47.04	227.66	23.84
2015	9971.32	1091.88	319.48	29.26	525.09	48.09	247.31	22.65
2016	11234.28	1248.62	377.96	30.27	601.21	48.15	269.45	21.58
2017	12659.01	1428.08	442.70	31.00	699.76	49.00	285.62	20.00
2018	14266.21	1633.53	522.40	31.98	800.59	49.01	310.53	19.01
2019	16079.25	1868.75	603.98	32.32	925.41	49.52	339.37	18.16
2020	18124.52	2138.05	726.94	34.00	1047.64	49.00	363.47	17.00

表 2-21　2014～2020 年深圳市卫生医疗总支出及其支出结构预测结果（按天津测算）

年份	按天津模型测算人均卫生医疗支出(元)	按天津模型测算卫生医疗总支出（亿元）	政府卫生医疗支出		社会卫生医疗支出		个人现金卫生医疗支出	
			绝对数（亿元）	占卫生医疗总支出比重(%)	绝对数（亿元）	占卫生医疗总支出比重(%)	绝对数（亿元）	占卫生医疗总支出比重(%)
2014	5829.88	628.95	173.34	27.56	232.90	37.03	222.71	35.41
2015	6571.00	719.54	202.05	28.08	266.52	37.04	250.98	34.88
2016	7407.05	823.25	240.80	29.25	302.46	36.74	279.99	34.01
2017	8350.18	941.99	287.59	30.53	341.28	36.23	313.12	33.24
2018	9414.10	1077.95	344.73	31.98	388.06	36.00	345.16	32.02
2019	10614.28	1233.60	394.75	32.00	456.43	37.00	382.42	31.00
2020	11968.19	1411.82	465.90	33.00	508.26	36.00	437.66	31.00

七　对策建议

（一）增加公共财政在医疗卫生领域的投入

公共财政在医疗卫生领域的大力投入，体现的是医疗卫生事业政府主导和保证公立医院公益性的“医改”原则。作为中国经济发展最快的城市，深圳市公共财政应该很好地发挥其公共提供的支持职能和重要作用，成为最主要的投入者。既然要做到全国率先，除了向医疗卫生事业发展较快的北京、上海等地看齐，还要向世界标准靠拢。20 世纪 90 年代以来，发达国家卫生医疗总支出占 GDP 的比重一般在 6% 以上，个别发达国家（如美国、加拿大等）超过 10%。资料显示，2012 年，中国卫生医疗总支出占 GDP 的比重为 5.41%，仅相当于发达国家 20 世纪五六十年代的水平。而根据世界银行统计数据，同年日本卫生医疗总支出占 GDP 的比重达到 10.07%，韩国为 7.54%。深圳市卫生医疗总支出占 GDP 的比重经测算预测 2020 年在 5% 左右，仅达到世界银行最低标准，要争取尽量缩短达到世界银行最低标准的时间，再用几年的时间达到中等水平。此外，还应建立医疗卫生资金监管机构，一是监督医疗卫生资金的来去流向；二是保证医疗卫生支出水平与经济发展水平相适应，既可满足居民公共医疗卫生需求，又不会导致医疗卫生资源浪费。

（二）医疗保障与经济发展协调持续

一方面要实现医疗保障与经济发展的协调性。根据美国心理学家马斯洛提出的需求层次理论，人的需求由基本的生存需求向高级的自我实现需求逐渐发展。最基本的需求是生理、安定和安全需

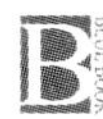

求。医疗卫生保障则是居民最基本的需求，是构建和谐社会的关键。如果公共医疗卫生保障不健全，则会导致消费需求不足，从而限制总需求的发展，导致实际产出的下降，降低经济内生增长动力。根据表2－2中深圳市公共财政预算收入的增长率增长趋势，粗略估算2014～2020年深圳市公共财政预算收入的年均增长率约为19.83%。而无论是根据全国数据还是北京、上海、天津水平测算的深圳市卫生医疗总支出年均增长率在14.34%到15.29%之间。因此，要满足居民对医疗卫生的基本需求，政府预算对医疗卫生支出增长率应该大于财政收入增长率。这应成为一个最基本的衡量指标和财政对公共医疗卫生最低支出规模的确定指标①。医疗保障与经济发展之间应该是相互促进、共同增长的关系。

另一方面是要确保基本医疗保障的适度性。目前，深圳市医疗卫生事业乃至全国医疗卫生适度水平的确立面临一个两难的选择，一方面是中国经济社会的发展和居民需求水平的提高亟须建立高效、全面的基本医疗保障制度和大量财政资金的投入；另一方面公共财政资金有限，无法进行全面的投资。因此，在借鉴国内外先进经验的基础上，在保证经济发展和居民医疗卫生需求提高的前提下，应逐渐提高医疗保障水平，保证财政卫生医疗支出的可持续投入。

（三）变革公共财政在医疗卫生领域的投入方式和结构

投入方式上，在政府对医疗卫生方面的财政投入有限、医疗卫生资源短缺的背景下，应当变革公共财政在医疗卫生支出上的投入方式和结构。第一，转变补贴对象，将原先补贴医疗卫生供给方向补贴医疗卫生需求方转变。投给医疗卫生机构的资金转而向患者直

---

① 王根贤：《公共医疗保障与经济稳定增长的宏观视角》，《经济体制改革》2008年第4期。

接投资。第二，变革公共财政投入方式，将以单一拨款形式进行投入转向其他多元化政府购买服务的方式。第三，变革医疗卫生投入结构。一是除公立医院外，还有其他以社区和乡为中心的基层卫生服务机构，医疗卫生财政投入应多用于基层卫生服务机构上，满足居民最基本的公共医疗卫生服务需求，同时利用政策，引导和鼓励专业医护人员到基层卫生服务机构工作；二是对医院的基本医疗、研究和人才培养给予专项补贴，其余部分由医院自负盈亏。

投入结构上，在公共医疗方面，加大对公立医院基础设施、人才的投入；在公共卫生方面，加大对疾病预防的投入，合理进行预防工作管理，为居民生活和国家发展构筑第一道防线。另外，对于突发医疗事件和重大疫情，应有连续性的投入，从而提高公共资源的配置效率和应急管理的能力。

（四）完善医疗卫生部门的补偿机制

医疗卫生事业是准公共产品，其中有必须由政府公共财政投入的部分，也有依靠市场机制自动调节的部分。如防疫防治体系不能采取市场化运作的方式，因为私人赢利、有偿服务会不可避免地影响公共防疫防治系统在处理重大疫情和突发事件时的效率。而对于具有外部性的准公共产品，私人部门有权进入，为了既控制价格又保证惠民，政府可以通过提供补偿来控制。因此，需正确引导医疗卫生机构的赢利倾向，一定程度上限制大型医院、高精尖设备，以及优质的医疗人力资源向城市集中，形成强者更强、弱者更弱的“马太效应”。

（五）加强信息化建设，分享优质医疗资源，以提高相关服务供给效率

作为改革开放的先头兵，深圳市各项事业发展都走在全国前

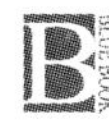

列，信息化建设更是其发展的强项。随着经济社会的发展和医疗体系改革的不断深入，要把加快信息化建设作为促进深圳市医疗卫生体系发展和改革的重要途径，把扩大信息技术在医疗卫生领域的应用作为新的举措，把提高医疗卫生信息化服务水平作为切实改善居民医疗卫生需求的有力支撑。深圳市医疗卫生发展中，优质医疗卫生资源总体不足是其当前发展改革的瓶颈。因此，加强医疗卫生信息化建设是提高医疗水平、分享更多更优质医疗资源、改善公共服务的一个重要的捷径和最有效的途径。比如，建立规范可共享的电子健康档案与电子病历，完善医疗服务与管理信息系统，完善疾病和公共卫生事件直报系统和疾控管理信息系统。这些都可以为开展远程医疗、远程救治和推进优质医疗资源共享打下基础，满足医疗机构向居民提供连续的预防、保健、医疗、康复等服务的需要，提高医疗机构和医疗人员精细化管理和绩效管理水平。

（六）打破公立医院条块分割的管理办法，完善医疗服务集团化运营

2011 年，深圳启动公立医院联网运营项目试点工作，将医疗卫生改革从局部推向整体，对公立医院进行联网运营，建立集团化的管理模式，将逐步促使公立医院、民营医疗机构、社康中心实现联网运营、资源共享。这将进一步打破医疗机构之间信息和资源不对称的困局。因为公共医疗卫生资源是由全民共享的，所以通过联网运营和集团化管理，可以提高资源利用效率，也可减轻患者负担。

在打破公立医院行政分割和条块分割基础上，推动医疗服务集团化、规模化发展。这将进一步整合医疗卫生资源，实现强强联合、以强补弱和优胜劣汰。公立医院之间也可以走兼并重组、股份制改革的道路。但这一改革的目的，不是最终建成一种新的大一统

的封闭体系，而是建立开放和竞争的体制。

公共医疗卫生体系的改革关系到深圳市医疗卫生体系未来的发展方向，深圳也肩负着中国改革试点的重任。随着公共财政投入的加大、新增医疗卫生资源的不断供给，“看病难”和“看病贵”的问题有望得到有效缓解。

参考文献

满晓玮等：《北京市医改三年卫生总费用分析》，《中国卫生政策研究》2013 年第 11 期。

徐倩：《公共财政视角下中国医疗卫生支出现状及对策研究》，苏州大学硕士学位论文，2013。

李兰英、郭彦卿：《和谐社会视野下对公共医疗体系的财政支持政策研究》，《中央财经大学学报》2007 年第 11 期。

廖建新：《关于在“十二五”期间给力深圳医疗卫生事业的思考和建议》，《特区经济》2011 年第 5 期。

夏挺松、卢祖洵、彭绩：《国外医疗卫生体系模式对我国的启示》，《中国卫生事业管理》2011 年第 7 期。

邓利方：《广东基本医疗卫生消费的政策分析》，《广东行政学院学报》2011 年第 2 期。

蒋涌：《论公共财政医疗支出的投入方向》，《湖北经济学院学报》（人文社会科学版）2010 年第 5 期。

张娟：《论医疗卫生改革中的公共财政支持》，《财政论坛》2008 年第 18 期。

夏毅等：《论医疗卫生改革中的公共财政支持》，《中国卫生政策研究》2010 年第 1 期。

万泉等：《基于“十二五”卫生事业发展目标我国卫生总费用预测分析》，《中国卫生经济》2014 年第 2 期。

李燕凌、李立清：《基于 ARIMA 模型的中国卫生总费用预测分析》，

《中国卫生事业管理》2010 年第 8 期。

罗鸣令、储德银:《基本公共医疗卫生服务均等化的约束条件与公共财政支出》,《当代经济管理》2009 年第 8 期。

李艳艳:《香港特别行政区医疗卫生体制对中国内地的启示》,《医学与社会》2010 年第 12 期。

B.3

深圳市社区健康服务中心综合改革的路径选择研究

傅崇辉　黄炳锐　冯 瑶　史小丽　苏丽妃

本报告要点：

1. 深圳已经建成覆盖全人口的社区健康服务中心网络，但依然存在一些无法适应社会环境发展变化的问题：人员配备不足、全科医师缺口大、在编人员比例偏低；多数社康中心处于亏损状态，难以实现自身可持续发展的目标；基本卫生服务设备配置落后，设备老旧和配备不足；业务用房面积不达标、不稳定、负担沉重；政策执行不到位，双向转诊渠道不通畅；居民对社康中心的认同感缺失。

2. 管理体制方面，探索由“院办院管”模式向“一体化管理”模式的转变。

3. 为适应管理体制的改革，需要为社康中心提供可持续发展的政策空间，以及相关的配套措施。

在全国着力推进医药卫生体制改革之际，作为承担基本公共卫生服务的社区健康服务中心（以下简称“社康中心”）承载了缓解“看病难、看病贵”问题的重大使命，其发展在整个卫生服务体系中无疑值得关注。自1996年启动社区健康服务以来，深圳市已建成600多家社康中心，基本实现了全覆盖，其发挥的作用也越来越大。但是，在发挥重大作用的同时，社康中心先天的一些体制、机制问题也随着社会环境的变化而显现出来，成为下一步深化医药卫生体制改革的领域和方向。对社康中心的改革涉及的利益主体有很多，另外行政管理体制、财政体制以及经济和社会组织方式等都与之关系密切，因此在未来的改革中需要给予足够的重视和审慎的思考。

一 研究背景及意义

（一）宏观背景

在中国深化医药卫生体制改革和“十三五”谋划开局的关键时刻，党的十八届三中全会通过了《中共中央关于全面深化改革若干重大问题的决定》，规划出未来卫生事业发展的总体方向：全面深化医药卫生体制改革、实现2020年医药卫生体制改革总目标、切实保障改革成果惠及全民。国务院在“深化医药卫生体制改革2014年重点工作任务”中，进一步明确提出加快推动公立医院改革、积极推动社会办医、扎实推进全民医保体系建设、巩固完善基本药物制度和基层运行新机制等任务。

与其他领域的改革相似，中国的医药卫生体制改革也进入了深水区。前期的改革取得了一定成效和进展：医疗保障制度不断完善，从制度设计上基本实现了社会医疗保险的全民覆盖；基层公共卫生和医疗卫生服务能力不断加强，为缓解“就医难、看病贵”问题提供了基本条件。但医疗服务的公平性下降和卫生投入的宏观效率低下也导致了消极的社会后果。它不仅影响到国民的健康，也带来了诸如贫困、公众不满情绪增加、群体间关系失衡和利益冲突化等一系列社会问题。长此以往，将危及社会的稳定以及公众对改革的支持和理解。形成这种消极后果的原因是多方面的，体制、机制方面的缺陷是不容忽视的根本原因。这也是下一步深化医药卫生体制改革的重要方向。长期以来，政府部门仍然习惯沿用传统的计划经济模式和手段管理医疗机构，特别是占主体地位的公立医院仍然采用经济体制改革初期的简单经济刺激机制，改革试点取得的可供推广的经验还十分有限。医药卫生体制改革缺乏顶层设计，医疗机构法人治理结构以及内部运行机制改革还没有取得突破性进展，医患关系紧张的局面没有取得根本性好转，全面深化医药卫生体制改革、完善医疗卫生服务体系的紧迫性进一步凸显。

医药卫生体制改革涉及的利益主体多元，各项制度之间的关系错综复杂，人民群众对健康的需求不断提高，且有多样化的趋势，诸多因素结合在一起，对中国医疗卫生服务体系提出了更高的要求。只有正确把握医疗卫生服务体系发展的客观规律，调动有利于深化医药卫生体制改革的积极因素，突破固化利益的约束和传统思想观念的束缚，正确处理医药卫生体制中政府和市场的关系，才能够最终实现人人享有基本医疗卫生服务的改革目标，全面保障国民的健康水平。

（二）目的和意义

社区卫生服务是公共卫生服务的重要组成部分，也是实现人人享有初级卫生保健目标的基础环节。大力发展社区卫生服务，构建以社区卫生服务为基础、社区卫生服务机构与医疗服务机构分工合作的新型卫生服务体系，对优化卫生服务结构、缓解群众看病难问题、减轻群众看病贵难题、构建和谐医患关系，具有十分重要的意义。

早在2009年，中共中央、国务院就发布了《关于深化医药卫生体制改革的意见》[①]。作为中国“医改”的纲领性文件，其明确的思路就是要坚持公共卫生公益性这条主线，确定了“基本医疗

---

① http：//news. xinhuanet. com/newscenter/2009 - 04/06/content _ 11138803. htm，2014/5/30.

保障制度建设”“建立国家基本药物制度”“健全基层医疗卫生服务体系”“促进基本公共卫生服务逐步均等化”“推进公立医院改革试点”五项重点工作。社康中心作为公益性医疗机构的代表之一，在医疗卫生体制中扮演着重要角色。

深圳从20世纪90年代中期就开始依托社康中心，探索为居民提供妇女儿童保健、计划免疫、老年保健、心理卫生、社区康复等主要基本公共卫生服务项目。2012年，深圳全市已经建成社康中心612家，初步实现了社区卫生服务“人口全覆盖、社区全覆盖、服务全覆盖”的目标；基层卫生服务机构网络在不断健全，基本形成了“15分钟医疗服务圈”。这不仅有效地提高了深圳全市的基层公共卫生服务能力，为促进居民健康提供了重要的基础，同时也为城市公共卫生服务步入质量效益型奠定了基础[①]。

经济和人口环境的发展变化，特别是医疗卫生体制改革引起的医疗和公共卫生体系的变化，将对社康中心的运行和发展产生全面的影响，并对社康中心提出了新的要求，也赋予了它新的使命。深圳市委书记王荣指出[②]：有效解决医药卫生体制中的深层次问题，必须全面深化改革，加强社康中心建设，重视制度创新，形成良性循环，真正发挥社康中心分流病人、服务基层的作用。

如何适应这些新的变化，并保持社康中心的健康发展，是本研究要回答的主要问题。因此，本研究的目的包括：一是着眼于医药卫生体制改革的宏观背景，全面分析深圳社康中心的现状、运行体制和机制；二是总结和梳理近年来深圳社康中心管理和运行的实践经验与做法，梳理当前存在的突出问题，以及可能遇到的发展障碍；三是重点从体制和机制层面分析现有问题的内在原因；四是着

① 郑志刚、陆杰华、曾序春：《基于时空评价模型的深圳社区健康服务中心绩效评估》，《中国全科医学》2012年第25期。

② http：//www. szhpfpc. gov. cn：8080/wsj/news/27095. htm，2014/5/30.

眼于医药卫生体制改革和深圳社会经济发展的现实要求，提出深圳优化改革的政策路径和制度框架，旨在为深化社康中心的体制机制改革提供政策分析的参考。

社康中心虽然只是医疗卫生服务体系中的一个基层环节，但它涉及的是与人民群众密切相关的民生事务，承担了全市 35.2% 的门诊量和大量的公共卫生服务任务。对社康中心综合改革的研究具有明显的理论和现实意义。

本研究的理论意义在于：梳理社康中心运行和管理体制的理论及实践路径，探索其中的规律性内容，对于丰富和完善中国的公共卫生管理理论和方法有着一定的积极意义。作为改革开放前沿的深圳，在综合改革方面具有先行先试的责任和义务，在基层卫生服务方面也不例外。对社康中心进行研究的应用价值远远大于理论意义：一是深圳的社康中心经过近 20 年的探索和发展，在取得显著成效的同时，也显露出发展的瓶颈，迫切需要在制度设计方面寻求突破；二是其他城市的基层卫生服务也或多或少地存在类似的问题，深圳的经验或教训能为它们提供借鉴和启示；三是规划社康中心综合改革的制度设计和政策框架，能为深圳医药卫生体制改革和卫生事业“十三五”规划提前做好理论准备。

（三）国内外研究现状

社区卫生服务是近年来中国医疗卫生领域重点推进的方向，自然受到学术界的高度关注，相关的研究成果和文献也十分丰富。与本研究密切相关的主要有以下三部分。

1. 社区卫生服务机构的运行状况分析

郑志刚等[①]基于绩效评估框架和指标，建立时空评价模型，对深

---

① 郑志刚、陆杰华、曾序春：《基于时空评价模型的深圳社区健康服务中心绩效评估》，《中国全科医学》2012 年第 25 期。

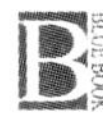

圳社康中心工作进行绩效评估，认为：深圳市基本完成社康中心网点布局，但队伍职业化需要加强。郑媛等①从社康中心的人才建设、资源配置、业务开展及经济运行状况等方面，找出存在的主要问题，并提出发展对策与建议。陈健等②对政府办与社会办社康中心进行比较，探索社区健康服务绩效管理的方向，认为社会办社康中心在解决“看病难、看病贵”问题上发挥了积极的作用。单蕾等③的研究发现，社康中心人力资源方面存在几个突出的问题：医护比例失调，性别比例不均衡，学历层次为中等偏上，职称水平不高，公共卫生服务人员不足。张鹤等④针对社区卫生服务存在的经费、人才、双向转诊及病人不信任等问题进行了分析论述。

2. 社区卫生服务的相关制度分析

单蕾⑤对深圳市社康中心双向转诊的运行状况进行分析，重点探讨了社康中心双向转诊存在的问题。张明新等⑥认为社康中心条件限制是其上转病人与康复期病人未下转的最主要原因，医生下转意识淡薄与病人不愿意下转也是导致下转困难的重要原因，缺乏有效的激励约束措施和可操作性强的方案是形成双向转诊问题的制度性原因。杨国平等⑦认为应建立具有可操作性的配套措施和合理的补偿机制。

---

① 郑媛、谢宇航、胡正路：《深圳市光明新区社区健康服务中心发展现状及对策研究》，《中国全科医学》2012 年第 19 期。

② 陈健、郭妙玲：《政府办与社会办社区健康服务中心的绩效管理分析》，《中国初级卫生保健》2012 年第 7 期。

③ 单蕾、朱泓：《社区健康服务中心人力资源现状分析》，《中国社区医师（医学专业）》2011 年第 31 期。

④ 张鹤、田庆丰、陆维权：《我国社区卫生服务存在的问题及对策》，《河南预防医学杂志》2004 年第 5 期。

⑤ 单蕾：《深圳市社区健康服务中心双向转诊现状调查》，《吉林医学》2009 年第 5 期。

⑥ 张明新、江捍平、罗乐宣：《深圳市院办院管模式下双向转诊问题分析与对策建议》，《中国医院管理》2009 年第 5 期。

⑦ 杨国平、陈敏生、赖伟：《上海市松江区双向转诊实施现状及对策研究》，《上海交通大学学报》（医学版）2010 年第 5 期。

医保预付制度方面，由医疗保险办公室年初核定社区卫生服务中心的医保总量，按月平均划分，每月预付到位，每月进行监督。收支两条线管理方面，社区卫生服务机构均实行收支两条线管理，将医疗收入、药品收入全部上缴，将预防保健经费纳入“收支两条线”管理，切断了社区卫生服务机构及其管理者的经营活动和医务人员的医疗卫生服务直接与经济和创收挂钩的关系[①]。上述制度虽然取得了一定的成效，但如果没有配套的政策和措施保障，也会出现一些负面效应。

3. 社区卫生服务体制机制方面的研究

这类研究主要集中在两个方面，一个是对国外社区卫生服务经验的介绍和评价，另一个是对国内各地区社区卫生改革实践的总结和分析。

国外政府对社区医院一直采取高投入、高补贴的政策，通过财政投入建立起覆盖全体居民的社区医疗卫生机构（社区医院），并制定了严格的病人逐级转院制度：引导病人先到社区医院就诊，如社区医院没能力治疗，再转到大型的综合医院。由社区医院转诊的病人，收费比其他病人低。同时，政府也鼓励竞争并保护竞争，既不给予非营利性医院以任何的特殊优惠政策，也不给予营利性医院不公平的限制，让病人拥有自由选择就医的充分权利。分级医疗主要通过收费价格的调节作用，把病人分类引导到最适合的医疗机构中进行诊治[②③]。

北京、上海、广东在社区卫生服务体制机制改革方面进行了大

---

① 金其林：《上海市杨浦区社区卫生服务综合改革的核心内容与目标》，《中国医院》2008年第6期。

② 卢祖洵、姚岚、金建强等：《各国社区卫生服务简介及特点分析》，《中国全科医学》2002年第1期。

③ 杭州市政府研究室：《国外如何健全社区医疗服务体系》，http：//www. hangzhou. gov. cn/main/tszf/dywj/T276421. shtml，2014. 4. 4。

量的探索。深圳市社区健康服务运行机制改革研究发现[①]，绑定社康中心作为门诊首诊就医的定点医疗机构，能够有效地提高目标人群的社区首诊率。上海开展了以公益性为导向的社区卫生服务体制综合改革，在目标和功能定位、服务提供模式和补偿、激励和监管方式等方面都有很大的变化[②③]。北京的社区卫生服务综合改革举措有：探索社区卫生服务津贴，吸引优秀人才进入社区卫生服务机构，提高社区卫生服务机构的诊疗水平和服务质量；加大医联体内部优质医疗资源纵向流动力度，逐步将大医院预约诊疗号源主要投放到社区卫生服务机构，促进居民在社区首诊，建立分级医疗模式。同时，提出了医保政策的改革方向，同一医联体内的社区卫生服务机构和核心医院实行总额预付，目的是促使医联体内的大医院主动把适宜在社区卫生服务机构提供的服务转移下去，引导患者在社区首诊[④]。也有学者[⑤]对当前“院办院管”和“统一管理”两种运行模式进行了比较，并倾向于“统一管理”是下一步的发展方向。

由于国内不同地区的社区卫生服务管理模式存在一定的差异，而且处于改革的过程之中，因此相关的研究结论还没有达成一致的认识，没有上升到理论模型的阶段，但他们对各项措施和政策的理论解读还是会对本研究起到积极的借鉴作用。

---

① 陆琳、马进：《深圳市社区健康服务运行机制改革试点成效比较分析》，《中国医院管理》2011 年第 11 期。

② 李虹：《公益性取向下社区卫生服务改革的体制特征与逻辑——来自上海市长宁区的经验》，《福建论坛》（社科教育版）2011 年第 6 期。

③ 金其林：《上海市杨浦区社区卫生服务综合改革的核心内容与目标》，《中国医院》2008 年第 6 期。

④ 王硕：《北京今年将探索社区卫生服务津贴》，http：//www. chinanews. com/sh/2014/01 - 22/5765189. shtml，2014. 4. 4。

⑤ 杨华杰、周志衡、李芳健等：《“院办院管”及“统一管理”的社区卫生服务模式的 SWOT 分析》，《中国卫生事业管理》2011 年第 3 期。

二　社康中心的基本状态

深圳社康中心的发展现状是历史、社会、经济、环境与医疗卫生事业发展综合作用的产物，也将随着人口、社会和经济条件的变化而适时改革，以适应社会发展的需要。而对社康中心现状进行分析，是准确把握问题、困难和挑战，及其改革方向和思路的基础。

一般有关社康中心的统计数据不会被公开。本研究所用有关社康中心的数据主要出自深圳市医学信息中心编制的社康中心经常性统计报表。同时，为了保持数据的统一性和可获得性，本研究选取2012 年为分析时间节点，配合使用深圳人口普查数据、专项调查数据、统计年鉴等公开数据。

（一）社康中心分布和发展状况

从 1996 年开始，深圳在全国率先启动社区卫生服务体系建设，其社康中心从当年的 19 家发展到 2012 年的 612 家。从其整个社康中心的建设发展过程看，2007 年首次达到 600 家以上，建成了“15 分钟医疗服务圈”，基本实现了社康中心的全覆盖。随后各年份，社康中心的数量虽因撤并略有波动，但都保持在 600 家以上，但也有部分社康中心因营业场所搬迁、装修等原因而停业。2012 年，实际营业的社康中心为 590 家（如表 3 - 1 所示）。

虽然深圳各行政区建设社康中心的时间先后不一，但建成后区域布局已经相对稳定，原特区内、外社康中心的分布关系是 4∶6。每个社康中心平均服务人数反映了基层卫生服务的强度。除从宝安区分离出去的龙华新区外，宝安区人口数量众多导致其社康中心的服务强度最高，服务强度较低的有南山区和坪山新区。在 612 家社康中心中，由政府举办的有 564 家，占全部社康中心的 92.2%。

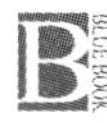

表 3-1　深圳社康中心分布情况（2012 年）

行政区	社区数[a]（个）	常住人口[a]（万人）	社康中心数量[b]（家）	正在营业数量[b]（家）	平均服务人数（万人/家）
福田区	114	133.05	82	79	1.62
罗湖区	115	93.64	50	47	1.87
南山区	105	110.85	94	86	1.18
盐田区	22	21.26	12	12	1.77
宝安区	138	268.44	121	120	2.22
龙岗区	115	192.69	119	115	1.62
光明新区	28	49.18	35	34	1.41
坪山新区	30	31.68	30	30	1.06
龙华新区	100	140.86	46	45	3.06
大鹏新区	25	13.09	23	22	0.57
合计	792	1054.74	612	590	1.72

数据来源：a. 深圳市统计局《深圳统计年鉴 2013》，中国统计出版社，2013；b. 深圳市医学信息中心“深圳市社区健康服务中心基本情况一览表（2012）”。

具有综合医保、儿童医保和劳务工医保定点资质的社康中心的比例分别为 96.6%、83.8% 和 97.9%。

从开展业务的构成看，社康中心的诊疗服务功能居于首位，80.1% 的社康中心具有齐全的“六位一体”功能①，65.5% 的社康中心开展了家庭医生服务，42.6% 的社康中心开展了家庭病床服务。

（二）社康中心服务人口基本特征

改革开放 30 多年以来，随着经济社会的发展，深圳人口也经

① “六位一体”功能齐全是指在社康中心开展的项目中，包括预防（预防接种）、医疗、保健（含妇女保健、儿童保健、老年保健、慢性病防治）、健康教育（健康促进）、康复、计划生育技术指导。

历了一个快速增长的过程，从一个小渔村发展成特大型城市。统计资料显示，1979～2012年，深圳总人口从31.41万人增加到1046.74万人，增长了30多倍，其中流动人口的总数由0.15万人爆发式增长到778.85万人，流动人口占总人口的比例从0.50%激增到72.73%（如图3－1所示）。深圳人口表现出以下几个特点。

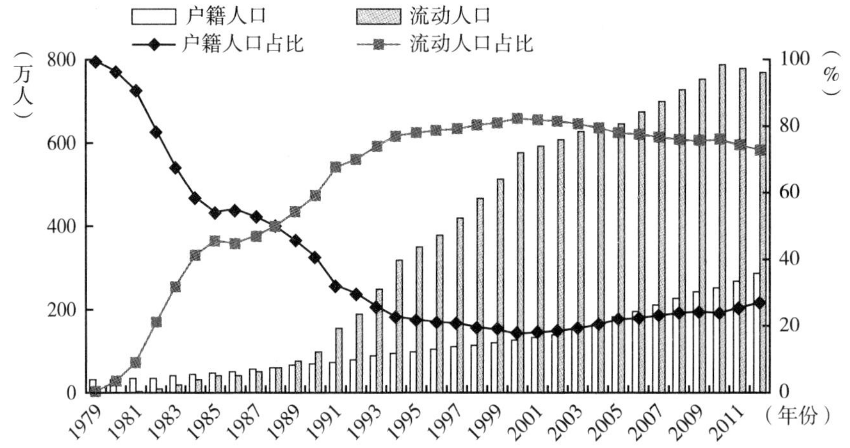

图3－1　深圳市户籍人口和流动人口的变化趋势（1979～2012年）

资料来源：深圳市统计局《深圳统计年鉴2013》，中国统计出版社，2013。

第一，深圳是全国人口结构倒挂比例最高的大城市。从1989年开始，深圳流动人口总数超过户籍人口总数，户籍人口和流动人口分别占总人口的比例呈现出了独特的“剪刀型”变化曲线（如图3－1所示）。到2000年，流动人口占总人口的比例已经高达82.16%。随后深圳采取多项措施，降低了入户门槛，加快了户籍人口增长步伐，流动人口占比虽开始回落，并于2011年首次出现流动人口绝对数的减小，但至2012年，流动人口占比依然达到72.73%。深圳流动人口与户籍人口倒挂比例之大，在全国各大中城市中独一无二。

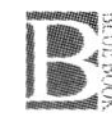

第二，深圳仍是年轻城市，流动人口具有年龄优势和活力。第六次人口普查资料显示：深圳市常住人口中，0～14岁人口为101.88万人，占9.84%；15～64岁人口为915.64万人，占88.40%；65岁及以上人口为18.28万人，占1.76%。应当说，深圳仍属于年轻人口城市，据统计测算，全市人口平均年龄为30岁左右；深圳还处于旺盛的“人口红利”期，15～64岁人口占总人口的88.40%，比广东省的76.36%高出12.04个百分点，比上海市的81.25%高出7.15个百分点，比北京市的82.70%高出5.70个百分点；按照65岁及以上人口占7%以上即达到老龄化社会的标准，深圳离进入老龄化社会还较远。

深圳人口长期维持在较年轻的年龄结构，与其数量庞大、年纪偏轻的流动人口有直接的关系。深圳的流动人口多是经济活动人口。他们一旦退出劳动力市场，也将同时流出深圳，而被其他“新”的劳动年龄的流动人口所取代。正是流动人口的这种动态替代性，加上流动人口的总量优势，造就了深圳成为一座年轻的城市。这种年轻化的年龄结构对于深圳的疾病谱也会产生直接的影响。

第三，深圳是全国最早完成城乡一体化的城市，但依然存在农业人口和非农人口并存、人口区域分布不均的局面。自2004年起，深圳市全面实现农村城市化，此后已不存在“农业户”及“农业人口”，实现了户籍人口的城乡一体化。但是，由于流动人口中“农业人口”的存在，深圳仍然有为数不少的农业人口。根据第六次人口普查数据，2010年，深圳有农业人口662.73万人，占总人口[①]的63.98%。

另外，受产业结构的影响，2010年深圳市原特区外人口占全

① 此数据来自《深圳市2010年人口普查资料》，其中总人口数（1035.84万人）与《深圳统计年鉴2011》中的总人口数（1037.20万人）略有不同。

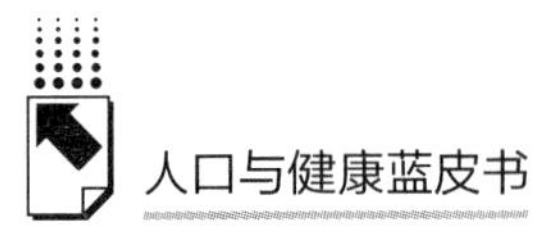

市人口的65.84%，原特区内人口占34.16%；同2000年第五次全国人口普查相比，原特区外人口比重增加了2.4个百分点，人口数量分布的不均匀性进一步加强。

（三）社康中心制度安排

1. 功能定位

1996年4月，深圳市正式启动社区卫生服务改革工程，逐步建立健全了社区卫生服务的各项法规和规章。其中，以市政府名义下发的《深圳市社区健康服务工作方案》（深府办〔1996〕101号），对社康中心的功能定位进行了初步规范，明确社康中心的六大任务是健康促进、卫生防病、妇幼保健、老年保健、慢性病防治、疾病诊治。

其后，中国也出台了一系列关于社区卫生服务发展的指导性文件，对国家社区卫生服务发展方向产生重要影响。此前，深圳市政府对社康中心的定位与国家的提法略有出入。为此，深圳市政府出台了《关于发展社区健康服务的实施意见》（深府〔2006〕130号），进一步明确了社区卫生服务的定位、公益性质、重大意义与奋斗目标。该文件成为此后深圳社康中心发展的纲领性文件。

2006年以来，深圳社区卫生服务的基本原则是：坚持社区健康服务的公益性质，注重卫生服务的公平、效率和可及性；坚持政府主导，鼓励社会参与，实施“院办院管”管理体制发展社区健康服务；坚持公共卫生与基本医疗并重，中西医并重，分类指导，防治结合；坚持实施区域卫生规划，健全社区健康服务网络；坚持以居民的需求为导向发展社区健康服务。

社康中心的性质是：社区健康服务机构提供公共卫生服务和基本医疗服务，具有公益性质，不以营利为目的，属于非营利性医疗机构。

社康中心的服务定位是：社区预防、社区康复、社区保健、社

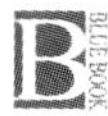

区健康教育、计划生育、社区医疗。“六位一体”的服务定位进一步突出了社区公共卫生服务的内容。

2. 管理体制

深圳社康中心实行“院办院管”的管理体制。这一体制在社康中心的发展过程中起到显著的作用。由医院承办社康中心的模式，在开办之初得以迅速解决人员配备、管理制度制定、器械药品供应等多方面的问题，从而使政府能够用较少的投入，以最快的速度实现最大范围的医疗服务覆盖。由于医院负责社康中心的管理，深圳社康中心从起步阶段就形成了相对成熟的业务管理及诊疗规范。按照“院办院管”模式的制度设定，在运行过程中，社康中心和上级医院之间形成密切的隶属关系，社康中心也得以便利地使用医院资源，包括医疗设备、人力、病床和技术等。

2011 年，深圳市在宝安区试点经验的基础上，出台了《深圳市完善社区健康服务管理体制工作方案》，在“院办院管”框架内建立新的社康中心管理模式，要求举办社康中心数量在 8 家以上的医院必须组建“社区健康服务管理中心”（以下简称“社管中心”），实现社区健康服务体系人、财、物相对独立的管理权。目前，全市已完成 28 家医院社管中心的组建并运作工作。

尽管深圳正在就社康中心的管理体制进行各种积极的探索，但本质上还没有突破“院办院管”的模式。管理体制本身没有优劣之分，却有是否适应社会发展需要之别。下一步是继续在现有体制框架内稳步推进改革，还是进行根本性的体制改革，既取决于决策者对形势的准确判断，也是对管理智慧的重大考验。

3. 运行机制

1996 年，深圳市政府办公厅印发了《深圳市社区健康服务工作方案》（深府办〔1996〕101 号），初步确定了社区健康服务的发展方向和基本原则。2006 年，该市颁布了《关于发展社区健康服务的实施意见》（深府〔2006〕130号），进一步明确了社康中心的发展规划和目标。另外，深圳市卫计委制定并实施了《深圳市社区健康服务中心设置规划（2013～2020年）》，与市规划和国土资源委员会共同研究规范新建和旧改小区配套的社康中心业务用房的建筑设计及移交工作，配合市发展和改革委员会制订全市社康中心基本设备标准化配置的工作方案等。作为市级层面的顶层制度设计，上述文件或政策强化了社康中心的管理体制和运行机制，为深圳社康中心的健康发展起到重要作用。

4. 规章制度

在业务操作层面，深圳也形成了一整套社康中心的制度措施和操作指南，如双向转诊制度、社区首诊制度、劳务工医保绑定制度、社保报销制度，以及财务管理制度、全科诊疗工作制度、公共卫生服务内容规定等具体措施（如表3－2所示）。这些制度措施有效规范了社康中心的业务操作，确保了社康中心在医疗和卫生行为上的科学性，避免了无谓的医疗事故和纠纷，也是深圳开办社康中心以来没有走太多弯路的原因之一。

表3－2　深圳社康中心规章制度

公共卫生	医疗服务	内部管理
社区联系制度 健康教育制度 健康档案管理制度 计划免疫制度 儿童保健制度 妇女保健制度 老年保健制度 慢性病管理制度 传染病管理制度	医疗工作规范 双向转诊制度 门诊急诊登记制度 全科诊疗工作制度 处方制度 药品标签制度 院前急救工作制度 护理工作规范 首诊负责制度	24小时值班制度 财务管理制度 药品管理制度 消毒隔离制度

注：上述具体制度的内容可于深圳市卫生和计划生育委员会官方网站查阅。

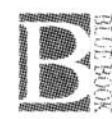

三　社康中心面临的主要发展问题

深圳市卫生和计划生育委员会2013年的调查报告显示，全市社康中心分流了35.2%的门诊病人；次均诊疗费为49.67元，仅为全市次均诊疗费的40.3%。而据第三方机构的调查，65%的居民认为在"自觉病轻"时会首选社康中心。这充分说明社康中心在缓解"看病难、看病贵"问题和社区首诊中发挥着越来越重要的作用。关于深圳社康中心的发展历程，以及社康中心在深圳人口健康事业中的积极作用，2011年蓝皮书中已经有专题进行研究，本研究不再赘述。本研究重点分析深圳社康中心运行过程中存在的问题，以期为社康中心优化改革的政策建议提供线索，并不代表对深圳社康中心发展水平的评价。

（一）社康中心定位不够清晰

虽然政府对社康中心的定位进行了明确的界定，"六位一体"的服务功能构成社区卫生服务体系的基本内容，但是在实际执行过程中，由于政府对免费公共卫生服务的投入有限，社康中心还没有完全摆脱对趋利性诊疗服务的取向。

政府在社康中心发展中的角色定位也存在一定的偏差。虽然相关文件明确了"政府主导、鼓励社会参与"的社康中心举办方针，但实际的局面是"政府举办为主、社会少量参与"。2012年，深圳612家社康中心有92.2%为政府举办。这种"管办不分"很容易使政府在社区卫生服务方面出现越位和缺位的问题。

社康中心的服务边界与其他医疗机构存在重叠。当前的相关政策把社区健康服务体系定义为"以社区医院为依托，以社区健康服务中心为主体，学校、企事业单位医务室和诊所及门诊部等其他基层医疗机构为补充”，并未涉及社区医院、其他医疗机构的功能调整问题，使社康中心在日常工作过程中，事实上与周边的医疗卫生机构形成竞争关系。

（二）人力资源不足以支撑长远发展

截至2012年，全市社康中心工作人员共7140名，其中技术人员6895名（含2357名全科医师[①]）。如果按照常住人口计算，全市每万人拥有社康中心工作人员、技术人员和全科医师分别为6.77名、6.54名和2.23名。如果按照服务人口计算，社康中心工作人员配备的数据还要更低（如表3-3所示）。

按照国家相关要求，社康中心人员编制按每万常住人口配备8人，其中一半为全科医师，即每万常住人口配备4名全科医师。以深圳1565.2万服务人口计算，应该有12521.6名社康中心工作人员和6260.8名全科医师，缺口分别达到42.98%和62.35%。这还是全市的平均情况，像社康中心工作人员配备严重不足的龙岗，其每万服务人口拥有的社康中心工作人员只有3.50名，全科医师更是只有1.15名。尽管深圳从1996年开始在全国率先启动社区卫生服务体系建设，但目前深圳社区卫生服务人员配备的情况与国内一些大城市比较并不乐观，北京人口约2000万，社区卫生服务人员已达到1.2万人，每万人口配有6名社区卫生服务人员。2012年，深圳市各行政区社康中心工作人员基本情况，如表3-3所示。

除社康中心工作人员配备不足以外，还存在现有人员编制不足的问题。全市在编人员的比例仅为39.65%，虽然较2009年的17.62%有了很大的提高，但与国家和该市的有关规定还有一定的差距。

① 全科医师是指经过岗位培训，取得全科医师岗位培训合格证的临床医生，以及取得“全科医学”中级及以上职称的临床医师。

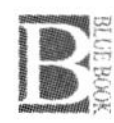

表 3 - 3　深圳社康中心工作人员基本状况（2012 年）

行政区	工作人员总数（人）	技术人员总数（人）	全科医师总数（人）	常住人口（万人）	每万常住人口拥有人员数			服务人口（万人）	每万服务人口拥有人员数		
					工作人员（人）	技术人员（人）	全科医师（人）		工作人员（人）	技术人员（人）	全科医师（人）
福田区	805	784	274	133.05	6.05	5.89	2.06	159.35	5.05	4.92	1.72
罗湖区	739	724	144	93.64	7.89	7.73	1.54	125.38	5.89	5.77	1.15
南山区	991	967	345	110.85	8.94	8.72	3.11	154.29	6.42	6.27	2.24
盐田区	88	86	29	21.26	4.14	4.05	1.36	23.98	3.67	3.59	1.21
宝安区	1612	1572	604	268.44	6.01	5.86	2.25	454.10	3.55	3.46	1.33
龙岗区	1368	1276	448	192.69	7.10	6.62	2.32	390.74	3.50	3.27	1.15
光明新区	386	367	126	49.18	7.85	7.46	2.56	78.03	4.95	4.70	1.61
坪山新区	291	280	106	31.68	9.19	8.84	3.35	77.05	3.78	3.63	1.38
龙华新区	765	748	234	140.86	5.43	5.31	1.66	84.36	9.07	8.87	2.77
大鹏新区	95	91	47	13.09	7.26	6.95	3.59	17.92	5.30	5.08	2.62
深圳市	7140	6895	2357	1054.74	6.77	6.54	2.23	1565.20	4.56	4.41	1.51

数据来源：深圳市统计局《深圳统计年鉴 2013》中国统计出版社，2013；深圳市医学信息中心“深圳市社区健康服务中心业务报表（2012）”。

各区的编制配备情况也有很大的差异。情况最好的福田区在编比例为 78.08%，最差的坪山新区在编比例只有 22.38%，其他各区的在编比例都没有超过 50%。大量临时聘用人员的存在对于稳定现有人力资源队伍、提高现有队伍的技术水平构成制度性障碍。

当前，深圳社康中心人力资源方面的问题主要表现为人员配备不足、全科医师缺口大、在编人员比例偏低三个方面。上述问题的存在，导致了社康中心工作人员流动性大、工作负荷超量、待遇偏低的后果。虽然造成这些问题的原因是多方面的，但首先是制度安排的缺陷。深圳市政府要求按每万名居民配 6 名医护人员的标准核定编制，市编办最后确定按每万人口 4 名职员的编制标准配备。这本身也没有达到国家的标准，加上各区落实标准不一，大部分区是每个社康中心配2～4名职员和1～2名雇员编制人员。全科医学在深圳仅有十多年的历史，无论是机制建设还是医疗技术水平的提高，都不可能一蹴而就。目前，深圳面临着外部引进全科医师困难、自身培养周期过长的双重困难。解决全科医师缺口问题将是一个长期的过程。

专栏一：

6月21日下午，宝安西乡固戍社康中心20座的输液区几乎座无虚席，有8名病人排队候诊。在记者观察的3个多小时里，两名医生和两名护士都一直忙于工作，甚至无暇喝水。吴欣欣医生告诉记者，附近的劳务工和当地居民很多，旺季时这里每天接诊200多名病人，淡季时也有100人左右。“我们这里算是西乡片区规模较大的社康中心了，经常忙得不可开交，病人太多，我们人手太少了”，固戍社康中心钟主任无奈地说。

“我们每月的收入只够基本生活，房、车压根不敢想。”在文景社康中心干了2年的临聘人员李医生说，“每月收入约3500元，感觉和江西老家社区医院的收入差距不大，如果一段时间内无法提高收入或转正，只要找到更好的机会我就跳槽。”

“临聘人员工资较低，编制不落实，诊疗和服务质量肯定打折扣，人员队伍也不稳定，我们去年就走了1个医生和1个护士。”文景社康中心主任叶建林告诉记者，该社康中心8名医护人员中6名是临聘人员。

罗湖区桂园社康中心23名员工中仅有3人在编。该中心副主任黄芊说，临聘人员比例大导致流动性大，每年流动的人员达到30%～40%，政府花了大量的资金去培训这些医护人员，常常是刚培训完人就走了。

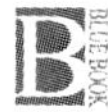

市卫人委的妇社处有关负责人表示，我市社康中心同其举办医院一样，对工作人员的工资实行差额补助，而且聘用人员的工资还需要自筹，在财政补助尚不充足的情况下，为了维持社康中心的运作，各单位不得不减少人员数量，造成社康中心一人多岗、超负荷运作。

摘自：《晶报》2010 年 6 月 23 日，第 A06 版。

（三）多数社康中心处于亏损或隐亏边缘

从整体上看，2012 年深圳全市社康中心的财务收支处于基本平衡、略微亏损的状态，亏损额为 3735. 30 万元，只占当年业务收入的 2. 23%；在收入结构中，财政拨款占总业务收入的 35. 25%，财政支持是社康中心收入的重要支撑；全市按服务人员计的人均财政拨款为 37. 69 元，福田区、光明新区、坪山新区和龙华新区的人均财政拨款超过全市的平均水平，其中最高的福田区达到 62. 39 元，大鹏新区的人均财政拨款则低于 20 元（如表 3 －4 所示）；全市社康中心的药品销售收入占总收入的比例为 52. 42%。取消药品加成后，对社康中心的财务状态还是会产生一定的影响，特别是对那些本已处于亏损状态的社康中心。

表 3 －4　深圳社康中心财务收支基本状况（2012 年）

行政区	业务收入（万元）	财政拨款（万元）	收入合计（万元）	支出（万元）	盈余（万元）	人均财政拨款(元)
福田区	17080. 12	9942. 12	27022. 24	27011. 34	10. 90	62. 39
罗湖区	15470. 04	3829. 68	19299. 72	19927. 33	－627. 61	30. 54
南山区	32160. 73	5342. 61	37503. 34	37850. 16	－346. 82	34. 63
盐田区	1615. 87	750. 55	2366. 42	2655. 42	－289. 01	31. 30
宝安区	42918. 38	15096. 03	58014. 41	58510. 80	－496. 39	33. 24

续表

行政区	业务收入（万元）	财政拨款（万元）	收入合计（万元）	支出（万元）	盈余（万元）	人均财政拨款(元)
龙岗区	22152.45	13646.51	35798.96	36993.17	-1194.21	34.92
光明新区	8000.19	3629.28	11629.47	12072.54	-443.07	46.51
坪山新区	4530.63	2909.72	7440.35	7872.33	-431.98	37.76
龙华新区	21885.36	3498.77	25384.13	24643.14	740.99	41.47
大鹏新区	1543.15	341.91	1885.06	2543.16	-658.10	19.08
合计	167356.92	58987.18	226344.10	230079.40	-3735.30	37.69

数据来源：深圳市医学信息中心“深圳市社区健康服务中心业务报表（2012）”。

据表3-4，全市各区社康中心的财务收支只有福田区和龙华新区略微赢利，其他8个行政区都处于亏损状态，其中亏损状态最严重的是龙岗区，亏损总额达到1194.21万元。2012年，在全市612家社康中心中，有41.34%处于亏损状态，42.81%处于持平[①]状态，15.85%处于赢利状态。在社康中心的支出结构中，药品支出占总支出的比例最大，达到37.79%，而人员支出占总支出的比例为34.41%，业务用房支出的占比为7.01%，其他支出占20.79%。可见，由于社康中心人员编制配备水平较低、落实不到位，大量聘用人员的工资成为社康中心的沉重负担。

上述数字反映了深圳市社康中心所面临的困境：多数社康中心处于亏损状态，难以实现自身可持续发展的目标。造成社康中心亏损的主要原因是临聘人员工资奖金和业务用房租金负担过重，而社康中心又是以公益性质为主，药品和医疗服务定价偏低，不可能通过诊疗业务产生更多的盈利。调研中发现，个别亏损的社康中心（如南海社康中心）因服务人口少，从而诊疗量和政府维持经费较少，难以维持正常的固定支出；而部分劳务工就诊量较大的社康中

① 本研究将盈利额处于-10万~10万元定义为持平。

心（如宝安、龙岗的社康中心），也面临着亏损的困境，主要原因是劳务工医疗保险支付比例偏低，接诊的劳务工患者越多，社康中心就亏损得越多。

（四）医疗设备配备相对落后

按照深圳市“社康中心基本设备标准化配置项目清单”，社康中心必备设备共61项[①]，其中1万元以上（含1万元）诊疗设备13项，全额配备需要投入资金40.48万元。另外，要保证社康中心有效开展诊疗服务，还需要有一定量的药物储备。可使用药物品规数达到400种以上为达标。

2012年，全市社康中心拥有的基本诊疗设备和妇幼保健与计划免疫设备平均数分别为24.25台和13.87台，1万元以上诊疗设备平均为4.83台。全市社康中心基本设备的达标率[②]仅为28.9%，离标准化配备目标相去甚远，很难满足基本医疗需求。全市社康中心基本药物平均种类数为398种，但各区间差异比较明显，除福田、南山、罗湖区的社康中心基本药物平均种类数超过400种外，其他区都没有达标。

专栏二：社康中心求数量更要重质量

深圳是国内首批建立“社康中心”的试点城市之一，已拥有社康中心600多家。2010年底，深圳所有社康中心全部实现基本药物“零加成”销售，患者到社康中心开药，药费将在原有基础

① 按照《关于印发〈深圳市社区健康服务机构分类管理办法（试行）〉等文件的通知》（深卫人发〔2010〕872号），深圳社康中心分为三类，不同类别所配备的设备略有不同。

② 主要考察全科诊疗仪、供氧设备、简易呼吸器、气管插管设备、吸痰器、心电图机、血球计数仪、尿常规分析仪、血糖仪、胎心仪等基本设备的配置情况。

上便宜15%。如果是医保患者，在零加成的基础上还可以打7折，比医院买药便宜40%。

社康被称为开在家门口的医院，理应受到广大市民欢迎。然而笔者长期观察发现，在社康中心就诊的患者大多是外来流动人口，户籍市民光顾稀少。众多患者舍近求远、舍便宜求贵、舍便捷求烦琐就医，折射出社康医疗资源的配备不仅无法与医院匹敌，更是远远未能达到公众的预期。其一，设备简陋、设施匮乏。其二，药品短缺。其三，医护人员整体素质有待提高。由于社康中心医护人员大多为临聘人员，医护技术水平有限，加上待遇与医院医护人员有一定差距，其工作热情与服务态度也与医院不可同日而语。这些都成为社康中心良性发展的障碍。

摘自：《南方日报》2011年5月10日，第2版。

本课题组调研时发现，基本诊疗设备配置落后、设备老旧和配备不足的现象并存，是深圳社康中心目前普遍面临的问题。市、区两级财政为社康中心建设一次性补助60万元，与实际开办费用仍有差距。除福田区给予新建社康中心50万元设备经费外，其余各区缺乏设备购置经费，只能配备一些主办医院的退役设备。社康中心检查检验设备差，甚至没有，影响了患者对社康中心的信任度和满意度。

（五）业务用房不稳定性突出

深圳社康中心业务用房平均面积为537.8平方米，超过了400平方米的标准。但是，全市仍有37.48%的社康中心没有达到业务用房标准。在房屋价格比较高的福田和南山两区，平均业务用房面积都低于标准，分别为372.7平方米和354.9平方米。最小的业务用房面积甚至只有十几平方米。

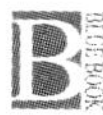

深圳66.50%的社康中心业务用房为租赁性质，非租赁用房的比例为33.50%。从业务用房的产权性质看，医院拥有产权的比例最高，但接近一半是需要支付租金的。由个人、股份公司或集体提供业务用房的比例分列第二、三位，比例分别为23.23%和22.56%。个人产权的业务用房基本都是采用租赁的办法，超过一半的股份公司或集体产权的业务用房是需要支付租金的。绝大多数企业产权的业务用房需要支付租金。政府拥有产权的比例较低，只占4.54%，但依然还有37%是需要支付租金的。另外，还有3.54%的业务用房的产权性质为“不确定”，主要是那些没有取得产权的违章建筑（如表3－5所示）。

表3－5　深圳社康中心业务用房基本状况（2012年）

单位：%

		是否租赁		小计
		否	是	
产权性质	不确定	0	3.54	3.54
	股份公司或集体	10.10	12.46	22.56
	个　人	0.67	22.56	23.23
	企　业	2.36	10.94	13.30
	医　院	17.51	15.32	32.83
	政　府	2.86	1.68	4.54
	小　计	33.50	66.50	100.00

注：除去停业和撤并的社康中心（N＝590）。

产权性质为个人、企业和“不确定”的业务用房是“不稳定”业务用房，其比例达到40.07%。这种不稳定性还可以从租房合同的期限来描述。在所有租赁的业务用房中，占比最大的是合同一年内到期的（27.34%），合同在两年及两年以内到期的比例达53.65%。尽管深圳在2008年就出台了《深圳市社区健康服务中心业务用房购置方案》（深府办〔2008〕114 号），但该方案由于操作性问题而流产，基本没有实现预期的目标，导致目前社康中心业务用房出现了严重的不稳定性。业务用房的不稳定常常带来租金上涨、无法续约、重新装修等问题，给社康中心的发展造成障碍。在“撤并”及“暂停营业”的 28 家社康中心中，由于“业务用房原因”而“撤并”或“暂停营业”的共有 19 家（占 67.86%）。

非租赁用房的平均面积为 570 平方米，略高于租赁用房的 521 平方米。2012 年，深圳社康中心租赁业务用房的平均租金为 42.06 元/（月·平方米）。当年，深圳住宅类房租价格为 41.89 元/（月·平方米）[①]。以类似住宅类房租价格租赁业务用房虽然可以减轻社康中心的财务负担，但也会带来诸如业务用房选址、结构及消防等方面不符合医疗机构设置相关要求的问题。尽管租赁价格相对较低，但由于租赁用房的比例较高，2012 年共需支付租金 1.31 亿元。虽然部分社康中心的租金由政府承担，但让执行公益性政策的机构承受市场化租金，势必给社康中心及其主办医院带来沉重的财务负担，也不符合基本的经济规律。可见，当前社康中心在业务用房方面主要存在面积不达标、不稳定、财务负担沉重的问题。

（六）部分政策未达到预期效果

本研究在阐述社康中心其他方面问题时，已经对配套经费落实不到位、人员编制配备不足、业务用房政策流产等政策执行“打折”的现象进行了分析，本部分主要聚焦于与社康中心密切相关的双向转诊制度的落实情况。

双向转诊的基本内涵就是小病进社区，大病进医院，通过分级诊疗，积极发挥大中型医疗机构在人才、技术及设备等方面的优

① 深圳市出租屋综合管理办公室：《2012 年四季度租赁市场调查报告》，2013 年 1 月 10 日。

势，同时充分利用社康中心的服务功能和网点资源，使基本医疗逐步下沉社区，使社区居民危重病、疑难病的救治到大中型医院。从2007年开始，原国家卫生部就在社区医院和大医院之间推广双向转诊。经过几年的运作，全国各地都出现了一些问题，集中体现在政策的可操作性不强、转诊率一直处于低位徘徊等方面。深圳也同样存在类似的问题。2012年，深圳社康中心日常业务报表显示，深圳社康中心上转病人56.03万例，下转病人13.17万例，下转病人数占上转病人数的23.51%。在开展了双向转诊业务的588家社康中心中，有75.68%的社康中心上转病人数大于下转病人数，明显存在“转诊难”、双向转诊不对称的问题。社区向上级医院的单向转诊造成了部分患者失去在社区连续治疗的机会，下转病人偏低也影响到社区医生双向转诊的积极性。

双向转诊制度执行不到位的问题在访谈中也有所体现。被调查的社康中心工作人员表示，在现有的“院办院管”体制下，双向转诊主要是集中在社康中心与主办医院之间开展，主办医院本身医疗资源就比较紧张，难以消化社康中心转上来的病人，且医院和社康中心缺乏有效的转诊通道，转诊单无法为病人提供便利，其作用异化成社康中心完成年度考核的工具。

与“上转难”相比，病人从医院下转到社康中心也存在一些问题。社康中心完成类似于产后访视等技术含量较低的转诊任务并不难，而康复期病人的下转受社康中心人手不足，家庭病床不完善，医疗风险、医疗价格等制度不健全的影响，无法顺利实现下转，限制了下转业务的发展。

另外，双向转诊只局限在社康中心和举办医院之间，社康中心与全市其他医疗卫生资源之间还没有建立有效的转诊关系，既不利于社康中心的发展，也不利于维护患者的利益。主要原因还是社康中心没有独立的法人地位，在涉及经济利益的转诊过程中，没有完

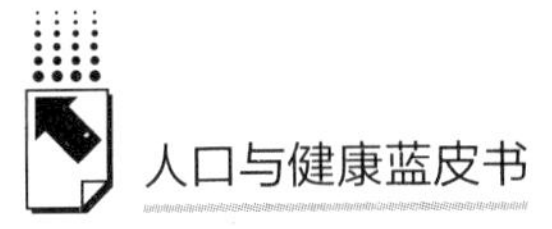

全的自主权，无法根据患者的需要选择上转医院，而各举办医院在没有制度约束的情况下，也没有将患者下转的动机。当然，这属于管理体制方面的问题，需要在后续改革中进行慎重的研究和探讨。

（七）居民认同感偏低或缺失

近年来，深圳非常重视社康中心的建设和发展，加大了对社康中心硬件、软件的投入，但社康中心依然存在“叫好不叫座”的现象。大医院病员人满为患，部分社康中心却患者稀少。社康中心的医疗水平与大医院虽有一定差距，但处理居民的日常疾病是不成问题的。居民对社康中心的认同感缺失是多种原因造成的。首先，居民受传统观念的影响，认为社康中心医疗技术不过关，基本的常见病也治不好，在从众心理的影响下宁愿选择大医院。其次，社康中心本身不够“硬”也是原因之一。有些社康中心医务人员的素质还有待提高，个别医生缺乏足够的诊断能力和药品知识。一些病人发现在社康中心就诊后的疗效不理想，甚至有误诊的情况。再次，社康中心的功能设置也存在一些欠缺，如一些常用的医保目录药品短缺，医疗设备落后、缺乏，致使治疗手段受到制约。最后，社康中心选址不当、与大医院太近等，这些因素都会对居民的认同感产生负面影响。

另外，随着公民环境意识和权利意识的觉醒，邻避运动正在兴起。民众担心医疗机构造成环境污染，虽然承认医疗机构是必要的，但是不希望医疗机构建在自家后院，因而引发社会抗议。最常见的就是社康中心新建和选址时遭到民众的抵制，典型的例子就是彩田社康中心。彩田村是福田区首个在开发时就规划预留用地建社康中心的社区。在提出了整改承诺后，因部分业主反对，仍未获得全体业主支持，使得装修一新的社康中心长期处于闲置状态。

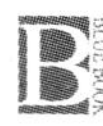

蓝皮书课题组于2012年开展的“深圳常住人口就医状况调查”[①]也反映出居民对社康中心的认同问题。在被调查的1613名市民中，对社康中心持正面信任态度的人占89.0%，然而有小病会选择社康中心的比例只有32.4%。社康中心所处的“叫好不叫座”的矛盾境地，与社区首诊的理念形成强烈的反差。在居民心目中，社康中心意味着相对较低的医疗技术水平。在追求个体健康收益最大化的理性选择下，社康中心作为首诊选择无疑会大打折扣[②]。

总之，由于社康中心存在上述六个方面的问题，社区卫生服务并未完全沿着政策制定者的预期目标发展，制度安排本身的缺陷妨碍了社区卫生服务质量进一步提高，损害了社区卫生服务能力和社会信誉，最终影响到居民对就医模式的选择。在推进深化医药体制改革的过程中，制度上一定要有前瞻性的设计，加快完善社区卫生服务体系的步伐。这不仅是社区卫生服务管理体制的改革，更是社区卫生服务模式和就医观念的全面更新。

四　国内外社区卫生服务模式及借鉴

（一）国外社区卫生服务模式

20世纪60年代以来，西方发达国家和部分发展中国家开始重视社区卫生服务的体系建设和功能的拓展，逐渐形成了较为完善的社区卫生服务体系，社区首诊的比例高达80%，社区卫生服务在维护人口健康方面的作用日益显现。

英国是最早发展社区卫生服务的国家，总卫生经费的80%以

① 详见陆杰华、刘恩、苏杨主编《深圳人口与健康发展报告（2012）》，社会科学文献出版社，2012。

② 梁鸿、李楠：《社区居民需求与社区卫生服务的功能定位》，《中国卫生资源》2008年第2期。

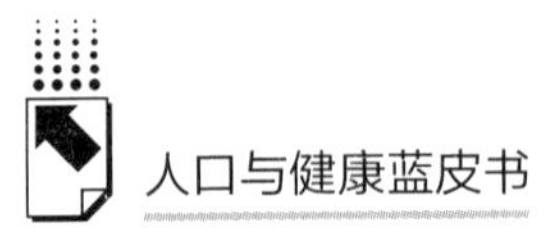

上由国家财政预算投入。凡英国公民均可享受免费医疗服务。其卫生法规规定非急诊病人必须先找自己注册的全科医生就医，否则不能享受免费医疗服务。社区卫生服务机构亦由国家投资兴建和维持运行。以法规形式所确定的这种医患关系，确保了英国的高社区首诊率和社区卫生服务连续性。

澳大利亚社区卫生服务规定，居民就诊必须首先接受社区全科医生的全面医疗服务，根据需要由全科医生转诊到其他卫生机构，医院并不设置普通门诊。在澳大利亚，有公立和私立两套社区卫生服务系统，政府通过社区卫生服务机构认证来保证社区卫生服务质量。澳大利亚的家庭医生占医生总数的40%，即使是属于私人开业的全科医生，其主要收入来源也是依赖于政府的医疗保障制度，采取“按服务付费”的方式，并且有严格的家庭医生资格认证和复审制度。

德国是社会健康保险的发源地，其社区卫生服务主要包括私人开业医生提供的门诊服务和社区护理机构提供的保健服务。私人开业医生或家庭医生既有全科医生，也有专科医生，护理人员和非专业人员一般都是开业医生的雇员。德国药品费用占卫生总费用的比例高于绝大多数发达国家。在社区卫生服务中，药品管理政策的改革与社区卫生服务密切相关。20世纪90年代初，为了控制医药费用增长过快，德国开始实行医师药品费用总额预算，严格规定门诊医生不得超过药品费用预算，否则超额部分将在医生的工资中抵扣。该措施在实施过程中取得了明显的效果。

美国社区卫生服务主要遵循市场调节的原则，病人可以自由选择医疗机构，家庭医生与居民之间建立了相对稳定的关系。在经费投入方面，社区卫生服务的投入占国家财政预算总卫生经费的28%。同时，健康保险条款也规定不需要住院治疗的病人必须回到社区或家庭治疗。这就为社区卫生服务的存在和发展创造了空间。社区护理也是美国社区卫生服务的主要内容，包括家庭医学服务和

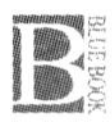

护理院服务。近年来，美国卫生组织变革出现了一些新特点，其中之一就是形成连锁社区医院或社区卫生服务机构。连锁经营的组织形式提高了资源的使用效率，加强了社区卫生服务机构抗风险能力，也使居民的满意度得到提高。

新加坡政府长期重视社区医院的建设，采取财政高投入、高补贴的方式支撑社区医院的生存和发展，建立起覆盖全体居民的社区医疗卫生体系，并制定了严格的病人分级就诊制度。病人需先到社区医院就诊。社区医院根据病情需要再转到大型的综合医院。由社区医院转入大型综合医院的病人，可以享受比其他病人低的收费。这种经济杠杆作用，既体现了“公平优先、兼顾效率”的原则，又可以避免“小病”患者集中在大医院的资源浪费现象。据统计，70%的住院病人是急诊入院，而大量慢性病病人在社区医院进行治疗和康复。“小病在社区，大病到医院；手术在医院，术后护理在社区”的就医模式极大地缓解了大型综合医院的压力。国外社区卫生服务体系之间的比较，如表3－6所示。

表3－6　国外社区卫生服务体系比较

模式	经费主要来源	服务提供者	服务内容	调控者	医生收入来源	代表国家
国家经营管理模式	国家拨款	国家开办的社区医院的全科医生	医疗、预防保健和公共卫生服务	国家	注册病人数量	英国
国家计划管理、私人提供服务的经营模式	国家拨款、社会健康保险	私人开业医师	医疗、保健	国家、保险机构	服务量	德国、日本、澳大利亚等多数发达国家
私营为主体的经营模式	国家拨款、商业保险	私人开业医师	长期护理和家庭保健	保险机构	服务量	美国

应该说，在世界范围内没有所谓的最优社区卫生服务模式，因为它涉及文化、社会、经济环境的问题，不是单纯的医学问题。即使是相对成熟的西方发达国家，也是多种模式的格局。但是，对上述各种社区卫生服务体系的分析，可以给我们以一定的启示：社区卫生服务的决策机制要建立在广泛认同的基础上；全科医生在社区卫生服务体系中起着中坚作用，是社区首诊制和转诊制的关键环节；普遍具有成熟的全科医生培养体系，可为社区卫生服务提供强有力的质量保障；健全的信息管理系统可为社区卫生服务动态监测和绩效分析提供科学化的手段；优质高效的行业组织可推动社区卫生服务的良性发展。

（二）国内社区卫生服务模式

国内其他地区社区卫生服务的起步时间与深圳相近，但在发展过程中面临的社会环境和选择的体制机制与深圳不尽相同，从而发展出与深圳不同的服务体系和模式。关于各地区社区卫生服务模式的文献非常丰富和完备。《深圳人口与健康发展报告（2011）》也详细介绍了东莞、北京、上海等地区的模式和具体措施。本研究无意再罗列各地区的社区卫生服务模式，仅就具有典型启示意义的机制进行简要分析。

社区卫生服务人力资源短缺、技术水平不高是各地区普遍存在的问题，也是制约居民选择社区就医的主要因素之一。东莞的做法是建立医院医生职称晋升与社区卫生服务工作经验挂钩的机制，鼓励社区卫生服务机构向公立医院购买具备中级以上职称的专科医生岗位为社区群众提供卫生服务；探索社区医务人员收入合理增长机制，实行“同工同酬”待遇。北京在社区卫生服务人才方面，探索建立社区卫生服务津贴和偏远地区特殊津贴制度，缩小社区卫生服务机构与大医院同等能力水平医务人员的薪酬水平差距，吸引优

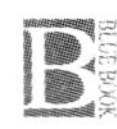

秀人才进入社区卫生服务机构，并培养百名社区健康管理专家进驻社区，提高社区卫生机构的诊疗水平和服务质量。北京正在规划实施的由社区医生、护士、预防保健人员组成的“家庭医生团队”，按照每600户居民家庭配备一个“家庭医生团队”，政府全额资助。开展健康管理服务的签约家庭户数、签约居民的满意度、慢性病患者的康复成效等，都将纳入绩效考核指标，直接影响社区“家庭医生”的收入。

上海市对社区卫生服务机构实行基本医疗保险经费总额预付制度，明确总额确定标准与合理超支的补偿机制，以及结余资金使用的具体操作办法。在调整服务价格的同时，经社区转诊的病人在大医院结算费用时享受一定比例的减免，提高基本医疗保险参保人员在社区首诊就医的报销比例，引导参保人员小病在社区卫生服务机构就诊。

社区首诊往往是与双向转诊密切相关。没有畅通的双向转诊作为支撑，社区首诊率很难提高。针对转诊难和转诊管理混乱的现象，各地区都进行了探索和改革。除上述提高社区卫生服务机构的技术水平、采用经济杠杆调节外，建立统一的双向转诊平台，医院设立专人负责双向转诊的工作，是有效提高首诊率的必要条件。江浙地区部分试点城市出现了“社区就诊率提高、医院手术率降低”的可喜现象。另外，社保绑定社康中心也是提高社区首诊率的有效途径。南京等地区将城市居民医保绑定在社康中心，大幅提高了社区首诊率；深圳实施劳务工医保绑定社康中心后，也出现了劳务工社区首诊率大幅提高的现象。但是，要实行全体居民的医保绑定社区卫生服务机构，对社区卫生服务体系的软硬件条件要求很高，许多地方还没有条件实施。

国内其他城市在社区卫生服务方面曾经或现在正在面临的困境，与深圳有某些相似之处。它们所采取的应对措施也具有普遍性和明显的效果，但在借鉴过程中要充分考虑具体措施的社会适应性，简单复制可能不会达到预期的效果。

（三）“院办院管”模式

深圳的社康中心从试点到现在，采用“院办院管”的模式，在构建深圳社区卫生服务体系过程中发挥了积极作用。数据显示，2013 年全市社康中心的诊疗量达到 3470.3 万人次，次均诊疗费用为 47.3 元，仅为全市医疗机构次均费用的 28.3%。社康中心在逐渐缓解“看病难、看病贵”问题方面的效果正在显现。

中国各地区社会经济发展不平衡，社区卫生服务的发展有较大的差距，呈现社区卫生模式的多样性。具有代表性的有深圳的“院办院管”模式，以及上海、天津、成都等地实行的社区健康中心独立一体化管理模式。

就“院办院管”模式而言，其优势在于：①依托医院的优势资源以及政府的支持，有利于基层社区卫生服务机构的快速建立。目前，深圳已经基本实现了社康中心的全覆盖，打造起为全体市民提供的“10 分钟社区卫生服务圈”。②“院办院管”的管理模式能够依托主办医院的优势人财物资源，与社区卫生服务机构之间实现资源共享，尽快提高社区卫生服务中心的业务能力。③社康中心从无到有需要建立一整套的规章制度和业务流程，借助主办医院的力量，有利于向社康中心输出成熟的业务管理和后勤保障。

但是，深圳着力推进医疗体制改革之际，社康中心自身及其所面临的环境都发生了变化，“院办院管”模式的一些自身难以克服的制度性弊端也显现出来。相应的管理模式要围绕提高基层卫生服务水平进行全面研究和考虑。一是主办医院和社康中心之间的功能定位存在制度冲突。受社康中心“公益性”和医院“半营利性”矛盾定位的影响，医院的服务模式和发展方向与社康中心不完全一致，医院缺乏将优质医疗资源放到社康中心的动力，社康中心存在公益性淡化的倾向。二是“院办院管”模式有利于双向转诊的设想也没有达到预期目标。医院在抱怨日常医疗任务过重的同时，又担心向下转诊会减少医院收入。医院对转诊制度存在不认同的态度，医生转诊意识淡薄。三是无法统筹社康中心之间的均衡协调发展。社康中心的发展很大程度上取决于主办医院的发展水平。当需要在全市范围内统筹和调配社康中心的资源，特别是需要注入外部力量时，仅仅依靠社康中心及其主办医院自身的能力是无法实现的。因此，社康中心的发展很大程度上受举办医院的影响，在网点建设、机构设置、人员待遇、服务理念等方面呈现较大差异，区域发展水平很不平衡。四是“院办院管”模式无法解决社康中心纵深发展的问题。“院办院管”模式导致社康中心只能在主办医院的框架下生存和发展，缺乏与市场接轨的活力，限制了其发展速度和规模，也限制了其发挥社区卫生服务功能和承担社区卫生服务责任。五是“院办院管”模式下，社康中心缺乏现代管理制度，活力不足。社康中心没有独立的法人地位，对“人财物”没有完全的自主权。这种权责不明的制度安排，难以建立有效的人才激励机制和提高运营管理水平。在推行一些公共卫生服务项目时，以行政惩罚为主的保障措施无法提高社康中心的积极性，造成社康中心以完成上级行政管理的任务为工作动机，无法主动了解和满足居民多样化的健康服务需要。六是“院办院管”模式下，社康中心的话语权和自主权十分有限。社康中心在发展过程中面临群众需要和工作环境的双重变化，作为基层公共卫生机构应该说能够准确了解或感受到这种变化。但是，“院办院管”模式下只能通过分散方式反映给卫生主管部门，致使政策调整的周期较长。社康中心无法通过自身的努力解决发展过程中的问题，只能通过“等、靠、要”维持生存。比如，深圳有近1/3的社康中心处于亏损状态，而目前并不具备改变这种状态的政策环境。

社康中心作为公益性医疗机构的代表之一，在医疗卫生体制中扮演着重要角色。尽管各地区都在积极探索社区卫生服务发展的基本模式，但国内外的先进经验表明，“院办院管”的管理模式虽然在社康中心的发展过程中发挥了重要的作用，但在现阶段总体上遇到了社区卫生服务发展的瓶颈问题，也就是调研过程中社康中心工作人员所提到的：在现有体制下，社康中心永远都长不大。实践经验表明，当发展遇到制度性障碍时，只能通过改革的办法解决。强化社区卫生服务公益性，实行科学管理，满足群众日益增长的健康需求，探索试点医院与社康中心的体制性分离，可能是今后社区卫生服务发展的方向。

五　社康中心的发展定位

1996 年以来，社康中心在深圳从无到有。其基层服务网络日趋成熟，服务内容逐步完善，服务质量和效率逐步提高，在全市卫生服务体系中占据重要的地位。然而，由于社康中心是个新生事物，还有诸如政策、环境、认识等方面的障碍和问题，其管理体制、运行机制还有诸多的不健全和不适宜，因此如何重新定位社康中心及其功能，如何定位政府在社康中心发展中的责任和作用，如何发挥市场机制的作用等问题，是正确认识深圳社区卫生服务状况的基础，也是分析如何优化改革城市二级卫生服务体系的基准。

（一）在社会经济发展中的定位

首先，以社康中心为载体的基层公共卫生服务体系是社会经济协调发展的重要基础。长期以来，中国实施的经济发展战略取得了明显的成效，经济总量已经跻身世界前列，但同时牺牲或忽略了一些社会领域的发展。贫富差距扩大、地区发展不平衡、医疗教育和社会保障滞后等，引发了新的社会不公平现象。虽然在程度上各有不同，但深圳同样面临着上述问题。因此，加强以社康中心为载体的基层公共卫生服务体系建设，是有效改善社会发展滞后现状的基础性手段之一。

其次，以社康中心为载体的基层公共卫生服务体系承载着使人民幸福的重要使命。人民群众对健康的要求是基本需求。每个人都有获得公平、可及、可承担的公共卫生服务的权利。健康水平直接关系到个人和社会的民生幸福程度。与医院等直接从事医疗服务的机构不同，以社康中心为载体的基层公共卫生服务体系更多的是提供预防保健、健康教育及计划生育等公益性卫生服务内容，其健康"守护者"的角色十分突出。

最后，以社康中心为载体的基层公共卫生服务体系是推进社会建设的主要环节。目前，在医药卫生体制改革和建设的实践中，重点还是偏重于医疗卫生的供给方。从国内外已有的医疗卫生实践经验看，政府补贴供方和购买服务往往无法保证医疗卫生服务的健康发展，还会增加政府的财务负担。要把卫生服务体系作为一项社会政策，改变以供方为导向的现行体制，转向以需方为导向的医疗卫生体制，就需要充分释放社康中心的活力，发掘其作为基层机构能够灵敏感知群众需求微观变化的特性，而这方面是政府宏观管理无法实现的。

（二）在医疗卫生体系中的定位

医疗卫生体制改革与发展的经验表明，发展社区卫生服务是符合医疗卫生事业发展的一般规律，体现了广大人民群众的要求，是有效促进群众健康的社会公共服务政策之一。

第一，社康中心是缓解"看病难、看病贵"的重要载体之一。

国家深化医药卫生体制改革的意见明确提出，建设覆盖城乡居民的公共卫生服务、医疗服务、医疗保障、药品供应保障四大体系。社康中心主要提供基本医疗和公共卫生服务，是连接这四大体系的重要支点。完善以社康中心为主体的社区卫生服务网络，有利于夯实深圳公共卫生和医疗服务体系的双重基础。社康中心具有公益性特点，只要卫生政策规划合理，它就可以成为缓解“看病难、看病贵”的重要途径之一。国内外的研究和实践同样表明[①]，通过社区卫生机构提供医疗服务，在方便、价廉方面具有无可比拟的优势，可以减少卫生资源无效配置，从而实现社区卫生的基本目标。

第二，社康中心是差异化卫生服务的提供方。社康中心应该明显区别于二、三级医疗机构的业务发展模式，通过提供差异化的服务与二、三级医疗机构结成协作关系，而不是竞争关系。社康中心与二、三级医疗机构定位的不同点在于它更多的是承担预防保健等公共卫生服务。只有通过提供有效的公共卫生服务获取政府购买服务的财政投入，才能充分体现社康中心的公益性，调动服务人员的积极性，保证社区卫生服务健康发展。社康中心的差异化发展还体现在弥补医疗卫生领域的空白，通过提供便捷、便宜的诊疗服务，压缩非法行医的生存空间，以净化医疗服务市场。

第三，社康中心是实现医疗服务向健康管理转变的基础。健康管理是一个新的保健理念，是强化以预防为主、防治未病的新型卫生服务模式。通过对个体或群体的健康状况及影响健康风险因素的全面评估，指导人们选择健康的生活方式和适应生存环境的心理调适，从而实现身心健康。实现健康管理的转变，需要依托社康中心，面向社会提供集预防、保健、养身、治疗、康复、急救于一体

① 世界银行：《中国卫生模式转变中的长远问题与对策》，中国财政经济出版社，1994，第621页。

的优质高效的健康管理服务。健康管理体现的是一种现代医学理念，不只关注病人的生理变化，更关注生理、心理和社会因素的影响，关注生命的全过程。健康管理提供的是具有连续性、综合性、主动性的服务，通过社区卫生服务人员提供的主动服务改变居民的健康观念，重建新的医患关系，获得群众的理解和信任。健康管理为社区卫生服务开拓了新的领域和发展空间，为满足广大人民群众的“高品质、低成本”医疗卫生需求创造了有利条件，实现了以需求为导向的转变。在现有的医疗卫生体制下，社康中心的公共卫生服务职能正是实现这一转变的基础。

（三）社康中心的功能定位

2006 年国务院出台《关于发展城市社区卫生服务的指导意见》，明确提出：社区卫生服务机构提供公共卫生服务和基本医疗服务，具有公益性质，不以营利为目的。深圳市政府也于 2006 年出台了《关于发展社区健康服务的实施意见》，强化了社康中心的公益性主体地位，细化了不同服务功能的性质，第一次明确了社区卫生服务机构的性质：社区健康服务机构提供公共卫生服务和基本医疗服务，具有公益性质，不以营利为目的，属于非营利性医疗机构。社区健康服务机构的具体职责也相应被界定为：社区预防、社区保健、社区康复、社区健康教育、计划生育和社区医疗。

上述政策已经明确规定了社康中心的公益性主体地位，应该予以坚持和强化。但在公益性的前提下，必须对社康中心的具体服务功能和内容的性质进行准确的界定，以便采用适当的运行管理策略。在当前的制度框架下，社康中心承担着纯公共服务、准公共服务和非公共服务三种不同性质的卫生服务。

社区卫生服务中的社区预防、社区健康教育，保健中的妇幼保健及老年保健，康复中的残疾人康复等，具有很强的非排他性和非竞争性，外部收益性明显，是纯公共产品。社区医疗服务在排他性和竞争性上具有多样化的特点，如医疗急救、基本医疗服务的非排他性和非竞争性特征十分明显，属于纯公共产品；而一些特定疾病（如精神病、职业病等）的诊治服务及计划生育技术服务的非排他性和非竞争性相对基本医疗服务低，属于准公共产品；随着居民对健康服务需求的不断提高，并不排除社康中心提供一些超过社会一般需求的特需卫生服务，它具有明显的消费竞争性，是具有一定公共性的私人产品，如上门门诊、家庭病床及家庭保健服务。对于不同性质的社区卫生服务，应该采取不同的供给方式：纯公共产品应采取政府提供的原则，准公共产品应采取政府和市场共同分担的原则，而私人产品应采取市场调节的原则。通过准确界定社区卫生服务产品的性质，形成政府购买公共卫生服务、社保购买基本医疗、社区居民购买其他医疗保健消费的社康中心供方市场。

理顺政府在社区卫生服务体系中的职责。要实现社康中心的功能定位，其中政府的作用十分重要。当前，政府主导原则是确定的，但政府主导不等同于政府全管，应当明确各级政府的职责，界定权限，予以合理分工。政府在社区卫生服务体系中的职责主要是购买公共卫生服务和监管，微观运行活动则交由各社康中心自主决策。应该把建立有效的监管体系放在社康中心优化改革的首位，在规则制定、发展规划、准入标准、行业管制等方面履行职责，解决社区卫生领域的信息不对称、道德风险和外部性等问题。

六 社康中心优化改革的政策路径和建议

综观国际国内社区卫生服务体系建设的经验，没有任何一种社区卫生服务的模式是完美的，各国都在进行着频度和幅度越来越大

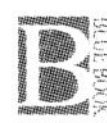

的改革。即使是曾经发挥过积极作用的体制机制，也由于社区卫生服务内在和外在环境的不断变化而变化，其管理和运行模式的改革将是一个长期的过程。同时，尽管其他国家和地区的制度设计、具体措施和实际成效各不相同，但其中蕴涵的逻辑思路和基本理念却有许多共同之处。

社区卫生服务体系在确定“六位一体”功能时，就决定了其管理和运行模式与医院体系的本质差异。从政府举办、自身运行、行业监管的角度来看，目前的社康中心仍没有完全摆脱医院管理的模式，“院办院管”模式显现出不适应社区卫生服务功能发展的端倪。针对社康中心面临的瓶颈性问题，采取综合改革的办法进行化解，是未来深圳必须面临的挑战。

（一）管理体制方面的改革创新

前述分析已经表明现行的“院办院管”模式既发挥过显著的效果，也存在一些制度本身带来的障碍或问题。而针对这类问题，如果不对体制进行改革，仅通过一些具体措施的改变是不能解决的。打破“院办院管”模式，将社康中心从医院中分离出来，使之完全回归公益性，是下一步社康中心管理体制改革的方向。

1. 探索由“院办院管”模式向“一体化管理”模式转变

“一体化管理”具有几个明显的优势，是深圳社康中心现阶段不具备的。一是“一体化管理”模式可以更好地体现社区卫生服务的公益性质，有利于实现社区卫生服务的目标定位。“一体化管理”模式能够保证社康中心的相对独立性，解决社康中心“纯公益性”和医院“准公益性”的矛盾，使社康中心回归到以社会效益为中心的价值定位上来。二是“一体化管理”模式可以明晰社康中心的法人治理结构，为社康中心注入良性发展的内在动力。根据现代管理理论，清晰的产权和健全的法人治理结构是组织或企业持续发展的内在动力，而这正是“院办院管”模式所不具有的。三是“一体化管理”模式有利于合理配置社区卫生资源。“一体化管理”模式可保障社区卫生服务机构在全市范围内进行资源横向整合、纵向分工，更好地解决区域发展不平衡的问题，缓解社区卫生服务“低资源配置”与群众“日益增长的健康需求”的矛盾，提高社康中心的运作效率。

因此，建议将社康中心的管理权从现在的举办医院分离出来，组建市、区两级社康管理中心，实行“管办分开”，赋予社康中心更多的独立运行的决策权，让卫生行政部门主要司职行业监管和社区卫生服务购买。

2. 鼓励有条件的社康中心组成运营集团，培育社区卫生服务的优势品牌

社康中心的功能定位决定了它天生就规模小、技术含量偏低，独立自主运营后很难快速发展和抵御各种风险。集团化运营作为一种产业模式和组织服务模式，既可以发挥市场的优势，又可以保证社区卫生服务目标的实现。首先，集团化运营社区卫生服务具有效益优势。相对于单独的社康中心，集团化运营通过均摊成本形成规模优势，在同等财政投入的情况下，实际上获得了超额利润。社康中心就可以利用自身的财力，支撑收入不足的社区卫生服务项目，形成自我发展能力。其次，集团化运营其实就是社区卫生资源重组，有利于把其他社会医疗保健资源进行共享，降低社康中心的运营风险。再次，通过扶持，快速提高社区卫生服务的专业水平。集团化运营可以从整个集团的层面统一研究社区居民的服务需求，统一进行培训、标准化设备配备和品质监控，确保形成高品质的社区卫生服务。最后，集团化运营可以形成品牌效应。社区卫生服务本质上还是属于服务行业。居民在追求个体健康收益最大化的理性选择下，在选择服务提供方时，难免会采用市场机制进行决策。集团

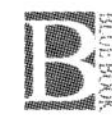

化运营可以快速把积累的品牌效应复制到整个社区卫生服务体系，从而提高社区卫生服务的社会地位和认同度，一定程度上缓解社康中心“叫好不叫座”的困境。

建议在现有“社管中心”的基础上，选择管理水平高、运营效益好的社康中心进行试点，成熟后再进行全市推广。集团化运营是借助市场化的手段管理社区卫生服务，应该尽量减少行政干预。

3. 建立新型绩效考核和收入分配机制

切断社康中心医务人员的收入与服务收费之间的利益联系，可以促使社康中心摆脱市场导向的趋利行为，真正将社康中心转变为公益性机构。前提是要建立一套科学的社区卫生机构医务人员的收入分配与绩效考核机制，使其成为推进社区卫生机构功能转变的必要条件和配套政策。在社康中心补偿机制、财政投入机制确定的前提下，需要对医务人员的收入分配机制进行重新界定。应根据工作岗位不同而设置科学合理的岗位职责。社康中心医务人员的收入应根据其既定的岗位职责以及完成岗位工作的情况进行绩效考核。考核的重点是服务质量、服务数量和群众满意度，而不与服务收入挂钩。

政府在对社区公共卫生服务加大投入的同时，应该关注投入所产生的实际效果，而不是关心由谁来提供这些公共卫生服务。因此，建议实行以绩效工资为主、岗位工资为辅的薪酬分配制度，破除实际存在的平均主义倾向，鼓励“多劳多得、优劳优得”，实现“同岗同酬”。岗位职责与绩效考核的原则是应保证医务人员的薪酬收入与服务内容的性质和服务收入无关，与服务对象的满意度和医务人员岗位职责完成情况相关联。

为保持人才队伍的稳定性，应该保证在编人员在完成岗位职责的情况下实际薪酬待遇不下降。实行“同岗同酬”后，聘用人员的薪酬待遇向在编人员看齐，必然导致人员费用的增加。经初步测算[①]，在编人员实际收入比聘用人员高35.10%。如果按照2012年社康中心人员数量不变、聘用人员与在编人员“同岗同酬”的假设，全市社康中心人员工资性支出将增加到10.67亿元，约占业务总支出的46.36%；人均年收入将提高到11.25万元，比2012年的人均收入增加24.72%。人员工资支出的增加额不应该也不能够通过诊疗服务收费进行补偿，而应该通过增加政府购买公共卫生服务进行补偿。如果人员工资支出的增加额全部由财政投入，人均财政拨款将由现在的37.69元上升到47.46元，高于国家规定的“人均基本公共卫生服务经费标准达到40元以上”[②] 的标准。

（二）为社康中心提供可持续性资金来源的政策空间

为了减少群众的就医支出，政府对社康中心的收费进行了严格的限制，药品零加成、诊疗费减免等措施实际上减少了社康中心的服务收入，而业务用房租金、人员工资支出等医疗成本不断上涨，如果没有能够为社康中心提供可持续性资金来源的政策空间，社康中心很容易陷入大面积亏损或隐亏、人才流失和吸引不到有活力的新人的困境。因此，虽然社康中心是不以营利为目的的公益机构，但其生存和发展需要稳健的财务状态。追求运作效率的最优是其必然选择。

1. 优化社康中心的收入结构

社康中心作为公益性机构，要获取实现其功能定位所必需的资金来源，不能采取市场手段提高收费价格，同时它又承担了大量的公共卫生服务，对此政府的财政补偿就显得格外重要。政府出台了

① 现有的社康中心日常报表数据只有70%多的社康中心报告了完整的人员和工资支出情况，因而与实际情况略有出入。

② http：//news. xinhuanet. com/2012 -03/22/c_ 111691565. htm，2014/6/18.

一系列有关社康中心的政策，其中不少政策的本意是要切断社康中心的分配和医疗收入的利益关系。但是要真正实现这些政策的目标，必须有政府的财政性托底。只有社康中心收入大于支出，才能够保障其正常运作和政策落实到位。进行“一体化管理”模式转变后，社康中心与原来的举办医院分离，一些亏损的社康中心无法从举办医院那儿得到资金支持，而它们又要生存，因此，如果没有财政的跟进托底，它们就只能采用诸如“以收定支”、挪用防保经费等的消极方法。这既有悖于改革的本意，也会使改革难以维继。

建议在稳定现有财务补偿机制和新型绩效考核的基础上，通过购买公共服务，加大对社康中心的政策性投入，确保那些绩效考核合格的社康中心不亏损。另外，使公共卫生服务均等化是政府的主要职责。均衡问题需要靠市财政解决，应明确市级财政的统筹和投入主体责任。对于经费困难的区，市财政要加大转移支付的力度。当然，财政托底并不意味着重新回到政府养人、养机构的“大锅饭”状态，而是要明确界定基本医疗和预防保障的内涵，建立考核评估制度，遏制各种资源的浪费。

实行管理体制改革后，通过财政托底解决社康中心的亏损问题并不是简单的对账面亏损进行补偿，而是要通过财政补偿优化社康中心的收入结构。2012 年，全市社康中心亏损总额虽然只有 3000 多万元，但有 41.34% 的社康中心处于亏损状态。全市的亏损额是减去了那些非亏损状态社康中心的盈余后的数字。显然不能直接用一个社康中心的盈余去弥补另一个社康中心的亏损，这会严重影响社康中心的积极性。2012 年的收入结构是：药品收入占 40.8%；药品以外的医疗收入占 31.8%；市、区两级财政拨款占 23.0%。如果扣除业务用房租金，可用于公共卫生服务的财政拨款只占 17.0%。上述收入结构反映了政府投入不足的情况下，社康中心出现了“重医轻防”的现状。如前所述，社康中心“六位一体”的功能定位中，有五项属于公共卫生服务或准公共卫生服务，需要由政府购买，这与当前的收入结构不相符。假设通过优化改革，财政投入占社康中心收入的比例上升到50%，在医疗收入保持不变的情况下，每年需要增加财政投入9.17亿元，财政投入的规模将扩大3.32倍。

2. 合理控制社康中心的运行成本

回顾社康中心发展历程不难发现，深圳的社区卫生服务是在政府行为干预之下形成的，政府举办的社康中心占到92.2%。相对单一的社区公共卫生供给方式很难形成有效的竞争机制，不利于控制社康中心的运行成本。

建议从两个方面入手控制社康中心的运行成本。一是引入竞争机制，打破体制壁垒，鼓励社会力量参与社区卫生服务，改变公立社康中心为主的局面。供方多元化将促进市场繁荣，有利于竞争机制的形成和社区卫生服务的健康发展。如有些国家和地区实行的公共卫生服务公开招标的竞争机制，可促进供方机构的优胜劣汰，激发社康中心自我降低成本的动力。上述社康中心集团化运作也是降低运行成本的方式之一。二是严格控制药品和医用耗材的成本。深圳社康中心的运行成本中，药品和医用耗材支出占比达到近60%。药品和医用耗材生产流通领域秩序混乱，虽然政府制定了统一药品和医用耗材采购的招投标制度，但药品和医用耗材价格虚高、层层加价的现象依然存在，有的价格甚至几倍于西方国家。如果不对药品和医用耗材成本虚高加以有效控制，那么虽然社康中心实行“药品零加成”制度后没有增加药费的冲动，但也没有控制药品成本的动力。这部分虚高的成本还是转嫁给了群众，并不利于缓解“看病贵”的问题。这也是许多地区实行“药品零加成”后医疗费用下降并不明显的原因之一。当然，药品价格虚高的问题要取得根本性转变，还有待于医药卫生体制改革。目前，可以由新组建的市社管中心制定社康中心药品和医用耗材指导价格。作为价格上限，指导价格以政府投标价格为参考。允许社康中心通过药品和医用耗材生产企业直接进货，差价部分可按一定比例留作社康中心的利润。这样，既可以进一步降低群众的医疗费用，又可以为社康中心创造一定的利润。当然，因此而产生的商业贿赂等管理风险是社管中心应该着力控制的，但不能因管理难度增加而放弃群众的利益。

（三）形成社康中心人才培养和发展的制度环境

人才队伍问题是制约社区卫生服务发展的关键问题。社康中心人才相对匮乏、人员数量不足、业务水平不高、待遇偏低，全科医师执业注册、职称晋升等问题没有得到有效解决，缺乏吸引和留住优秀人才到社康中心工作的机制等，是制约社康中心发展的人力资源瓶颈问题。

截至 2012 年，全市社康中心工作人员共 7140 名，其中技术人员 6895 人（含 2357 名全科医师），缺口分别达到 42.98% 和 62.35% 。在深圳，医疗卫生人才缺乏不是社康中心的特殊问题，而是全市的普遍问题。全市医护人员缺 3 万人①。在这种情况下，社康中心的人才问题显得更加突出。

在目前的医疗卫生体系大环境下，优秀的医学人才不愿意成为全科医生，更愿意选择在大医院工作。无论是社会地位、职业发展前景，还是收入，专科医院医生的工作是全科医生无法比的。从制度上解决社康中心人才缺乏的问题，重点是要解决社康中心人员的待遇和职业发展前途两个方面的问题。前面所述的实行“同岗同酬”的制度就是解决聘用人员的待遇问题，同时还要有配套的工

① http：//www. sznews. com/rollnews/sztqb/2013 - 12/05/content _ 55850925. html. 2014/6/20.

资增长机制，为社康中心服务人员提供有竞争力的工资收入。要为有专科技术发展愿望的服务人员提供向专科医院流动的机制，促进两级卫生服务体系人员的双向互动，从而吸引新的人才加入。

建议按照国家标准核定社康中心服务人员的编制，按照“定编不定人”的原则足额落实人员编制，将人员编制作为核定经费补贴的依据。超出编制人员的聘用，则由社康中心根据业务发展需要自主决定。

全科医生是社区卫生服务的核心人才。真正实现以全科医生团队为主体的社区卫生服务工作，是实现社康中心功能转变的基础条件。以法规形式保障，“首诊在社区”才有技术保障。深圳目前只能实现劳务工绑定社康中心，而不是全体市民，根本原因在于社康中心的全科医生数量不够、技术水平偏低。中国高等医学教育系统中没有设立全科医学科，而且没有统一的全科医生培养方案，全国各地的全科医生都严重不足，所以不太可能从其他地区直接引进大量的全科医生。因此，加强对全科医生的系统培养是解决全科医生不足的根本措施。

建议加强与高等医学院校的合作，通过毕业招聘、委托培养、定向招生等方式扩大全科医学人才的储备。建议新进的大学本科毕业生在三级医院完成住院医师规范化培训后，到社康中心实习，最后通过国家全科医师资格考试成为全科医师。同时，探索执业医师向全科医师转化的合适模式，加快转型教育，统一培训大纲，实行订单式培训，加强对其工作态度的培养，排除影响转化的干扰因素，全面提高全科医生的业务素质。

（四）综合配套措施

社康中心的健康发展既需要有完备的顶层设计，也需要有相应的综合配套保障措施。深圳社康中心管理体制的改革，必然引起整

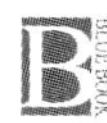

个社康中心运行体系的变化。具体制度、措施也需要相应的变化，以适应新的制度和社会环境。

1. 优化社区首诊和双向转诊制度

社区卫生服务的基本定位是成为基本医疗的“守门人”，而前提是实现社区首诊、双向转诊，最终形成分级医疗。双向转诊制度是促成社区首诊的关键因素。不形成有序的双向转诊，不仅首诊制难以形成长效机制，社康中心的生存和发展也势必难以为继。

建议进一步完善双向转诊制度，开展社区首诊试点，明确转诊条件、转诊程序，简化双向转诊的就医流程，为病人提供优惠服务，为上转病人提供专家门诊预约、优先住院等服务。通过加强信息化的建设，尽快建立全市统一的双向转诊平台，实现区域内医疗资源、患者信息的共享。在转诊过程中，为转诊病人提供详细的病史及治疗情况，保持治疗具有连续性，部分检查结果互认，避免过度检查和过度治疗。明确专科医院下转的职责，加大对专科医院的考核力度，为发展社区卫生服务提供良好的环境。探索上下级医疗机构的合理利益分配机制，形成利益共同体，在双方利益一致的情况下开展双向转诊。加强专科医院与社康中心的业务交流，把一些有条件的热门专家号下放到社康中心，逐步收缩专科医院的常见疾病诊疗业务，培养群众社区首诊的习惯。

2. 完善社区卫生服务医保制度

构建以社区卫生服务为基础的新型城市医疗卫生服务体系，最大程度保障居民健康，是社区卫生服务发展的政策目标。医保制度是社区卫生服务改革的一个重要基础和前提条件。如果医保制度不完善或不到位，就会产生巨大的改革风险。

目前，深圳800多万名参加劳务工医保的参保人实现了社区首诊制；但对于200多万名综合医保人群，只能通过将医保药品和诊疗项目费用“打7折”的方式来吸引他们到社区首诊。据社保部门统计，通过劳务工绑定社康中心和社区首诊费用打折两项措施，深圳全市参保人在三级医院就医比例从2004年的35.25%降低到2010年的11.62%；在社康中心等就医比例从2004年的17.08%提高到2010年的36.55%[①]。

完善医保制度，扩展医保范围，从医疗保险逐步扩展到健康保险。综观国外成熟的医疗保险制度发展历程可以看到，当社会医疗保险发展到一定程度时，各国都相继做出医疗保险向国民健康保险的转变[②]。其中的重要前提是人口的医学模式转变，即从生物医学模式转向社会医学模式。深圳的社会经济发展已经达到中等发达国家水平，其居民健康水平和医学模式也已经和发达国家极为相似，但医疗和健康保障水平却存在一定的差距。在医保制度设计和修改的过程中，要充分考虑改变单纯的医疗模式，适当增加有关健康服务的内容，如将家庭病床、社区慢性病管理和社区预防保健等服务内容纳入医保报销的范畴[③]。进一步强化医疗保障在社区卫生服务中的作用，将符合规定的社区卫生服务项目纳入支付范围，适当拉开医疗保险基金对社康中心和专科医院的支付比例，促进医疗保险参保人员充分地利用社区卫生服务资源。

3. 建立医疗事故/纠纷保险基金

实行一体化管理后，社康中心的所有权和经营权分离，独立开展经营管理活动。由于社康中心规模偏小，无力独立承担医疗事故/纠纷的风险，因此必须明确发生医疗事故/纠纷后的责任主体。

医疗事故引起的纠纷会严重干扰社康中心的正常秩序。医疗事

---

① http：//szsb. sznews. com/html/2012 - 11/23/content_ 2287109. htm. 2014/6/20.

② 裴丽昆：《澳大利亚卫生系统绩效评价框架》，《中华医院管理杂志》2004年第20期。

③ 尹文强、傅华、安妮等：《我国社区卫生服务发展阶段分析及可持续发展策略研究》，《中华医院管理杂志》2004年第20期。

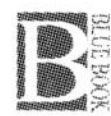

故诉讼案件可能会给社康中心带来无法承受的负面影响和高额赔偿。国内其他地区实行的医疗责任保险取得了良好的效果，是解决医疗事故/纠纷的一条可行之路。

建议由政府和社康中心共同出资建立医疗事故/纠纷保险基金，把难以预料的医疗风险通过少量的保险费支出固定下来，解除社康中心的后顾之忧。在发生了保险责任事故之后，保险公司依法规提出公正、准确的赔偿意见，可避免患者独立面对拥有专业知识的责任者，使受害方尽快地得到经济赔偿，防止社康中心无力赔偿的事件发生。医疗责任保险，既可保证社康中心和患者双方的利益，又可使社区卫生服务事业和保险事业实现“双赢”。

4. 开展社区卫生服务宣传教育

现行关于社区卫生服务的宣传，主要是强调社康中心的便捷和经济优势。这种宣传推广方式在短期内能够迅速扩大潜在消费人群，但也会给社区居民造成低质廉价的感觉。社区卫生服务的宣传不仅要向群众传播社康中心的信息，更要传播社区卫生服务的理念，扭转群众错误的公共卫生和健康理念。比如向群众普及相关疾病预防和医疗知识，定期开展健康讲座和防治疾病讲座等相关的活动。

社区卫生服务宣传不仅是社康中心或卫生行政部门的责任，更是全社会的责任和义务。社区卫生服务是党和政府联系群众的一条重要纽带，应该运用多种方式开展宣传，提高群众对社区卫生服务工作的认知度，树立群众对社康中心的正确期望，使他们逐步理解、支持和认可社区卫生服务工作，增强其参与热情。

5. 建立公开透明的监管制度

社区卫生服务的发展不仅需要政府的扶持，也需要政府的监督和管理，以保证社区卫生服务向着规范化的方向发展。

可以借鉴国外社区医疗机构管理的经验，建立由卫生管理部门、地方政府、社区卫生服务人员和居民代表组成的监督机构，使之负责对居民反映的社区卫生服务存在的问题进行调查分析，并向卫生管理部门或劳动与社会保障部门提出解决问题的措施。建立财务公开制度。政府定期对社康中心所开展服务项目的经费、服务质量进行综合评估，并将评估结果作为社康中心获得财政支持的依据。

社康中心是医疗卫生体系的一个组成部分，其改革的成效很大程度上取决于医药卫生体制改革的力度和方向。随着社会经济环境的不断发展变化，社康中心的优化改革也将是一个长期的过程。只要有改革，就会有阵痛，但只要有决心和勇气，并采取符合客观规律的办法，就能够探索出对于全社会有积极意义的道路和经验。

B.4

深圳市社会办医的发展困境与改革思路研究

尹德挺　卢镱逢

本报告要点：

1. 深圳市的社会办医逐渐形成了“以二级医院为突破口，扶持知名三级医院，加大人才政策支持力度”的发展模式，但现状呈现“三多三少”：机构数量多，专业性优质资源少；小规模经营多，大型医院少；营利性机构多，非营利性机构少。

2. 未来深圳社会办医面临的挑战主要可分为内部挑战和外部挑战两个方面。前者包括趋利倾向、投资风险、自主权受限、人才受限、政策尚未落地，后者包括社会性力量不足和社会办医对医药卫生体制改革作用有限等。

3. 从制约深圳社会办医的配套机制来看，审批机制、医疗保险机制、人才流动机制、风险分散机制、行业监管机制、分级诊疗机制等，应成为未来改革的重点领域。

《中共中央关于全面深化改革若干重大问题的决定》强调了卫生计生事业改革的重要性，并对此提出了新的要求。作为卫计事业“先进工作者”的深圳特区，理应在相关改革上率先体现“全面”“深化”。在深化医药卫生体制改革中，社会办医无疑是焦点领域。尤其对于卫生资源总量不足的深圳，如何利用经济优势，充分发挥市场作用，增加医疗资源的供给总量和种类，提高医疗服务的质量和效率？如果深圳能在这方面的改革中先行，无疑能更好地起到全国改革“试验田”的作用。

本报告基于调研和与全国情况的比对，专门从以下五个方面回答了这个问题：第一部分简述了社会办医的宏观背景，提出了社会办医的总体目标和当前目标；第二部分论述了国内外关于社会办医的先进经验和研究成果，指出了现有研究的启示和不足，为下文研究明确重点内容和思路；第三部分从实际出发，分析了目前深圳社会办医的发展特点、模式和面临的重大挑战；第四部分从理论上提出了一个宏观制度框架，从供方、需方、竞争合作方、监管方出发，研究作用于社会办医的不同主体及其作用机制，从而找到影响其发展的核心要素和具有发展潜力的重点领域；第五部分根据影响社会办医发展的核心要素和重点领域，对深圳社会办医提出了政策建议，并做出了进度安排。

一　社会办医的宏观背景和改革目标

（一）社会办医的宏观背景

1. 社会办医的时代背景：加快发展社会办医是“市场化”战略的要求

改革开放以来，中国经济飞速发展，市场对资源配置的有效性在其中发挥了关键作用。新时期，党的十八届三中全会审议通过了《中共中央关于全面深化改革若干重大问题的决定》，将经济体制改革作为整个改革的重点，强调了市场在资源配置中的决定性作用，提出要不断推动市场化改革。为了更好地落实“市场化”战略、积极稳妥地推进市场深化改革，必须加快发展社会办医，积极引导社会资本流入医疗体系，减少政府对医疗资源的直接干预，充分发挥市场的整合、配置作用，坚持“权利平等、机会平等、规则平等”的原则，打破隐形壁垒，促进非公有制经济健康、稳步地发展，不断提高非公医疗机构的市场份额，形成多元办医格局。

2. 社会办医的现实背景：加快发展社会办医是完善医疗服务体系的要求

现如今，公立医院相对单一的医疗服务模式已经无法满足人们对多样化医疗服务的需求，尤其是在高端医疗服务、特殊专科服务、医疗延伸服务等方面严重缺乏优质的医疗资源。加快发展社会办医，根据市场需求优化资源配置，不仅可以提供高质量、多样化的医疗服务，增加医疗资源供给，给予医疗服务体系必要的补充，更有利于形成自由平等的行业竞争环境，推动公立医院改革，促使医疗资源价格下降和医疗服务质量提升，有效完善医疗服务体系，解决民众“看病难”“看病贵”的难题。

（二）社会办医的改革目标

为了更好地落实社会办医，促进社会资本举办医疗机构，国家卫计委对社会办医的总体目标和当前目标做出了明确要求。

1. 社会办医的总体目标

国家卫计委在《关于加快发展社会办医的若干意见》（国卫体改发〔2013〕54 号）中明确提出了社会办医的总体目标：“将社会办医纳入区域卫生规划统筹考虑。优先支持社会资本举办非营利性医疗机构，加快形成以非营利性医疗机构为主体、营利性医疗机构为补充的社会办医体系。持续提高社会办医的管理和质量水平，引导非公立医疗机构向规模化、多层次方向发展，实现公立和非公立医疗机构分工协作、共同发展。”

社会办医的总体目标为整体发展明确了方向，强调了非营利性医疗机构的主体地位，对社会办医的质量、资源层次提出了要求，强调推动医疗机构区域规模化、医疗体系整体化。

2. 社会办医的当前目标

根据社会办医的总体目标，国家卫计委在《2014 年卫生计生工作要点》（国卫办发〔2014〕4 号）中进一步明确了当前目标："将社会资本办医纳入区域卫生规划和医疗机构设置规划统筹考虑，优先支持举办非营利性医疗机构。加大发展社会办医的政策支持力度，进一步放宽举办主体、服务领域和大型医用设备配置要求，支持发展老年护理和康复服务。鼓励社会资本以多种形式参与公立医院改制重组，持续提高社会办医的管理水平和质量。制定国有企业所办医院改制试点工作方案，推进公立医院资源丰富的城市国有企业医院改制试点。推行和规范医师多点执业。"

社会办医的当前目标对短期内的发展提出了要求，即将非营利性医疗机构作为发展重点，加大政策支持力度、放低准入门槛，推动公立医院改制，并重点发展老年护理和康复服务，不断提高社会办医的水平和质量。

二　国内外社会办医的经验及启示

国内外在社会办医方面积累了丰富的经验，并做了大量研究。这为今后社会办医的发展提供了很好的借鉴。本研究总结了国内外关于社会办医的实践探索，总结出可借鉴的经验和现有研究的不足，以便于为下文研究深圳社会办医的发展明确重点内容和思路。

（一）国外社会办医的模式与经验

基于国外社会办医的文献研究发现，其社会办医的模式大致可被分为以下几种类型。

第一，以政府为主导，推动医院自治与竞争的社会办医模式。此模式以英国为典型。这种办医模式以政府为主导，将市场机制引

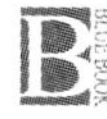

入卫生体系，建立“内部市场”，加强医疗行业的自由竞争，推动政府的职能角色由行政决策者转变为运营管理者，推行“管办分开”，并建立医院托拉斯，将分散的医院组织起来，提高竞争力[①]。

第二，以非营利私立医疗机构为主的市场主导型办医模式。此模式以美国为典型。这种办医模式以私立医疗机构为主导，国民通过自主购买商业保险的方式获得医疗服务。在美国，公立医院占医院总数的27%，主要针对急性病，是医疗体系的补充；私立医疗机构约占市场份额的73%，且大部分都是非营利性的，营利性的只占私立医疗机构的15%左右[②]。

第三，政府干预与市场调节相结合的办医模式。此模式以德国为典型。这种办医模式以政府为主导，辅以市场机制，通过政府向医疗机构购买服务、办保险覆盖全民，提供医疗服务。国家允许医生在公私医疗机构之间自由流动，并以政府为主导推行公立医院集团化改革。新成立的医院董事会成员一半源于政府提名，一半源于雇员提名。在德国，私立医院约占全部医院数量的1/3，负责初步咨询和检查的开业医生也属于私人开业，私立医疗机构正日益发挥着重要的作用[③]。

第四，公私互补的办医模式。此模式以新加坡为典型。这种办医模式强调公立和私立医疗机构的分工协作和功能互补。在新加坡，公立医疗机构包括公立医院和联合诊所，主要提供住院服务，占总数的80%；私立医疗机构包括私立医院和开业诊所，主要提供基础性医疗服务，占总数的80%[④]。

---

① 陆荣强、徐爱军：《国外公立医院治理结构特点及对我国的启示》，《卫生经济研究》2009年第11期。

② 顾海、李佳佳：《国外医疗服务体系对我国医疗卫生体制改革的启示与借鉴》，《世界经济与政治论坛》2009年第5期。

③ 韩洪迅：《德国、英国、新加坡公立医院改革解读》，《中国医药指南》2007年第8期。

④ 顾海、李佳佳：《国外医疗服务体系对我国医疗卫生体制改革的启示与借鉴》，《世界经济与政治论坛》2009年第5期。

（二）国内社会办医形式比较

在国家相关政策的大力扶持下，各种形式的社会办医发展迅速。截至2013年底，非公医院已经有10166所，占全国医院总数的43.24%，比2012年同期提高了近4个百分点①。通过对国内社会办医实践经验的比较发现，社会资本建设医疗机构具有多种形式，主要有独立投资综合医院、合作投资综合医院、投资民营专科医院、社会资本参与公立医院改制和开办个体诊所五大类，其出资建设、运营优势和发展状况都不尽相同（如表4－1所示）。

表4－1　各社会办医形式的特征

	独立投资综合医院	合作投资综合医院	投资民营专科医院	社会资本参与公立医院改制	开办个体诊所
出资建设	由单独法人出资，或出资人不同但具有相同实际控制人。多由大型医疗集团出资设立	由多个主要出资人共同投资成立。这种形式大多表现为中外合资医院	近十年，特色专科医院越来越成为市场投资的选择	有“先托管后收购股权、直接收购股权、吸收合并医院”三种情况	个人出资建立
运营优势	集团资金实力雄厚，资金链连续、稳定，克服了医疗行业十年难获利的情况	综合各投资者资源。特别是中外合资医院，引进国外先进设备、技术和管理经验，提高医院服务质量，提供高端医疗服务	提供专业、特色、优质的医疗服务，注重品牌影响力，可复制性强	通过引入社会资本、增加投资者来完善医院的内部治理结构，由此提高公立医院的办事效率	规模小，多为社区性的小诊所，提供初级卫生保健服务，方便群众获取医疗资源

① 朱幼棣：《中国民营医院发展报告（2013）》，社会科学文献出版社，2013。

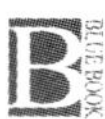

续表

	独立投资综合医院	合作投资综合医院	投资民营专科医院	社会资本参与公立医院改制	开办个体诊所
发展状况	2010 年允许外资独立投资建设综合医院，2014 年进一步放宽外资独立投资建设综合医院的要求	2000 年，卫生部与对外贸易经济合作部联合制定发布《中外合资、合作医疗机构管理暂行办法》，加强了对合资医疗机构的管理	目前，民营专科医院多集中在口腔、眼科和儿科领域。民营专科在国内发展迅速	随着两轮“医改”的推进，国家鼓励社会资本参与公立医院改制，药企收购医院的案例多有出现	2011 年，卫生部发出通知，决定在天津等五个城市开展试点，鼓励资质合格的已离职或退休医师开办个体诊所。个体诊所迎来了发展的黄金时期
典型案例	三九集团、三九发展和三九医药设立三九医药股份有限公司	方正集团联合北京大学和北大资源建设北大国际医院	爱尔眼科、佳美口腔、通策医疗等连锁性民营专科医院	2000 年，凤凰集团参与北京建工集团职工医院改制；2006 年，凤凰集团收购燕化医院	社区性的私人诊所

（三）国内社会办医的地方性举措

在市场化改革的背景下，社会办医在全国各地发展得如火如荼。各地政府也结合当地特点出台了各项优惠政策来促进社会办医的发展，尤其是北京、上海、温州、昆明、杭州等地成绩斐然，形成了具有当地特色的社会办医模式。

1. 北京市“京 18 条”社会办医政策体系建设

北京市人口密度高，流动人口数量庞大，每年更有来自全国的几千万名患者前来就医。与其他地区相比，北京市对医疗资源的需求更加多元化且复杂。因此，北京市对社会办医的需求很强烈，政策力度也很大，包括优先安排社会资本建设医院，实施与公立医院一样的医保制度，水电气热方面与公立医院同价，引进的人才直接办理调京手续等等，为社会办医铺平了道路。与此同时，北京市积极推进北京国际医疗服务区等社会办医试点工作，利用社会资本打造高端医疗服务。

2. 上海 28 条举措支持社会办医

上海是国际化大都市，市场机制发达，外资尤其丰富，在促进社会办医方面共出台了 28 条政策。政策明确规定要鼓励外资举办医疗机构，不断发展高端医疗服务，将社会办医优先纳入医保定点，加强社会保障服务。同时，上海市在人才、土地、财政等方面也给予了大力支持。

3. 温州市“1 + N”实施方案

温州市经济繁荣，民营资本活跃程度非常高，包括社会办医。中国首家非公医院就是在温州建成的。为了更好地落实社会办医，温州市政府先后制定了“1 + 11”“1 + 14”“1 + 18”实施方案（其中“1”是总纲，“11”“14”和“18”是配套子方案），在各个方面为社会办医大开绿灯，更组建市级公办医院管理中心，实现了公立医院的“管办分开”，营造了公平的办医环境，是国内首创。

4. 昆明市多元化办医模式

昆明市在全国所有城市中的经济排名并不靠前，市场机制也不如北京、上海等地发达，但其却凭借着政府强有力的政策推动着社会办医的发展进程。昆明市是少数民族聚集地，其多元文化的特点也对社会办医多元化提出了要求。该市强调各种类型资本的共存，并逐步放开市场，推进人才自由流动。早在 2009 年，昆明就率先

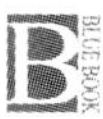

在全国实行医师多点执业试点工作，取得了令人瞩目的成绩。

5. 杭州市社会办医举措

杭州市是中国长三角地区的支柱之一，经济、文化程度高。杭州市政府在社会办医发展过程中不断加强扶持力度，近期更进一步下放了社会办医的审批权限，床位数为250张以下和150张以下的非公医疗机构也可以由各区（县、市）卫生行政部门审批，较先前的100张以下，在政策上有很大的放宽；250张以下适用于综合医院、专科医院、康复医院、疗养院、专科疾病防治院、护理院，150张以下适用于中医医院、中西医结合医院等医疗机构①。

（四）小结

1. 已有实践经验的特点与启示

综合国内外关于社会办医发展的实践经验，有许多值得借鉴的地方：第一，充分发挥政府在社会办医中的重要作用。在市场机制之外，加强政府对市场的监管，规范市场环境，使医疗机构之间公平竞争；与社会资本合作办医，逐渐、稳步地进行公立医院改制，将股权市场化；购买医疗服务，并开办社会保险，不断提高医疗保险覆盖比例，完善医疗保障体系，逐渐实现全民医疗；针对社会办医出台优惠政策，加大扶持力度，不断提高社会资本建设医疗机构的比例。第二，加强各医疗机构之间的联系，做到分工合作、优势互补，不断完善医疗体系。在医疗资源供给方面，做到基础医疗与高端医疗分开，做到综合型医院和专科性医院分工；在信息交流方面，搭建信息化沟通平台，构建信息库，共享病例和医疗信息，方便病人获取医疗资源和转院；在技术革新方面，开展各医疗机构之

① 《杭州市出台意见鼓励社会资本举办医疗机构》，浙江在线，http：//zjnews. zjol. com. cn/system/2014/06/04/020060944. shtml，2014. 6. 4。

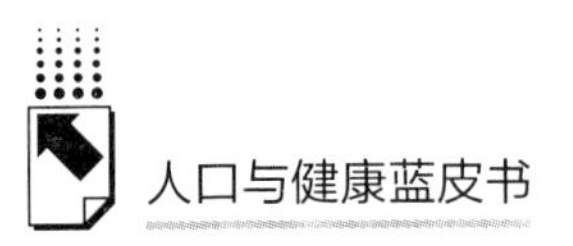

间的人才交流，加强合作研发，共同提高医疗技术和质量。第三，综合利用各种类型的社会资本，充分发挥非公医疗机构的作用。不同社会办医形式都有着自身的优势和对资本的需求，必须充分认识到不同形式的非公医疗机构之间的不同，并根据投资者的资金实力、合作意向，以及非公医疗机构的运营优势和市场对医疗资源的需求进行投资建设。

2. 已有实践经验的局限性

已有实践经验还存在一些局限性。第一，已有实践经验都强调了非公医疗机构与公立医院形成竞争和互补、促进医疗体系多元化的作用，但是对非公医疗机构公益性质的讨论不够，如社会办医对基础医疗的承担问题、医保进入非公医疗机构问题等，而这大大限制了人们对医疗资源的选择余地。第二，国内关于社会办医的经验都是以政府为主导的，强调政策对社会办医的扶持作用，而忽略了调动非政府因素的内在力量，即忽略了调动社会资本、社会力量在市场机制作用下发挥对社会办医的能动性。第三，以往的实践经验对于社会办医政策实施层面的做法探讨很多，但缺乏对社会办医的理论思考，特别是缺乏宏观层面的制度框架设计，亦未明确社会办医中各主体的角色和作用机制。本报告希望在这些方面加以创新。

三　深圳社会办医的发展现状、模式与挑战

研究深圳社会办医的未来发展和改革思路，必须从历史发展和现实条件出发。本研究简述了深圳社会办医的历史发展现状及其基本条件，概括了其发展特点，总结了其发展模式，提出了未来发展面临的挑战，从而明确了深圳社会办医未来发展的方向。

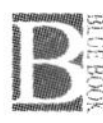

（一）深圳社会办医的历史发展及基本条件

1. 深圳社会办医的历史发展

深圳是中国最早进行社会办医的城市之一，早在20世纪80年代，就已有个体出资开办诊所了。到90年代，深圳非公医疗机构进入快速发展时期。那时候，深圳人口剧增，公立医疗机构所能提供的医疗资源严重不足，非公医疗机构抓住机会飞速发展，各种社会资本加入医疗机构建设的行列。鼎盛时期，非公医疗机构超过3500家①。但由于缺乏规范管理，这些非公医疗机构质量参差不齐，医疗事故频发。深圳市政府为规范社会办医，在1996年出台了第一份涉及非公医疗机构管理的正式文件，自此拉开了政府规范落实社会办医的新篇章。在之后的几十年里，非公医疗机构与深圳共同发展、不断突破，以惊人的速度走出了一条由无到有、由小到大、由弱到强的发展道路。国内许多非公医疗机构最初就是在深圳起家，并不断壮大、发展成为行业巨头，在国内许多省份乃至海外都有分支机构。博爱集团就是其中最好的例子。

深圳30年社会办医的发展历史为当前大力发展非公医疗机构打下了良好基础。

2. 深圳社会办医的社会基础

深圳人口规模巨大，医疗服务市场广阔。根据“六普”数据，2010年深圳市共有常住人口1035万人，密度高达5201人/平方公里，位居中国前列。如此庞大的人口相对应的医疗资源需求量也是巨大的，对于公立医院的压力可想而知。发展社会办医可以达到提高医疗资源供给量、分担医疗服务压力、缓解医疗资源供不应求等

① 卜凡：《告别野蛮生长 深圳社会办医又一季》，《21世纪经济报道》之“深圳报道”，http：//jingji. 21cbh. com/2014/4 -17/1NMDA2NTFfMTEzODc1NA. html，2014. 4. 17。

目的。

深圳人口构成复杂，不同群体对于医疗服务有不一样的要求。一方面，在深圳市所有常住人口中，77%是非户籍人口。这部分群体由于受到户籍制度的限制，难以享受与深圳户籍居民同等的医疗保险服务。对于其中的低收入群体来说，他们更关心医疗资源的价格。许多人生病只是在社区型的小诊所简单就诊，公立医院昂贵的医疗费用超出了他们的负担范围。另一方面，高收入群体对于高端医疗的需求日益增大。他们希望享受更加舒适的医疗环境、更加专业的医疗技术、更加贴心的医疗服务。同时，不同年龄层次、不同身体特征的人对医疗资源的需求也不尽相同。社会办医作为医疗体系的重要组成部分，可以丰富医疗资源的层次和种类，为深圳居民提供医疗资源上的更多选择。

深圳市人口数量多、密度大、构成复杂。这对医疗资源的多样化、多层次和充足性提出了要求，为社会办医的发展提供了广阔的市场和坚实的社会基础。

3. 深圳社会办医的经济基础

深圳作为中国最早设立的经济特区，是四大一线城市之一，其经济发展一直处于全国领先位置。近年来，深圳经济规模进一步扩大，综合实力不断增强。根据深圳统计局公布的数据，2013 年深圳人均 GDP 达到 2. 2 万美元，在全国副省级以上城市中居于首位。同时，深圳利用其毗邻港澳、辐射珠三角的地理优势，加强对外贸易和交流，提高对外开放程度，不断提高自身的国际化发展程度。这对外资无疑有独特的吸引力。另外，深圳加强了对市场机制的宏观调控，并规范了市场行为，提高了市场机制的完备性和有效性，降低了交易风险，逐渐成为许多投资者进行社会办医的首选之地。

深圳作为改革开放中走在前列的城市，是中国重要的经济中心和金融中心，市场机制完善，社会资本雄厚，社会办医有着很好的

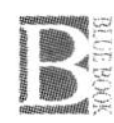

经济基础。

4. 深圳社会办医的制度基础

自大力发展社会办医以来，深圳市响应国家号召，出台了一系列优惠政策，对市场准入、人才制度、土地、税收和价格等方面进行了明确规定。

（1）关于市场准入

为鼓励社会办医，深圳市放低了市场准入门槛，建立了公开、透明、平等、规范的社会办医准入制度。对非公医疗机构在机构设置、执业登记与变更方面实行与公立医院相同的标准；不断简化社会办医审批流程和手续，提高审批效率；面向社会公开招标设立新非公医疗机构；加强外资引入，鼓励境外资本在深圳市设立独资、合资、合作医疗机构；鼓励港澳台资本依据 CEPA 协议和前海深港现代服务业合作区配套政策设立独资医疗机构。

（2）关于人才政策

深圳市将非公医疗机构的人才需求纳入整个医疗人才引进计划中，实现了非公医疗机构与公立医疗机构在人才政策上的同等化。政策规定，非公医疗机构引进的人才享受深圳市现有人才政策，非公医疗机构住院医师和全科医师规范化培训享受与公立医疗机构同等的政府补贴，非公医疗机构医务人员职称评定享受与公立医疗机构同等的待遇。与此同时，深圳进一步发挥市场机制的作用，加强医疗人才的自由流动，最大限度地发挥每位医生的作用。政策指出要在完善医师多点执业制度基础上，逐步实行医师自由多点执业；不断深化公立医院人事制度改革，逐步变身份管理为岗位管理，促进医疗人才有序流动；在工龄计算、参加事业单位保险以及人事聘用等方面探索建立公立和非公医疗机构间的衔接机制。

（3）关于土地政策

2013 年 1 月，深圳市政府出台的《关于优化空间资源配置促进产业转型升级的意见》（深府〔2013〕1号）及6个配套文件中的《深圳市宗地地价测算规则（试行）》（深规土〔2013〕12号）明确规定医疗卫生用地地价为办公用途地价的30%，限整体转让（产权归政府的免缴地价）。

（4）关于税收和价格政策

深圳市对社会办医进行了税收优惠和补贴。政策规定，非公医疗机构缴纳企业所得税的，按年度纳税额的40%予以补贴；非公医疗机构新建、改扩建和购置医疗用房的，按其缴纳的房产税额给予全额奖励；企业、慈善机构、个人和其他公益性社会团体向非营利性医疗机构的捐赠，按照相关税收法律政策在税前扣除；统一公立和非公医疗机构发票；非公医疗机构用电、用水、用气、用热与公立医疗机构同价。

深圳市政府为加大非公医疗机构的发展速度，推陈出新，还推出了一系列促进社会办医的政策。这些都为深圳社会办医提供了良好的制度环境。

（二）深圳社会办医现状

目前，深圳社会办医的特点主要表现为“三多三少”，如下所述。

1. 机构数量多，专业性优质资源少

根据深圳市政府提供的数据，截至2013年底，深圳市非公医疗机构已达到2155家，占全市所有医疗机构的77.4%。可见，深圳市社会办医的发展进程较快，非公医疗机构数量多、占有比高。

与深圳社会办医机构数量多相对的，是专业性优质医疗资源的稀缺。非公医疗机构的医疗人员占全市医疗人员的32.3%，且高级人才不多；床位数也只占到全市总床位数的21.9%。同时，非公医疗机构还存在医疗设备落后、医疗技术水平低等问题，并且多为同一类型，主要集中于妇科、泌尿外科等，有特色且具备专业性

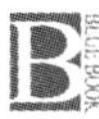

的门诊科室并不多见。另外，非公医疗机构发生医疗纠纷的次数较多，近几年占深圳市医疗纠纷总数的比例一直在50%以上，远远高于非公医疗机构相应的比例（20%）。

2. 小规模经营多，大型医院少

在深圳2155家非公医疗机构中，只有73家是医院，其余全部是门诊部、诊所等小型医疗机构。而这73家非公医院可以提供的床位非常有限，床位100张以下54家，100~200张11家，200~300张3家，300~400张4家，400~500张0家，500张以上只有1家，规模水平远远小于公立医疗机构。同时，非公医疗机构的医疗人员占全市医疗人员的比例为32.3%，与完成诊疗量占全市总诊疗量的比例（22.6%）形成明显差异。这说明非公医疗机构的医疗人员人均完成诊疗量比公立医院要少得多，非公医疗机构整体效益偏低。

3. 营利性机构多，非营利性机构少

在深圳市非公立医疗机构中，营利性机构占主导，非营利性机构的数量屈指可数。这与当前全国社会办医形势是一样的。根据国家卫计委发布的调研报告，2013年全国范围内非公立医疗机构中，营利性医院占64.4%，远高于非营利性医院相应比例（35.6%）①，营利性医院的主导地位显而易见。

4. 小结：深圳社会办医发展与全国的比较

只有将深圳放在全国范围内，并与其他发展较快的城市进行对比，探究比较各个城市社会办医的发展状况，才能真正明确目前深圳社会办医所处的发展阶段，才能达到“深入深圳、诠释全国”的目的。

---

① 北京市海淀区发展和改革委员会：《卫计委发布关于推进社会资本办医的调研报告》，http://www.hddrc.gov.cn/zxxx2013/hdqyywstzgg/201310/t20131030_548571.htm，2013.10.30。

民营医院的发展状况代表了社会办医发展中优质资源和医疗规模的情况，是衡量城市社会办医发展进程的重要指标。通过比较深圳与全国平均水平以及其他社会办医进程较快城市的民营医院发展状况，可以看出，无论是民营医院数量及其占比，还是床位数占比和门诊量占比，深圳都遥遥领先于社会办医发展较快的北京和温州。可以说，深圳民营医院的发展处于全国前列。这也反映了深圳社会办医发展的领先。

表 4－2　全国部分城市民营医院发展状况

	民营医院数量(家)	民营医院数占医院总数的比例(%)	民营医院床位数占总床位数的比例(%)	民营医院诊疗量占总诊疗量的比例(%)
北京	374	59.2	14.4	6.0
温州	66	59.5	18.8	7.1
深圳	73	62.9	21.9	22.6
全国	11313	45.8	11.5	4.0

资料来源：(1)《2013 年北京市卫生事业发展统计公报》；(2)《一年 2.16 亿人次在北京寻医问药》，中国新闻网，http：//finance.chinanews.com/jk/2014/02－27/5892400.shtml，2014.2.27；(3)《社会办医“先行者”温州调查：过半医院民营》，每日经济新闻，http：//health.sohu.com/20131204/n391237556.shtml，温州市 2013 年卫生事业发展情况简报，2013.12.4；(4)《温州社会办医的发展现状》，中国台湾网，http：//www.medscience－tech.com/view.php?fid－721－id－155778－page－1.htm，2014.1.14；(5)《2013 年我国卫生和计划生育事业发展统计公报》。

（三）“以二级医院为突破口，扶持知名三级医院，加大人才政策支持力度”的社会办医模式

针对社会办医的现状，深圳市政府及时采取措施，引导和推动非公医疗机构健康发展。深圳市政府计划起动制定相关规章制度，重点促进二级医院的发展，加强对知名三级医院的扶持，并加大人

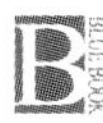

才政策支持力度，推进医师自由多点执业，打破编制壁垒，从而形成了深圳特有的“以二级医院为突破口，扶持知名三级医院，加大人才政策支持力度”的社会办医模式。

1. 以二级医院为突破口

深圳市政府指出要加大扶持社会资本举办二级以上医院，尤其是二级医院，在财政方面给予大力支持，对非公医院中的二级甲等和二级乙等，分别一次性给予1000万元和500万元奖励，对新建或改扩建二级医院的基本医疗服务床位按每床8万元标准给予一次性奖励。

深圳市这种以二级医院为突破口的社会办医模式主要是考虑到社会资本在建设医院方面的实际情况：建成一个三级医院需要大量资金，按照每床位130万元的建设成本，500~1000张床位的三级医院的基础建设就需要6.5亿~13亿元，并且医院大概需要五至七年才能回收资金。这就使得举办三级医院有较高的风险，需要投资者具备雄厚的资金实力和丰富的办医经验，而这样的投资者在目前还比较稀少。但是举办二级医院，尤其是专科医院，对资金的要求就大大降低，一般只需要4亿~5亿元，管理上也更加方便，而且符合对非公医疗机构“高质量、规模化”的要求，因此更应该大力扶持。另外，在全国范围内，社会资本举办三级医院的并不多见。从深圳市社会办医服务体系全局来看，三级医院并不需要太多。所以，社会办医应该以二级医院为主，发展形成具有专科特色的二级医院集群，与公立医院互为补充、共同进步。

2. 扶持知名三级医院

社会资本在举办三级医院上存在周期、资金、土地出让等方面的劣势，并且具备这样条件的投资者屈指可数。为了在三级社会办医院方面有所发展，深圳市政府提出要大力扶持现有非公医疗机构

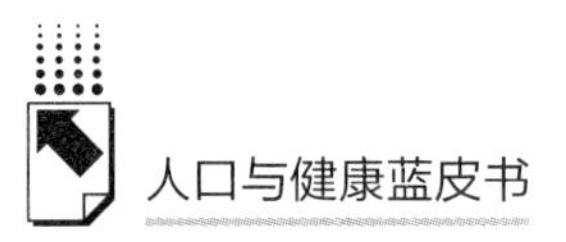

中的知名三级医院。目前，深圳市有一批技术水平较高的知名非公医院，如希玛林顺潮眼科医院、华侨医院、平乐骨伤科医院等。如果加大扶持力度，可以发挥出时间优势和成本优势，在充分利用医院已有设备和医疗资源的基础上，扩大医院发展规模、提高发展速度，争取在短时间内提高医院的整体水平和医疗质量，从而快速提升深圳社会办医的水平。

3. 加大人才政策支持力度

目前，深圳市非公医疗机构普遍存在人才短缺问题。相关调查发现，非公医疗机构中的医疗人员以刚从医科大学毕业的大学生和退休医生为主，严重缺少经验丰富、精力充沛的中青年医生。可以说，如何引进人才和留住人才是非公医疗机构面临的重大难题，也是显著影响社会办医发展的主要因素。

深圳市政府为了解决非公医疗机构人才短缺的问题，加大了人才政策支持力度，除了推行与公立医疗机构同等的政策之外，更提出要推进医师自由多点执业、深化人事制度改革。这有助于打破编制壁垒，使医师从“单位人”转变为“社会人”，充分发挥市场对医疗人才的配置作用，从根本上改变公立医院对医疗人才的垄断，同时进一步激发医疗人才的活力和创造力，体现他们的价值。

在人才政策方面，深圳市的人才政策力度是最大的，在“自由多点执业”“岗位管理改革”“住院医师规范化培训”等方面有着自身的优势。这也成为深圳市社会办医模式的特色和亮点之一。

（四）未来深圳社会办医面临的重大挑战

虽然目前深圳社会办医的发展较为顺利，但仍旧存在不少问题，对未来发展构成了重重挑战。从挑战的形成来看，主要分为内

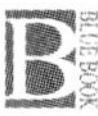

部挑战和外部挑战两类。

1. 内部挑战

（1）社会办医要避免纯趋利倾向

根据国家卫计委对社会办医提出的目标——“非营利性医疗机构是社会办医的主体”，必须确保大部分非公医疗资源的公益性；同时社会办医作为医疗体系的组成部分，必须承担一定量的基础医疗，而基础性医疗资源的特殊性也对社会办医的公益性提出了要求。

目前，营利性医疗机构是社会办医的主要组成部分。绝大多数非公医疗机构并未加入医保体系，市场机制的作用更造成了社会办医的逐利性质。这对未来社会办医的发展，尤其是对非公基础医疗的供给十分不利。如何摆脱纯逐利行为、保障非公基础医疗资源的公益性是未来社会办医发展过程中面临的重大挑战。

（2）社会办医投资风险大

投资举办医疗机构存在很大风险。这是目前众多投资者持观望态度的重要原因。第一，投资举办医疗机构需要大量的资金，仅仅建成一个二级专科医院就需要4亿~5亿元。这对于投资者来说是个不小的压力。第二，医疗机构的运作和发展需要有经验的管理者和专业医疗人才，不仅要处理好各方关系，更要不断创新技术、增强机构的竞争力。这对于投资者来说也是一个难题。第三，社会办医正在起步阶段，政策随时可能发生改变。这样的不确定性和短暂性造成了社会办医投资的巨大风险。第四，医疗事业投资回报周期长，加上赢利模式的不确定，很大程度上限制了社会资本对医疗机构的投入。

（3）社会办医自主权受限

目前，社会办医存在自主权受限的问题，非公医疗机构在准入、布局用地、设备配置等方面都存在困难。这有多方面的原因。第一，非公医疗机构的举办等相关事宜都需要与区域规划结合起来，经过上级有关部门的审批，但是区域规划对社会办医的规定内容模糊，许多方面都未做出说明，如准入方面，不符合区域规划要求的机构一律不得举办。这使得许多有利于人民的医疗机构和项目得不到落实。第二，地方卫生部门对公立医院存在政策倾斜的情况，如设备配置方面，非公医疗机构提出的申请往往很难得到批准，而公立医院可以轻易获得指标。

（4）社会办医人才发展空间受挤压

现如今，公立医院在医疗体系内占主导，技术设备、资本规模、医疗质量等都远胜于非公医疗机构，对优质医疗人才的吸引力也更大。这对非公医疗机构的人才发展空间造成了严重挤压。虽然人才多点执业和人事制度改革可以部分解决这一问题，但如若不改变非公医疗的弱势地位，非公医疗机构的“人才荒”问题便得不到根本解决。

（5）社会办医扶持政策亟待落地

目前，深圳市政府针对社会办医出台了许多优惠政策。这些政策具有很强的可操作性和指导性，能够极大地推动社会办医的发展。但是政策执行过程中存在的“玻璃门”“弹簧门”现象严重阻碍了社会办医的发展，许多政策只是“空有一句口号”，而不能真正落到实处。再加上许多政策规定模糊、内容宽泛，没有相关配套措施，导致许多措施没有真正起到作用。

2. 外部挑战

（1）社会性力量对社会办医作用力不足

目前，深圳的社会办医是一种以政府为主导的社会办医模式。政府不仅是一个鼓励、引导者，更是发挥了其强大的干预力量，帮助、促进社会资本向医疗体系内部转移。在这个过程中，社会性力量是被动的，其投资社会办医更多的是被国家优惠政策吸引过来，并没能真正发挥其主动性。这对社会办医未来长远发展的内源动力问题提出了挑战，即如果政府减少了对社会办医的政策扶持，社会性力量是否可以发挥自身的主动性。虽然政府政策扶持在目前社会办医的起步阶段显得非常重要，但是未来更长远的发展并不能一直依靠政府，最重要的还是需要社会性力量通过自身来实现。如何提高社会性力量的主动性，发挥市场机制对社会资本的配置作用，对于未来深圳市乃至全国的社会办医都是一个很大的挑战。

（2）社会办医对医药卫生体制改革作用有限

第一，非公医疗机构短期内难以与公立医院形成有效竞争。目前，公立医院在整个医疗体系中仍占据主导地位，医疗设备先进、医疗人才丰富、医疗质量有保障。这就造成公立医院的信誉度要远远高于非公医疗机构。即使公立医院收费更高，大部分患者还是会选择公立医院就医。反观非公医疗机构，其医疗资源匮乏、技术水平低，力量相当薄弱。可以说，非公医疗机构与公立医院之间力量悬殊、规模差距很大。这就使得两者短期内难以形成有效竞争，影响了社会办医对促进公立医院改革的作用。另外，非公医疗机构的逐利性质可能会造成其与公立医院之间的恶性竞争。为了提升服务质量、谋取更高的利润，非公医疗机构会加入对人才和资源的争夺中，而这很可能会造成医疗资源分布不均匀，并逐渐向高端集中，从而影响到基础性医疗资源的供给。

第二，要避免社会资本参与公立医院改制的逐利性问题。中共中央、国务院在2009～2011年推进医药卫生体制改革以来提出了“管办分开”“医药分开”“政事分开”“营利性和非营利性分开”的改革思路和方向，其目的就是改变公立医院的趋利行为，使其真正回归公益性。社会资本参与公立医院改制虽然通过引入其他投资者，完善了法人治理结构，增加了公立医院的活力与创造力，但是社会资本本身具有的逐利性质不可避免地会涉及营利性，而这会减弱医院的公益性。公立医院的公益性是其重要的特征之一，也是公立医院改制区别于其他市场化改革最重要的地方。市场化改革在公立医院改制上要如何实现，如何减少公立医院改制的逐利性质，在未来社会办医发展过程中，既是重点，也是难点。

（五）制约深圳社会办医发展的配套机制问题

未来深圳社会办医发展过程中之所以面对重重挑战，与相关配套机制改革不足有很大关系。这主要包括六大机制，即审批机制、医疗保险机制、人才流动机制、风险分散机制、行业监管机制、分级诊疗机制。

1. 审批手续烦琐，社会办医进程困难

审批影响着社会办医的进入。目前，审批机制的改革不足严重制约了社会办医的发展。各地普遍存在社会办医审批手续烦琐、准入门槛高的情况，大大小小的许可证需要耗费大量的时间精力。等到医疗机构正常运行了，在申请设备、疫苗接种等方面，还需要上报审批。这往往会花费更长的时间，严重影响医疗机构的后续发展。

2. 医保覆盖率低，非公医疗占比有限

医保影响着人们对医疗资源的使用。目前，非公医疗机构鲜少获得医保定点资格，而商业保险的放开也受到限制。这对于非公医疗资源的市场份额有很大影响。虽然深圳市非公医疗机构数量占比将近3/4，但是非公医疗机构承担完成的门诊量仅有20%左右。医疗保障机制的不完善影响了社会办医的资源占比，也使民营医疗机构融资非常困难。

3. 人才流动停滞，社会办医人才短缺

人才影响着社会办医的发展潜力。目前，众多非公医疗机构多少少经历着“人才荒”，人才在医疗机构之间无法自由流动。这与人才流动机制改革不足密不可分。目前的人才流动机制虽然

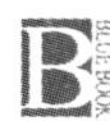

考虑到个体自主选择，但是没有考虑到各医疗机构对于人才吸引力的不同，尤其是公立医院与一般非公医疗机构，在薪资、评比、晋升等方面都存在不少的差别。这也是人才流动机制接下来需要改革的方面。

4. 投资风险较大，医疗机构规模较小

资金影响着非公医疗机构的建设和规模。目前，社会办医投资风险较大。这影响了投资者对社会办医的选择。同时，启动资金的高昂也使得非公医疗机构普遍规模不大，多为专科医院，综合型大医院屈指可数。建立有效的风险分散机制以减少投资风险，这其中的机制还有待研究和改革。

5. 行业监管不足，医疗机构发展不规范

监管影响着整个医疗行业的发展，是社会办医发展的重要因素。目前，行业监管疲软，管办分开不彻底，相关部门执法不严、标准不一，仍旧存在对公立医院的偏向。这造成了医疗行业发展的不规范，非公医疗机构处于弱势地位，公立医疗机构与非公医疗机构不能平等、和谐共存。

6. 分级诊疗不到位，医疗资源配置不合理

分级诊疗影响着医疗资源配置的秩序。深圳在2006年就已经试点社区首诊制和双向转诊制，但是分级诊疗机制改革并不彻底，“小病进医院”的现象比比皆是。这加重了医院的负担，对于医疗资源的合理利用和配置十分不利，也使得非公医疗机构（民办社康中心）与公立医院的服务衔接没有实质意义。

四　未来深圳社会办医的关键要素和核心领域

面对深圳市社会办医的现状与挑战，要厘清未来发展的思路，就必须立足现实，跳出微观机制，从宏观角度思考整个发展方向，并加强理论研究，在整体上构建出社会办医的行动分析框架，研究作用于非公医疗机构的不同主体及其作用机制，从而找到影响社会办医发展的核心要素和具有发展潜力的重点领域。

（一）行动分析框架和作用机制

整个行动分析框架共涉及六大主体：政府政策、社会性力量（社会资本）、公立医院、非公医疗机构、监管机构、患者和医疗保险，分别从社会办医的供方（政府和社会性力量）、需方（患者和医疗保险）、监管方（监管机构）和竞争合作方（公立医院）这四个方面作用于非公医疗机构的建设（如图 4－1 所示）。

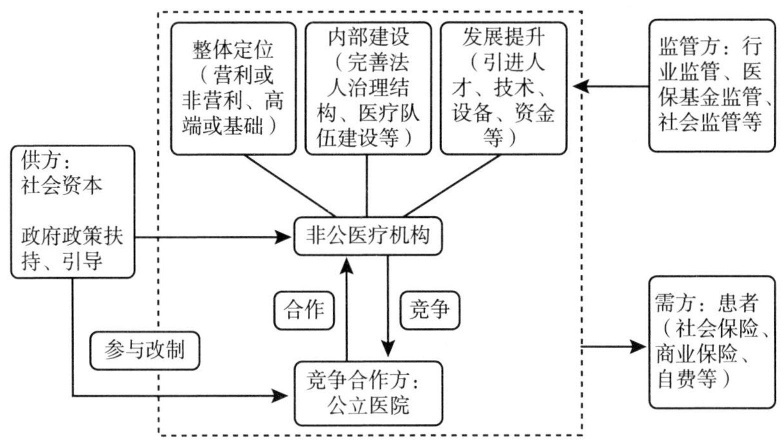

图 4－1　社会办医的供方、需方、监管方和竞争合作方四方的互动机制

从供方来看，政府对市场的宏观调控，以及出台政策对社会办医的引导和支持是从外部拉动着非公医疗机构的发展，而社会性力量通过发挥社会资本的活力、调动投资者的积极性，从内部推动着非公医疗机构的发展。要特别注意对社会性力量的调动，从内部真

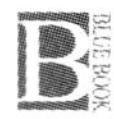

正解决社会办医的发展动力。

从需方来看，患者根据自身条件和需求，或自理费用或购买医疗保险获得医疗服务。医疗保险主要包括社会医疗保险和商业医疗保险。需方通过供需关系对供给提出要求，并促使医疗机构不断发展和完善。

从监管方来看，主要包括行业监管、医保基金监管、社会监管等，通过审计、检查等对整个医疗体系进行监督和管理。

从竞争合作方来看，公立医院在社会办医的发展中扮演着重要的角色。对社会办医的研究离不开对公立医院的考察：第一，社会资本参与公立医院改制；第二，非公医疗机构与公立医院共同构成了整个医疗体系，两者之间的竞争是否公平、良性显著影响着医药行业的发展；第三，非公医疗机构与公立医院之间的分工合作共同构成了医疗资源的供给。

从非公医疗机构本身来看，整体定位、内部建设和发展提升影响着医疗资源供给的内容、价格和质量，决定着医疗机构的发展。

必须充分发挥供方、需方、监管方和竞争合作方对非公医疗机构的作用机制，同时提高非公医疗机构本身的能动性，在最大程度上整合各方资源，更好地促进社会办医的发展。

（二）深圳的特点与优势、问题与不足

在明确了社会办医发展的行动分析框架、行动主体及其作用机制之后，还需要立足于深圳市的现实状况，从供方、需方、监管方和竞争合作方的角度，总结六大主体的发展情况（如表4－3所示），厘清深圳市自身的特点和优势、存在的问题和不足，明确深圳的特殊性。

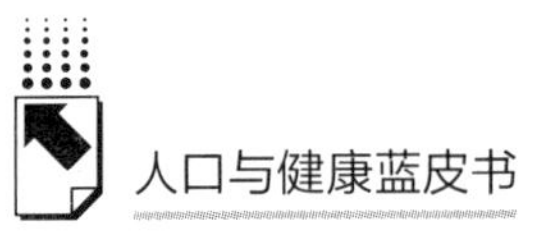

表 4－3　深圳市社会办医发展中六大主体的发展情况

	特点与优势	问题与不足
政府政策	(1)在包括市场准入、土地、财政、税收等方面对社会办医进行优惠；(2)以二级医院为突破口、扶持知名三级医院、实行人才自由多点执业政策	(1)政策体系不够完善，部分政策规定内容宽泛、不够细化；(2)政策落实过程中的执行力还需提高，"玻璃门""弹簧门"现象仍旧存在；(3)准入程序烦琐，"先证后照"和"前置审批"不利于社会办医的发展
社会性力量	(1)处于改革开放前沿，经济发展水平高，社会资本丰富；(2)地理位置优越，对外资有较强吸引力；(3)市场机制比较完善	(1)被优惠政策吸引，主动性略显不够；(2)外资的作用还需进一步被发挥；(3)社会资本分散，单个总额普遍偏小
公立医院	(1)承担大部分基础医疗服务；(2)发展较为完善，医疗团队和医院资产成熟，便于参与公立医院改制的投资者接手经营；(3)完善"医药分开"	(1)公立医院在人事制度、分配制度、绩效管理上存在问题，过度检查和治疗现象依旧存在；(2)公立医院改制可能会降低医院的公益性
非公医疗机构	(1)数量多、市场化程度较高；(2)起步早、发展速度快；(3)分担了部分医疗服务	(1)规模小、整体效益和技术水平偏低，特色专业化的门诊科室不多，医疗人才质量低；(2)信誉度不高；(3)市场占有份额小，无法与公立医院形成有效竞争
监管机构	2013 年"管办分开"改革全面实施。市政府组建了市公立医院管理理事会，制定了章程	(1)"管办分开"需进一步落实；(2)还需进一步完善监管体系，发挥社会监管的力量
患者和医疗保险	(1)需求量大、需求面广，对高端医疗的需求日益增长；(2)群众对医疗服务的满意度明显提升	(1)患者过分依赖公立医院，就医秩序不合理；(2)大部分非公医疗机构未加入医疗保险报销体系，患者选择余地有限

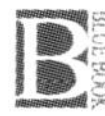

（三）深圳社会办医的八大关键要素、四大核心关系及其重点领域

通过表4－3，可以清楚地看到深圳社会办医的特点和优势、问题和不足。通过对比六大主体发展的优势与不足，可以找出其中对社会办医有促进作用的关键要素。只有正确把握关键要素，并处理好要素之间的关系，明确具有发展潜力的重点领域，才能为深圳市社会办医的未来发展明确思路和方向。

1. 八大关键要素

第一，政府政策：细化规章制度、确保执行力度。在社会办医的起步阶段，需要发挥政府的外在拉动力量，帮助非公医疗机构发展。必须出台配套措施、细化规章制度、完善政策体系，并加大执行力度，将政策真正落到实处。同时，要简化准入程序，调整社会办医的审批程序，方便社会资本举办医疗机构。

第二，社会资本：积极引进外资、推进社会办医资本多样化。深圳经济发展水平高，市场机制较完善，社会资本类型多、量大，再加上地理位置优越、国际化程度高，对外资的吸引能力很强。必须鼓励各种类型的社会资本加入办医行列，推动社会办医资本多样化，并积极引进外资，将国外的先进技术、设备、管理理念等引入中国，提高中国的医疗水平。

第三，市场机制：推动市场深化改革、营造公平良好的竞争环境。市场是推动医疗资源自由流动、配置的关键力量。进一步推动市场深化改革、为医疗机构的竞争营造平等自由的市场环境，有利于打破公立医院的垄断地位，为社会办医的发展起到助推作用。

第四，公立医院：推动医院改制、减少趋利性。深圳市公立医院占主导地位，非公医疗机构根本无法与其竞争。推动公立医院改制可以增加社会办医占有率。并且公立医院成熟的医疗团队和医院资产也可以有效降低选址、医疗队伍组建、资产管理的成本，增加医疗资源的供给。同时，要加强对此类改制医院的财政支持，最大程度上减少医院的趋利性。

第五，非公医疗机构：增强专业特色，在保证基本医疗的基础上发展高端医疗。专业特色、高端医疗是非公医疗机构发展的契机和突破点。现如今，公立医院几乎占满了基础医疗的市场份额，而社会资本虽然丰富，但是单个总额普遍偏小，不利于新建综合型大医院。因此，只有将重点放在专科医院，利用好专科医院可复制性强、品牌规模化、启动资金少的优势，集中力量发展具有专业特色的医疗服务，并不断进行技术革新，推动高端医疗行业的发展，满足人们对专业、高端的医疗资源日益增长的需求。

第六，医疗人才：提升人才素质、加强自由流动。人才为医疗卫生服务体系提供了技术和智力支撑，是医疗服务水平提升的关键因素。目前，深圳市非公医疗机构的人才短缺阻碍了社会办医的发展。必须加大对医疗人才的培训，建设人才队伍，提升医疗人才素质和技术水平，同时推动人才自由多点执业政策的落实，加强医疗人才的流动性。

第七，监管机构：推进“管办分开”、发挥社会监管功能。监管机构是社会办医发展的强心剂，对规范医疗行业有关键的作用。必须进一步推进“管办分开”，加强立法，明确监管机构的职能，规范医疗机构的运营流程，杜绝乱用药、乱收费、贪污腐败等行为。同时，调动社会力量的作用，从外部对医疗行业进行监督。

第八，患者和医疗保险：完善医保体系，规范就医秩序。受到非公医疗机构信誉度不高、大部分未加入医疗保险报销体系的影响，许多患者都选择公立医院，从而造成公立医院人满为患、非公医疗机构却有闲置资源的局面。必须不断完善非公医疗机构的医疗保险制度，增加患者的就医选择，平衡各个医院之间的就医人数，

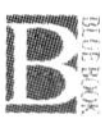

规范就医秩序。

2. 四大核心关系及其重点领域

在把握八大关键要素的同时，还应处理好社会办医过程中的四大核心关系，理清具有发展潜力的重点领域。

一是公立医院与非公医疗机构的合作与竞争关系。公立医院与非公医疗机构一起构成了整个医疗行业，两者之间的关系对医疗事业的发展非常关键，必须积极引导两者之间的合作，规范两者的竞争关系。合作主要包括人才技术交流、合作研发、医疗服务衔接、资源配置互补等方面，规范竞争则需要构建平等自由的竞争环境、提高非公医疗机构的竞争力。同时，要搭建信息交流平台，促进医疗信息共享，推动运营公平化、公开化，以医疗质量的高低来公平竞争。

二是医疗资源的供需平衡关系。只有患者的需求与医疗行业的供给达成平衡，才能使资源利用率达到最高。这需要在宏观层面做好评估工作，摸清楚市面上对医疗资源的要求，包括需求量、类型、质量、区域分布等，将医疗机构的建设纳入区域建设规划中来，根据需求合理布局，并发挥市场对资源配置的功能，平衡供需关系。

三是医院公益性和资本逐利性的矛盾关系。医院的公益性是其重要的特征，而社会资本又具有逐利性质。在社会办医的过程中，必须处理好这两者之间的矛盾关系。对于提供基础医疗的非公医疗机构，加强扶持力度，并逐步完善医保体系，将其纳入医保报销之中，降低其趋利性。同时，利用社会资本逐利的特征发展高端医疗，以满足高端消费，并不断推动专科医院品牌化和规模化发展，加快社会办医的进程。

四是政策扶持与监督管理之间的协同关系。政府对社会办医既有政策扶持，又有监督管理的作用。在这种情况下，必须厘清扶持与监管之间的关系，不能因为大力发展社会办医而放松了对非公医疗机构的监管，要对所有医疗机构实行同样的监管力度。同时，以监管促政策，以政策促发展，将各种优惠政策落到实处，使之真正起到促进社会办医的作用。

五　未来社会办医的配套性政策体系

在全面分析了深圳社会办医的现状与未来发展前景之后，要立足现实、对症下药，根据未来社会办医发展的关键要素、核心关系和重点领域，重点研究扶持深圳社会办医的多元化模式创新政策配套体系，对社会办医的发展提出有针对性的政策建议，并在未来发展的不同阶段，提出有关突破性政策实施的进度安排。

（一）政策制定原则

为了更好地促进深圳市社会办医的发展，在制定政策时必须牢牢坚持以下原则。

1. 以人为本，坚持高质量

发展社会资本举办医疗机构的最终目的是满足人们对医疗资源日益增长的需要，所以在社会办医发展的过程中，一定要坚持以人为本，将老百姓的利益摆在最前面，在制定政策时要设身处地为百姓着想，根据人们的需要，提供多层次、多种类的医疗服务，并加大科研创新，不断提升医疗资源的质量。

2. 规范程序，坚持高效率

对于社会办医的各项政策，要简化其中累赘的烦琐程序，如准入手续，方便投资者举办非公立医疗机构，同时细化其中宽泛的政策，做出有实质性意义的规定，做到有法可依，方便执法者根据细则落实政策，从而不断提高办事效率，促进社会资本举办医疗机构。

3. 宏观布局，坚持整体性

必须以政府为主导，从宏观层面出发对社会办医进行统筹安

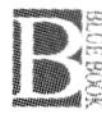

排，包括非公立医疗机构的空间布局、整体定位及其对医疗体系的补充等，加强医疗资源的整合和配置，强调医疗体系的整体性，形成“以公为主、以私补公”的办医格局。

（二）政策设计和基本思路

对于未来深圳社会办医的发展，必须以政府为主导，积极调动社会力量，坚持“三步走”发展战略，即增加非公医疗资源的市场份额、提升非公医疗机构医疗质量、建立健全医疗体系，逐步、稳妥地推进社会办医的发展进程。同时，发挥社会办医六大主体的作用，抓住关键要素、理顺核心关系，争取在重点领域有所突破。现对政策制定及目标做如下建议。

1. 近期政策目标：增加非公医疗资源的市场份额

目前，深圳市社会办医正在起步阶段。虽然非公医疗机构的数量很多，但医疗资源所占的市场份额较少。所以，近期政策制定应该以“增加非公医疗资源数量、提高市场份额”为主要目标。为此，深圳市政府在土地、财政支持、税收、基础建设等方面都做出了努力，对增加非公医疗资源的市场份额有很大作用，但是在市场准入、外资引进、发展高端医疗方面还需要进一步改革。

——简化市场准入程序，变“先证后照”为“先照后证”，变“前置审批”为“后置审批”，并进一步下放审批权限。日前，李克强总理提出了鼓励社会办医的利好政策，提出“要降低准入门槛，将营利性医疗机构设置审批、养老机构设立许可等 90 项工商登记前置审批事项改为后置审批，实行先照后证”。深圳市应该大力推行此项政策，加快社会资本进入医疗体系的速度，增加非公医疗资源的供给。同时，放开对社会办医的空间约束，使非公医疗机构在空间布局上不受医疗机构之间需要相隔一定距离的限制，并进一步下放审批权限，将床位数在 150 张以下的非公医疗机构交由各区（县、市）卫生行政部门审批。

——构建社会办医混合所有制模式，盘活存量、降低投资风险。积极引导国有资本、国外资本和社会资本合作，增加投资主体，分散投资风险。对于新建的非公医疗机构，国家应当对其进行一定比例的投资，帮助其更好更快地发展。同时，不断推动社会资本参与公立医院改制，充分发挥法人治理结构的优势，增强医院的活力和竞争力。

——加大对外资的引进力度，对有资金实力、有办医经验的国外投资者优先提供举办医疗机构的优惠。放开外资举办医疗机构的准入门槛，降低对独立外资医院人员配备、床位数量等规模上的要求，在同等条件下优先为外资提供便利，积极开展与外资的合作办医，允许国外技术和理念以无形资本入股成立医疗机构和参与公立医院改制，加大鼓励外资举办医疗机构的政策力度。

——引导非公医疗机构发展高端医疗。大力扶持具有专业特色的医疗机构，把重点放在高端医疗的发展上，以高科技生物技术为基础，注重对神经系统、视网膜、干细胞培养等领域的研究和开发，发展医疗美容、康复治疗、口腔整形等专科医院，推行品牌连锁，增加高端医疗资源的市场占有率，满足高端医疗的消费需求。

2. 近十年内政策目标：提升非公医疗机构医疗质量

在非公医疗资源市场份额提升到一定程度后，需要转换思路，以“医疗质量提升”为目标，注重医疗人才、科研与技术创新的发展，并发挥监管机制的作用，保障医疗水平。

——改善用人环境，提升人才质量，加大对非公医疗机构的人才政策。大力推行人才自由多点执业政策，并对非公医疗机构的优质人才给予工资补贴、购房优惠、年终业绩奖励等优惠，帮助非公医疗机构留住人才。同时，政府应重视医疗人才质量的提升，对于医疗机构开展的人才交流、技能培训、职业素质培养等活动给予经

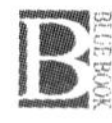

济支持和技术指导，从整体上提升人才质量。

——加大科研与技术创新，提高非公医疗机构的医疗技术。政府应重视科技创新，加大对医药研究的资金投入，设立高新技术研究所，与非公医疗机构紧密合作，共建科研团队，从事新型药物、技术和设备的研究和开发，同时引进国外先进设备、技术和药物，不断寻求在医疗科研行业的突破。与此同时，为非公医疗机构的科研技术创新提供资金支持，并优先将先进技术和设备引入非公医疗机构，不断提升非公医疗技术水平。

——推进“管办分开”，设立第三方机构，加强对医疗行业的监管力度。推行医疗机构举办与管理分开机制，引入第三方机构，设立医疗机构管理中心，对公立医院与非公医疗机构实行统一管理，重点放在事中事后监管，确保低门槛下进入的医疗机构的服务质量。同时，加强医疗机构的信息公开，接受社会监督，设立投诉建议热线、信箱、微信公众平台等，发挥新媒体的作用，更好地完善监督机制。

3. 长远政策目标：建立健全医疗体系

在完成了医疗质量提升之后，要进一步建立健全医疗体系，从整体上完善医疗资源的层次和结构，加强机构之间的联系，规范机构之间的竞争，促进医疗行业一体化发展。同时，推行政府购买医疗服务、举办医疗保险覆盖全民，鼓励慈善组织举办医疗机构或参与医疗服务的供给，不断提高医疗服务的公益性。

——建立医疗信息库，加强医疗机构之间的服务衔接，推进医疗一体化。推进医疗信息库的建立和完善，包括各医疗机构的运营情况、医疗人员的诚信档案、患者的就医信息等，加强医疗行业信息共享，提升医疗资源流动的灵活性，方便患者就医。同时，结合区域内各医疗机构的特点，明确其承担的医疗角色，并不断完善分级诊疗制度，简化转院手续，加强医疗机构间的服务衔接，形成资源互补、优势互补、专业互补的和谐局面。

——规范社会办医内部以及社会办医与公立医院间的竞争关系。在医疗行业营造自由、良好的竞争环境，多举办医疗机构之间的竞赛评比，引导医疗机构以人才技术、医疗资源和服务质量来公平竞争，杜绝以非常手段抢名医、抢设备、抢资源的恶性竞争，加强医疗行业竞争的良性发展。

——完善市场环境，引导社会办医发展，发挥社会性力量的作用。加强立法，完善规章制度，进一步规范市场环境，为医疗行业的发展提供一个健全、完善的环境，为投资者选择医疗行业提供信心和动力，不断调动社会性力量的作用。

——将非公医疗机构纳入医保体系，保障基础医疗的公益性。不断完善医保制度，通过政府与非公医疗机构签订服务购买协议，并举办医疗保险，为公众提供医疗服务。优先将基础医疗加入医保体系，并不断扩展医保的覆盖范围，降低非公医疗的趋利性，增大患者对医疗资源的选择空间。

——鼓励公益性机构举办医疗机构，加强医疗机构与慈善组织的合作，为需要帮助的患者提供医疗服务。政府应大力鼓励医疗体系内的慈善活动，号召社会爱心人士捐款，为无法支付医药费用的穷苦患者提供免费医疗服务，并对慈善医疗活动中成绩突出的个人、医疗单位和公益机构予以表彰和奖励，彰显医疗事业的公益性。

参考文献

刘国恩、官海静等：《中国社会办医的现状分析》，《中国卫生政策研究》2013 年第 9 期。

韩洪迅：《德国、英国、新加坡公立医院改革解读》，《中国医药指南》2007 年第 8 期。

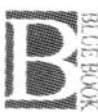

代涛：《公立医院发展改革的国际经验与启示》，《中国医院》2011年第7期。

顾海、李佳佳：《国外医疗服务体系对我国医疗卫生体制改革的启示与借鉴》，《世界经济与政治论坛》2009年第5期。

陆荣强、徐爱军：《国外公立医院治理结构特点及对我国的启示》，《卫生经济研究》2009年第11期。

朱幼棣主编《中国民营医院发展报告（2013）》，社会科学文献出版社，2013。

张颂奇：《社资办医三十难立》，《中国医院院长》2013年第Z1期。

李蕾：《关于鼓励社会资本办医的几点思考》，《理论视野》2011年第4期。

高炯、兰烯等：《新医改以来社会资本办医政策综述》，《中国医院》2014年第3期。

梁杰、王昊：《中国社会办医现状及对策》，《中国医学文摘（耳鼻咽喉科学）》2013年第4期。

夏姗姗：《温州率先实施社会资本办医——首批16个社会办医项目引进海内外社会资本55亿元》，《北京商报》2012年10月24日。

《北京“18条”鼓励社会资本办医》，《领导决策信息》2012年第37期。

田文华、段光锋：《公共选择理论视角下社会资本办医的职能、定位与市场分割》，《卫生经济研究》2013年第1期。

胡薇、李卫平：《深圳医改的“破旧立新”》，《健康报》2011年5月16日。

黄二丹、王书平：《我国医改以来社会办医的进展与挑战》，《中国卫生政策研究》2013年第9期。

《杭州市出台意见鼓励社会资本举办医疗机构》，浙江在线，http：//zjnews. zjol. com. cn/system/2014/06/04/020060944. shtml，2014. 6. 4。

卜凡：《告别野蛮生长深圳社会办医又一季》，《21世纪经济报道》之“深圳报道”，http：//jingji. 21cbh. com/2014/4 – 17/1NMDA2NTFfMTEzODc1NA. html，2014. 4. 17。

《卫计委发布关于推进社会资本办医的调研报告》，北京市海淀区发展和改革委员会，http：//www. hddrc. gov. cn/zxxx2013/hdqyywstzgg/201310/t20131030_ 548571. htm，2013. 10. 30。

B.5

医师多点执业的现状、问题及配套政策体系研究

杨翌 张瑛 赖铿 张驰

本报告要点：

1. 深圳市率先提出医师“多点自由执业”的概念，摒弃了第一执业单位批准、执业点数量和多点执业医师的职务限制，率先将医师多点执业问题放在医疗领域的地方性法规——《深圳经济特区医疗条例》（讨论稿，2014）中全盘考虑。

2. 迄今，深圳市医师多点执业推进的步履仍艰难。与全国各地的情况相同，深圳市医师多点执业实施受阻的根本原因是相关机制改革不配套，难以在利益结构中逐步扫除医师多点执业的障碍。因此，医师多点执业必须与公立医院改革和社会资本办医同步推进，建立健全各项配套机制。只有这样，才可能提高医疗人员这一卫生公共服务中最重要资源的供给效率。

3. 深圳市已经做好了医师自由多点执业的顶层设计。若能够建立和落实配套的执业医师管理制度、医院管理制度、执业医师培训制度、执业医师监管制度和医疗责任保险制度，预期在“十三五”期间将显露改革成效。

2009年，《中共中央、国务院关于深化医药卫生体制改革的意见》（中发〔2009〕6号）（以下简称《意见》）指出，要“稳步

推动医务人员的合理流动，促进不同医疗机构之间人才的纵向和横向交流，研究探索注册医师多点执业”。自此，医师多点执业在医药卫生行业乃至整个社会引起了强烈反响和广泛关注①②，成为新一轮医药卫生体制改革的热点话题。

医师多点执业（Physician Multi-site Practice）是指注册有效期内的医师，在两个或两个以上医疗机构定期从事执业活动的行为。医师执行政府及卫生计生行政部门派遣的任务，参加城乡医院对口支援、慈善或公益性巡回医疗、义诊或灾害事故医疗救援工作，参与实施重大和基本公共卫生服务项目，以及省级以上卫生计生行政部门规定的相关情形，可不办理多点执业手续。医师外出会诊按照《医师外出会诊管理暂行规定》等有关规定执行。

五年来，国家相继出台了多个与医师多点执业相关的文件。按照“先行试点，逐步推开”的原则，先小范围试点，然后试点扩大至全国。地方政府也积极跟进，制定实施了当地的医师多点执业管理办法。然而，全国办理多点执业注册的医师人数不多，医师多点执业并没有形成预期的“人才纵向和横向交流”的格局，而显现出“国家力推、媒体热炒、医院冷淡、医师观望”的局面。

深圳市作为国家改革开放试验田和排头兵，在医药卫生体制改革中先行先试，取得了明显的成效。医师多点执业是全面深化“医改”的一项重要任务。深圳市在推动医师多点执业方面进展如何？遇到什么障碍？需要制定哪些配套制度和措施推动其发展？为此，我们通过政策/文献回顾，对深圳市卫生行政部门工作人员、医院管理者、医务人员等进行深入个人访谈，了解深圳市医师多点

① 廖新波：《彻底放开多点执业正当其时》，《医院院长论坛》2011 年第 2 期。

② 陈晓勤、周斌、徐卫国：《转型期公立医院推进医师多点执业的研究和探索》，《中国医院管理》2009 年第 6 期。

执业的现状，系统分析深圳市推行医师多点执业中存在的问题，探索构建适合深圳市医师多点执业实施的配套政策体系。

一　中国医师多点执业现状

发达国家通行医师自由执业，医师可以根据市场需求和自身技术水平自由流动。中国实行医师定点执业，即医师只能在一个注册的执业地点开展医疗活动[①]。鉴于中国公立医院的事业单位体制和人事管理制度，公立医院（尤其是大医院）垄断了优质医疗资源，而基层医疗机构和民营医院人才严重匮乏。医疗资源的不均衡导致大医院人满为患，基层和民营医院门庭冷落，产生了人民群众"看病难、看病贵"的问题。此外，由于政府长期对医疗卫生行业经费投入不足，医师的技术价值和劳动价值得不到充分的体现，"开飞刀"和"走穴"现象普遍存在。

在医疗卫生资源分布不均衡、供需矛盾突出的背景下，国家希望通过实施医师多点执业促进有限的优质医疗资源合理分配，缓和医疗资源的供需矛盾；调动医务人员积极性，提供更好的医疗服务；促进不同区域、不同层次医疗机构人才和技术交流，提高基层和民营医疗机构的技术水平和医疗质量；方便患者就近接受医疗服务，缓解群众"看病难、看病贵"等问题。

在《意见》首次提出要"研究探索注册医师多点执业"之后半年，《卫生部关于医师多点执业有关问题的通知》（卫医政发〔2009〕86号）出台，对医师多点执业的形式和方法做出了具体规定，并在部分地区先行先试（广东省作为省级试点单位，云南

---

① 《中华人民共和国执业医师法》（1999年5月施行）第14条规定：医师经注册后，可以在医疗、预防、保健机构中按照注册的执业地点、执业类别、执业范围执业，从事相应的医疗、预防、保健业务。未经医师注册取得执业证书，不得从事医师执业活动。

省昆明市作为市级试点单位)。2009年,昆明市和广东省先后出台了《昆明市医师多点执业管理实施办法(试行)》《广东省卫生厅关于医师多点执业的试行管理办法》;次年,北京市发布《北京市医师多点执业管理办法(试行)》。2010年底,卫生部出台《医师多点执业管理暂行办法(征求意见稿)》,规定具有副高以上职称的医师在征得第一执业医疗机构同意(第一执业地点医疗机构与第二或第三执业地点医疗机构签订医师执业的相关协议,即多点执业单位之间签约)后,可在不超过三个执业地点从事医疗活动。2011年7月,卫生部颁布《关于扩大医师多点执业试点范围的通知》,将试点地区扩至全国,同时降低准入门槛,规定在第一执业地点同意的前提下,符合条件的具有中级以上职称的执业医师可申请多点执业,执业地点不超过三个。2013年11月,十八届三中全会明确提出"允许医师多点执业"。2014年1月,国家卫生和计划生育委员会发布《关于医师多点执业的若干意见(征求意见稿)》(国卫办医函〔2014〕71号),规定医师多点执业应当征得第一执业地点的书面同意,科室主要负责人及以上领导人原则上不能多点执业。国家和三个试点地区医师多点执业推进情况详见图5-1。

在国家政策的推动下,各地纷纷出台医师多点执业政策。广东、海南、云南、四川、北京、江苏等地相继展开试点,上海、新疆、湖南、江西、山东、浙江、福建等地虽未列入试点地区,但也进行了探索性的医师多点执业试行工作。昆明、广东和北京相继修订了有关医师多点执业的部门规章,出台了《昆明市医师多点执业管理实施办法(2010年版)》《广东省卫生厅关于医师多点执业的试行管理办法(2012年版)》和《北京市医师多点执业管理办法(2014)》(如图5-1所示)。然而,医师多点执业推进的步履艰难,全国注册多点执业的医师数量不多。截至2013年8月,除西藏、

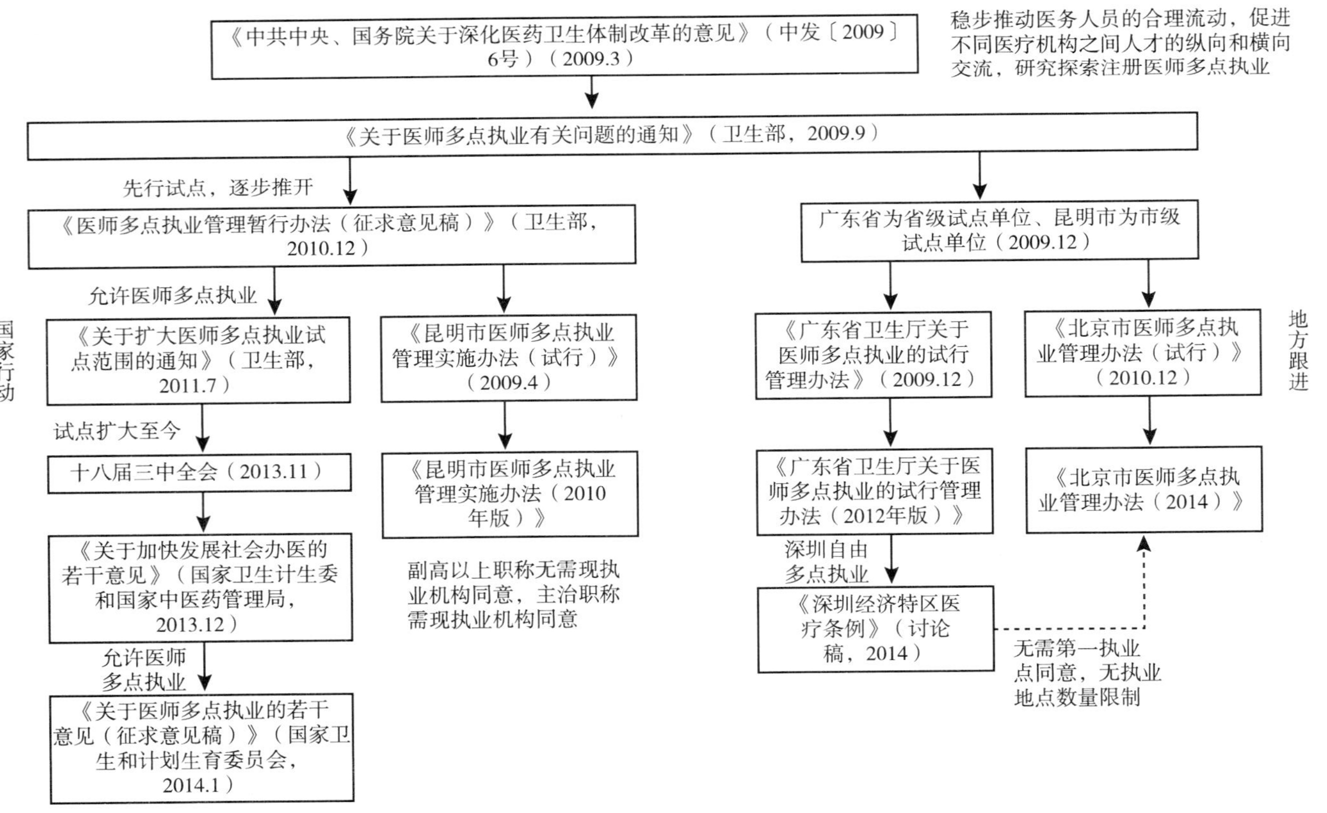

图 5－1　中国及其部分地区医师多点执业推进情况

青海外，中国29个省（自治区、直辖市）（港澳台地区除外）共有4.1万名医师进行了有效的多点执业注册，仅占全国注册医师（200万人）的2%；其中大约55%的多点执业是以对口支援等政府指令任务为主，而不是真正意义上的多点执业。广东省逾16万名执业医师中，提出多点执业申请者不到4000人；北京和昆明两市注册的多点执业医师所占比例均不足5%；其他试点省份如江苏、海南、四川的情况也类似。

尽管如此，医师多点执业在政策上逐步破冰，尤其是地方政策逐步突破关键问题。在经历“史上步伐最大”的《深圳市医师多点自由执业实施细则》（以下简称《实施细则》）搁浅的风波之后，最近出台的《北京市医师多点执业管理办法（2014）》取消了执业地点数量限制，医师多点执业无须经过第一执业单位同意，不限制有行政职务者。上海开始尝试医师在医疗共同体内多点执业；深圳市正在酝酿《深圳经济特区医疗条例》，提高立法级别，对医师自由多点执业将有更大的突破。各地对医师多点执业开展的改革探索，将有助于推动和完善医师多点执业制度。

二　深圳医师多点执业现状

医师多点执业与深化公立医院改革、推动社会办医有着密切关系。作为国家公立医院改革首批试点城市，深圳市通过“十一五”“十二五”期间的不懈努力，在医药卫生体制改革方面显露成效：改革公立医院管理体制，成立深圳市公立医院管理中心，实现“管办分开”；改革公立医院补偿机制，采取以事定费；开展住院医师规范化培训；扶持社会办医和完善基层医疗机构运行机制；等等。然而，公立医院人事制度改革一直没有明显的松动，医师多点执业的推动一波三折。

（一）深圳市医疗卫生资源情况

虽然深圳市卫生投入逐年增加，2013 年卫生事业费投入达 57.8 亿元（如图 5 -2 所示），但是，其医疗卫生资源分布与需求之间存在着结构式矛盾。优质医疗资源总量不足，医疗卫生资源分布不合理，优质医学人才被大医院垄断，社会办医疗机构量多质低，导致大医院人满为患；医疗服务压力繁重，引发了社会“看病难”问题。

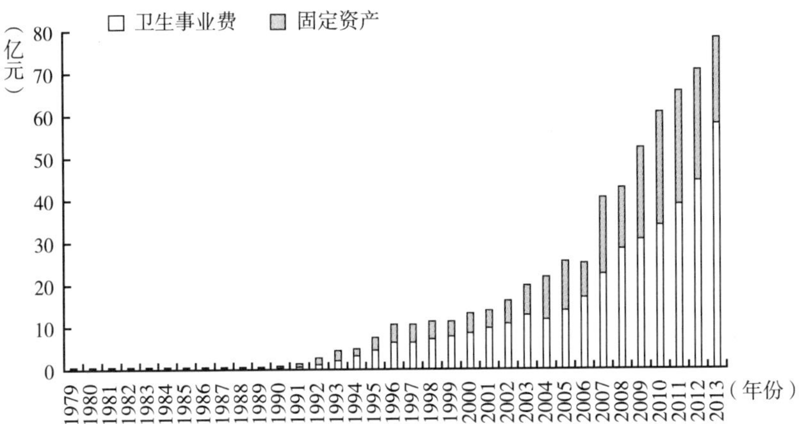

图 5 -2　1979 ~2013 年深圳市卫生投入情况

资料来源：《深圳市卫生统计年鉴 2013》。

1. 医疗卫生资源总量不足

与北京、上海、广州等一线城市相比，深圳市医疗卫生资源存在一定的差距。2012 年，深圳市有 8 家三甲医院，低于北京（37 家）、上海（29 家）和广州（29 家）；深圳市每千人口执业医师数为 2.27 人，低于北京（3.37 人）和广州（2.92 人），略高于上海（2.17 人）；每千人口床位数 2.65 张，明显低于北京、上海和广州（分别为 4.84 张、4.61 张、5.50 张）（如表 5 -1 所示）。

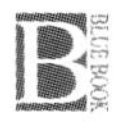

表 5－1　北上广深四地医疗卫生资源比较（2012 年）

地区	北京	上海	广州	深圳
常住人口数(万人)	2069.3	2380.4	1283.9	1054.74
三甲医院数(家)	37	29	29	8
每千人口执业医师数(人/千人)	3.37	2.17	2.92	2.27
每千人口床位数(张/千人)	4.84	4.61	5.50	2.65

数据来源：《中国卫生统计年鉴 2013》《广州统计年鉴 2013》《深圳市卫生统计年鉴 2013》。

2. 优质卫生资源配置不均衡

三甲医院主要集中在罗湖区，福田区、南山区、宝安区和龙岗区各有 1 家（如表 5－2 所示）。医学专家和名医集中在中心城区的公立大医院。群众就医过于集中在大医院的现象突出，常见病、多发病在大医院就医的比例非常大，在一定程度上加剧了群众“看病难、看病贵”的问题。

表 5－2　2013 年深圳市三甲医院地区分布

地　　区	人口数(万人)	三甲医院数(家)	三甲医院占医院总数比例(%)
罗 湖 区	94.15	4	50.0
福 田 区	133.95	1	12.5
南 山 区	111.91	1	12.5
宝 安 区	270.38	1	12.5
龙 岗 区	194.47	1	12.5
盐 田 区	21.39	0	0.0
光明新区	49.64	0	0.0
坪山新区	31.96	0	0.0
龙华新区	141.85	0	0.0
大鹏新区	13.19	0	0.0
合　　计	1062.89	8	100.0

3. 社会办医疗机构数量多，水平低

2013 年，深圳市非政府办医疗机构达 2262 家，占医疗机构总数（含社康中心）的 77.4%；门诊和住院患者量分别占深圳市医疗服务总量的 23.5% 和 16.0%，居全国前列（全国民营医院的服务量不足 10%）。在深圳市医疗机构（不包括社康中心）中，非政府办医疗机构的执业（助理）医师（包括中医）人数占全市总数的 28.2%。社会办医有数量、缺质量，医学人才紧缺，医疗水平整体较低。

上述数据显示，深圳市的卫生资源配置与中国大多数地区非常相似，均存在公众医疗需求与医疗资源供给呈两个不对等三角形的表现形态，即公众医疗需求呈正立三角形（以常见病、多发病和保健为主，罕见病和疑难病为次），而医疗资源供给分布呈倒立三角形（资源总量不足、优质资源主要集中在三甲医院）（如图 5－3 所示）。此外，深圳市人口过千万，加上来深圳就诊的香港同胞数量可观，使得深圳的医疗卫生资源短缺更为明显，医疗服务能力未能与特区经济发展状况相匹配。

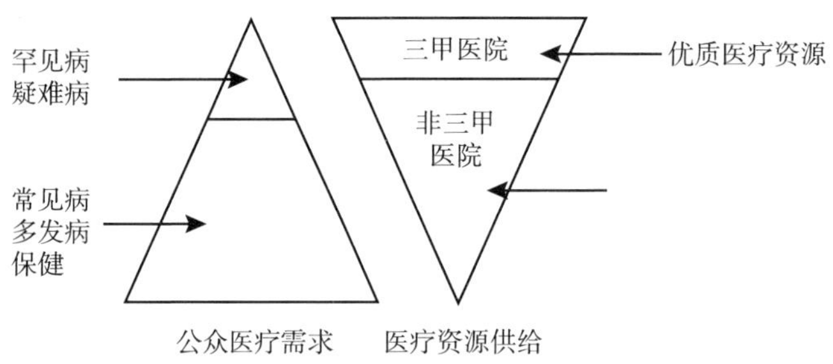

图 5－3　公众医疗需求与医疗资源供给状况

由此可见，深圳市有实施医师多点执业的需求和必要性。医师多点执业政策能使医师的医疗技术和服务价值得到充分展现，促进

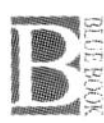

优质医疗资源向基层和民营医疗机构流动，方便病人就医，有利于医疗资源最大化地合理发展和利用。

（二）深圳市医师多点执业的进展

广东省是全国医师多点执业首个省级试点单位。2012 年，广东省卫生厅在《广东省卫生厅关于医师多点执业的试行管理办法》（2009 年）的基础上，出台了《广东省卫生厅关于医师多点执业的试行管理办法（2012 年版）》。其中对深圳有独立的规定，如第 3 条规定在深圳市试行“当地注册，当地执业”的模式。第一执业地点为深圳市地域范围内医疗机构的医师，可在深圳市地域范围内三个以上执业地点自由多点执业，不限执业地点数量。第 22 条规定，医师在深圳市地域范围内自由多点执业，不限执业地点数量的具体试点方案由深圳市卫生和人口计划生育委员会制定，并报广东省卫生厅备案。

作为中国医药卫生体制改革的先行者，深圳市在医师多点执业问题上也彰显了敢为人先的勇气。2013 年 7 月，深圳市向广东省卫生厅提交了实施细则。在此之前，全国各地出台的医师多点执业政策基本上是卫生部指导文件的“地方版”，在多点执业政策的关键点，如是否需要第一执业医院同意、执业点数量方面鲜有突破。深圳市率先提出医师自由多点执业的想法，对医师多点执业政策进行了大胆的改革：①对于自由多点执业的医师，在深圳市注册的执业地点上没有数量限制；②取消了对医师自由执业的行政审批，自由多点执业的医师也无须第一执业医院的批准，仅需网上备案；③不限制有行政职务者多点执业。该实施细则被誉为“史上步伐最大”的医师多点执业政策，引起医疗卫生行业和社会的高度关注。尽管 2 个月后备受瞩目的实施细则中途夭折，引发社会舆论哗然，但它对《北京市医师多点执业管理办法（2014）》做出无须第一执业地点同意，无执业地点数量限制，不限制行政职务的规定产生了重要的影响。

与全国医师注册多点执业情况一样，在广东省实施《广东省卫生厅关于医师多点执业的试行管理办法（2012 年版）》一年内，深圳市公立医院6000 余名副高级职称以上的医师中，无人主动申请多点执业。截至 2014 年 8 月，深圳市共计 314 名医师办理了多点执业注册，执业范围涉及内科、外科、妇科、儿科、中医、眼科、耳鼻喉科等，第一、二执业地点均以社会办医院为主，公立医院很少。这种现象显示，医师多点执业政策在实际工作中遭遇了严重的挑战。医师多点执业不是一个孤立的问题，而是涉及深化医疗卫生体制改革的问题，是撬动公立医院改革的关键点。

深圳市医师多点执业政策沉寂半年之后，《中共深圳市委贯彻落实〈中共中央关于深化改革若干重大问题的决定〉的实施意见》（深发〔2014〕1 号）（2014. 1）和《中共深圳市委办公厅、深圳市人民政府办公厅关于印发〈深圳市 2014 年改革计划〉的通知》（深办发〔2014〕1 号）（2014. 1），明确提出了“优化医疗卫生工作人员薪酬体系，推动人事制度改革和医师多点执业”的政策。该政策由深圳市医改领导小组办公室牵头，市编办、市发展改革委、市财政委、市卫生计生委、市人力资源和社会保障局、市药品监管局、市法制办、市公立医院管理中心参与制定的。2014 年 2 月，深圳市启动了医疗领域的“基本法”——《深圳经济特区医疗条例》立法工作，要率先在全国制定一部统领医疗服务全局的地方性法规，系统性地破解医疗领域的难题。立法工作由市人大常委会主导，由市卫生计生、发展改革、财政、规划国土、人力资源和社会保障、民政、公安、教育、市场监督管理、司法等相关职能部门参与完成。《深圳经济特区医疗条例》包含医师多点自由执业内容。如果立法成功，有关医师多点执业问题的规范将由部门规章上升到地方性法规层面。

深圳市对医师多点执业的改革思路超前，体现在：①率先提出医师“自由多点执业”。这个概念比“多点执业”尺度更大，与国际通行的医师自由执业更加接近。②最早摒弃第一执业单位批准、执业点数量和多点执业医师职务的限制。③首创将医师多点执业放在医疗领域的地方性法规（《深圳经济特区医疗条例》）中全盘考虑，多部门联合系统地解决医疗行业的难题。这体现出深圳市对医师多点执业进行了顶层设计，将医师多点执业问题放在“全面”和“深化”改革的层面上，在改革和发展过程中着力解决医师多点执业问题。如果深圳医师自由多点执业改革成功，那么将对全国深化医疗卫生体制改革起到示范作用。

三　深圳推行医师多点执业存在的问题

全国医师多点执业试点五年以来，国家和地方政府大力推动，医院和医师却反应平淡。其根本原因在于医师多点执业直击现行的执业医师制度、公立医院的事业单位体制和人事管理制度。医师多点执业的环境不成熟，缺乏与之配套的政策和措施。

（一）医师多点执业合法性

1999 年，中国开始实行执业医师制度。根据《中华人民共和国执业医师法》（1999. 5）（以下简称《执业医师法》）和《医师执业注册暂行办法》（1999. 7）（以下简称《办法》），医师在取得“医师资格证书”和“医师执业证书”之后，才能按照注册的执业地点、执业类别和执业范围从事相应的医疗、预防、保健活动。其中，注册执业地点是指医师执业的机构及其登记的注册地址，即中国注册执业医师只能在一个注册的执业地点和规定的执业范围内开展诊疗活动。

《办法》规定经医疗、预防、保健机构批准的卫生支农、会诊、进修、学术交流、承担政府交办的任务和卫生行政部门批准的义诊等不需办理变更注册手续，即这些属于执业地点之外的合法执业行为。卫生部和国家中医药管理局出台的《关于医师执业注册中执业范围的暂行规定》（2001.6）增补了执业地点之外的合法执业行为，包括：①对病人实施紧急医疗救护的；②临床医师依据《住院医师规范化培训规定》和《全科医师规范化培训试行办法》等，进行临床转科的；③省级以上卫生行政部门规定的其他情形。

显然，医师多点执业不属于上述范畴。按照卫生部《关于印发严厉打击非法行医专项整治工作方案的通知》（卫监督发〔2004〕149 号）（2004.5）的规定，医师私自在注册地点之外从事医疗活动的行为，属于非法行医专项整治的范畴。对于这种违法的行医行为，行政部门可依法给予纪律处分，吊销医师执业证书。如果医师因严重不负责任造成患者死亡或严重损害就诊人身体健康的，还可能触犯刑律。

尽管《办法》第 25 条规定："医师执业地点在两个以上的管理规定另行制定"，但是国家一直没有出台相关的配套政策。在《医师执业法》没有修改完善之前，医师多点执业的合法性尚存质疑。

（二）公立医院体制和制度

从表面上看，医师多点执业推行的最大障碍来自第一执业医院的反对；实际上，是医师多点执业触及了现有公立医院的体制和制度。中国公立医院是隶属于卫生行政部门的事业单位。事业单位体制通过人事管理等核心制度，与职称晋升、薪酬分配、培养培训、科学研究、退休养老等外围制度形成了稳定的制度结构，对医师多

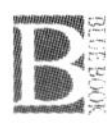

点执业造成了结构性障碍。

医师是医院的核心医疗资源。优秀医师对医院的医疗质量、声誉及竞争力有着举足轻重的影响。医师是一个经验性很强的职业。医学生在接受长达5～11年高等医学教育进入医疗卫生行业之后，其医疗实践、培训培养在很大程度上依赖于其所在医院提供的平台。医院的等级和水平决定了医师的医疗水平和发展前途。多年来，公立医院，尤其是公立大医院借助体制和制度上的优势，吸引和稳定优质医疗人才队伍，形成大医院—优秀医学人才互相强化的格局。民营医院由于学术平台差，缺乏公信力，难以获得优秀医学人才的青睐。尽管民营医院开出的工资较高，但由于编制、职称晋升、福利养老等实际问题很难吸引人才。以养老待遇为例，公立医院医师的退休金可拿到退休前本人工资的80%～90%，而民营医院的企业养老金只能达到退休时社会平均工资的15%～20%。在民营医院，申请科研项目希望渺茫，职称难以晋升。因此，民营医院的医师多数是“两头重，中间轻”，即退休医师和刚毕业的医师多，根本不可能与公立医院抗衡，多元化办医的格局难以形成。

中国目前的人事管理制度，遵循“谁培养谁使用”的封闭式管理模式。医师多点执业将促进医师纵向和横向合理流动，打破公立医院垄断优质医学人才资源的现状。具有多点执业资格的医师一般都是公立医院的中流砥柱，是吸引病患就医的重要因素。他们不仅承担诊疗任务，还履行指导年轻医师的职责，对公立医院的正常运作和可持续发展具有重要意义。由于时间和精力的限制，中高级职称医师外出执业会影响其在本单位的工作。作为既得利益者，公立大医院肯定不愿意面对“自己家的人，种别人的田，与自家竞争”的局面，可能会设置医师多点执业的障碍。

由于医师的编制、业务培养、职称晋升、工资福利都由医院提供，是隶属于医院的“单位人”，因此，即使政策允许医师多点执业，医师在选择时还是会顾忌单位和领导的意见。当领导给出或者流露出反对意见或者意向时，医师不会轻易做出多点执业的决定。

（三）医疗质量和医疗秩序

对公立医院（尤其是大医院）来说，优秀医师流动可以扩大医院的影响力，但同时会导致优质医疗资源减少和病患流失，影响公立医院的医疗服务质量、声誉和经济效益。公立大医院的医师大多数是超负荷工作。如果有符合条件的医师因多点执业在本院工作时间减少，其他医师就需要加班加点工作，当诊疗数量超过一定的限度，医疗质量就可能有所下降，甚至影响医院的正常医疗秩序。医师多点执业实施后，大医院人才流失在所难免，大医院原有的重点学科、有影响力的科室和医师团队，可能会因一些骨干成员多点执业受到冲击，进而影响大医院的医疗水平、声誉和收入。

由于医疗行业的特殊性，医院实行 24 小时值班制，医生可能需要晚上或者周末值班，遇到患者病情需要时也可能加班。医院怎么保证医师多点执业不影响本院的工作？医院的技术骨干、专家或者中高层管理者在外多点执业时，可能会因为其多点执业医院的紧急医疗情况而不能按时参加第一执业医院的重大决策活动，从而影响本院的发展。多点执业还可能影响医师团队的沟通和对应急情况的处置。因此，有观点认为应该给予公立医院相应的补偿。

从单点执业到多点执业，医师要将自己的时间和精力分配到不同的执业医院，势必会影响第一执业医院的工作。医师如何合理安排，处理好第一执业医院、多点执业医院之间的关系，保证自己有足够的休息时间，确保多点执业的医疗质量？如果在多点执业过程中出现紧急医疗情况，多方利益发生冲突时如何协调和处理？多点执业医师的绩效如何考核？除此之外，医师多点执业还可能遇到竞争病患、核心医疗技术泄露、科研成果和技术归属等问题。这些问题目前都没有相应的规定。

（四）医师自身因素

1. 工作繁重

符合条件多点执业的医师多数为大医院的业务骨干和资深专家，甚至是医院的中高层管理者。他们通常身兼数职，如要从事临床诊疗、科学研究、教学等，在繁重的临床工作压力下无暇去多点执业。不解决大医院医师工作负担重的现实问题，医师多点执业难以落到实处。

2. 医院的隐形压力

目前，深圳市尚未开展公立医院人事制度改革。由于公立医院是医师的“衣食父母”，其工资奖金、职称晋升、社保养老等都要依靠医院，因此，医师对医院有很强的依附性。虽然医师多点执业政策放宽了条件，不需要第一执业单位同意就可以网上注册，但实际上只要医师去多点执业，医院迟早会知道。医师会充分考虑医院和领导对多点执业的态度，不会贸然注册多点执业。

3. 趋利行为

如果没有相应的法律法规或者制度来规范医师多点执业，可能会出现趋利行为，促使医师盲目追求个人利益和经济利益，忽略医疗服务质量。如果在第二、三执业医院挣钱比第一执业医院多，医师可能更倾向于将时间和精力投给前者，导致公立医院服务质量下降。在经济利益的驱使下，医师为了谋取利益而不合理转介患者，导致多点执业医院恶性竞争病患，扰乱医疗秩序，损害患者权益。有资格进行多点执业的医师多为专家、名医。他们可通过多点执业赚取更高的收入。这可能会导致大多数医护人员心理失衡，最终影响整体的工作积极性，破坏医疗服务市场的正常秩序。

（五）执业医师培训考核监管

1. 规范化培训

美国对执业医师实行规范化培训，包括住院医师培训（四年）和专科医师培训（二至五年），会明确规定医师每年应该接受的培训内容。由于全国遵循同样的培训标准，所以美国各地大城市与小镇、大学医院和专科诊所的医师的医疗水平差别不大。中国以前缺乏规范化的医师培训制度，医师培训主要依靠其所在医院，医院的水平和条件决定了医生的水平。这导致不同地区、不同等级医院的医师水平相差甚远。

医师规范化培训改变了医学人才“谁培养谁使用”的局面，促进了由单位培养向社会培养的转变，减少了推行医师多点执业的障碍。不过，中国尚缺乏对专科医师的规范化培训。

2. 执业医师考核监管

医师多点执业对传统人事管理制度是一个巨大的挑战。中国公立医院沿用传统事业单位的人事管理制度：医院负责审核医师的执业资质，对其业务水平、工资福利、职称晋升和退休养老等具有重要影响；医师发生医疗纠纷或者医疗事故时，由医院出面协调解决；医院对医师的执业行为进行考核监管。

医师多点执业从本质上来说属于兼职（合法兼职）。中国目前还没有有关医师多点执业的考核监管机制和制度。实行多点执业后，医师的考核将由单维（编制所在医院）扩展到多维（第一和多点执业医院），考核监管涉及的单位将增多、难度将加大，并将面临深化医疗机构改革问题，如建立公立医院绩效考核机制，实行全职和兼职医师的岗位薪酬制度，实施执业医师考核监管机制，等等。

除了卫生行政部门之外，医师多点执业的监管还涉及多点执业

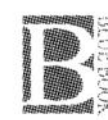

医师的医疗保险、劳动保障、财政拨付的工资等很多问题。这些问题如不解决，极易导致劳资纠纷。

（六）医疗责任风险机制

医疗安全和医疗纠纷是医师在多点执业时必须考虑的问题。医师在完成繁重的第一执业医院工作之余，奔波在多个医疗机构之间执业，经常会遇到急重病症患者。限于时间和精力，在没有充分了解患者病情的情况下为其实施手术或者治疗，容易造成医疗事故；若与多点执业医院的医疗团队配合不好或者医疗条件不充足，会导致手术失败；若无法对患者随访治疗，会致使患者术后出现并发症；若患者术后病情突然恶化，而主诊医师不在场，会影响医疗质量；若因疲劳出现工作精力不集中，会在诊疗活动中发生医疗事故。

医疗卫生服务具有较强的专业性和协同性，需要医师高超的医疗水平和医疗团队合作完成，同时还需要相应的医疗设施和条件。多点执业医院多为基层医院，缺少配套的仪器设备和专业技术人员（如麻醉师和手术护士），若开展复杂手术，无疑会增加发生医疗事故和医疗纠纷的风险。然而，基层医院在多点执业医师加盟后，为了提高经济效益和社会影响力，往往会在自身条件不具备的情况下开展风险较高的诊疗活动。这势必会增加医疗风险。

《卫生部关于医师多点执业有关问题的通知》（卫医改发〔2009〕86 号）规定，医师在执业前，应当与其所受聘的各医疗机构就发生医疗事故或者民事纠纷时的法律责任分担以及其他相关事宜签订协议。但这只是解决了多点执业医师与其所受聘医疗机构之间的内部责任分担问题，并没有解决医师是否需要直接面对患者、直接承担责任的问题。根据《中华人民共和国侵权责任法》第 54、57 条规定：患者在诊疗活动中受到损害，医疗机构及其医务人员有过错的，由医疗机构承担赔偿责任。医务人员在诊疗活动中未尽到与当时的医疗水平相应的诊疗义务，造成患者损害的，医疗机构应当承担赔偿责任。按照现在的人事管理制度，医师只能与一个医院存在人事关系或者劳动关系。医师多点执业之后，其与多点执业医院的关系只能是聘用制的劳动关系。对于这种聘用制的劳动关系，《最高人民法院关于审理人身损害赔偿案件适用法律若干问题的解释》第 9 条规定，雇员在从事雇佣活动中致人损害的，雇主应当承担赔偿责任；雇员因故意或者重大过失致人损害的，应当与雇主承担连带赔偿责任。

医疗风险和责任分担问题在医师执业相关法律法规不完善的情况下尤为突出。目前，医疗机构是以单位名义购买医疗责任保险（简称“医责险”）的，一旦发生医疗损害责任时，由保险公司代为赔付。医师发生医疗纠纷和医疗事故由所在医院出面解决，赔偿责任也多由医院承担。实行医师多点执业后，医师将面临在不同地点执业过程中可能会出现医疗纠纷和医疗安全问题，甚至有可能直接卷入纠纷。为了保障医疗质量和维持正常的医疗秩序，需要出台相关的医疗责任风险制度。

四　实施医师多点执业所需配套政策体系

与中国现行的医师定点执业不同，国际上普遍采取医师自由执业制度。由于医师多点执业触及医药卫生体制改革的深层次问题，如公立医院人事制度、分配模式和绩效管理等，因此推行以来尚未形成当初期待的“人才纵向和横向交流”格局。根据制度结构变迁理论，计划经济体制下形成的公立医院人事管理制度，在短期内无法自发产生变革的动力，需要外力促使其改变。医师多点执业能够促使部分医师自由流动，实现医师由计划经济体制下“单位人”的行政管理过渡到市场经济体制下“社会人”的契约管理，充当

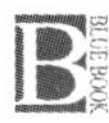

推动医院人事管理制度改革的外动力，倒逼公立医院人事制度改革；而且通过政策导向，可引导大医院的优秀医师向基层和民营医院流动，为社会办医奠定坚实的基础。

目前，国家和地方的医师多点执业政策由卫生行政部门下发，将医师多点执业问题圈定在卫生系统。深圳市在医师多点执业问题上积极探索改革，在最接近国际医师自由执业制度的《实施细则》（2013 年）搁浅之后，拟于 2014 年率先出台一部地方医疗领域的“基本法”——《深圳经济特区医疗条例》，促使多部门（包括卫生行政、发展改革、财政、规划国土、人力资源和社会保障、民政、公安、教育、市场监督管理、司法等部门）协同解决医疗领域的难题。医师自由多点执业也在其中。将对医疗问题（包括医师自由多点执业）的规范由部门规章上升到地方性法规，在推进和规范医师多点执业方面具有重要的意义。在完成医师多点执业顶层设计之后，深圳市需要在深化医药卫生体制改革的过程中，完善与医师多点执业相应的人事、薪酬、权责、绩效和保障等配套政策。

综观医师多点执业“叫好不叫座”的现状，有医药卫生体制和制度方面的问题，同时也存在着不利于推行医师多点执业的环境。医师不积极申报注册多点执业，与大医院医师工作繁重，没有时间和精力多点执业有一定的关系。不改变大医院人满为患、医师超负荷工作的局面，就无法从根本上推动医师多点执业；没有与医师多点执业相应的配套政策，医师多点执业也就只能流于形式。

《深圳市 2014 年改革计划》明确提出要完善公立医院绩效管理和内部管理制度，建立健全公立医院财政补助机制，优化医疗卫生工作人员薪酬体系，推动人事制度改革和医师多点执业，制定进一步推动社会办医的政策措施。医师多点执业作为深化医药卫生体制改革的一项重要内容，要与公立医院改革和社会办医同步推进（如图5－4所示）。其一，深化公立医院人事制度、分配制度、绩效管理等改革，建立员额管理、岗位薪酬、绩效考核和社会福利保障等制度，从制度上保障医师多点执业。其二，以政策为导向，有效分流病患。医保、医疗、医药体制改革“三医”联动，形成“基层首诊、分级诊疗、双向转诊”的就医秩序，引导患者合理分层就医。通过医保支付政策改革，适度提高参保人在社康中心就医时的医保支付比例，降低基本医疗保险在大医院普通门诊的支付比例及提高大病医保支付比例；优化公立医院补偿机制，加大专科门诊补贴力度，引导大医院以提供专科门诊为主，减少普通门诊诊疗量，使大医院以诊疗大病和重病为主，常见病和多发病下沉到基层诊疗，解决大医院人满为患的现状，为推动医师多点执业营造良好的环境，从而形成以公立医疗机构为主导、非公立医疗机构共同发展的多元化办医格局，满足群众多层次、多样化的医疗服务需求。

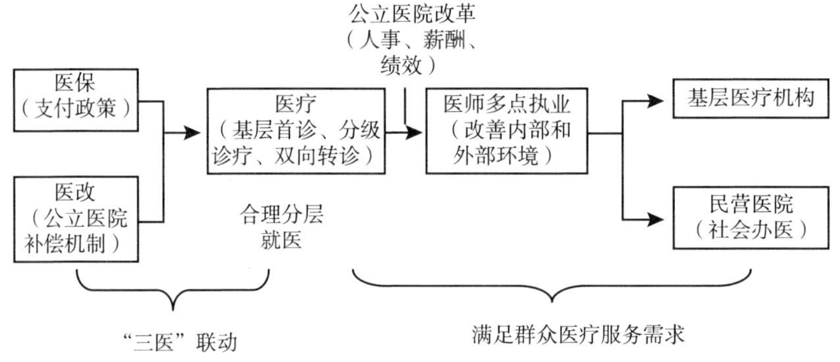

图5－4　深圳市推动医师多点执业的思路

根据医师多点执业的现状及其存在的障碍，深圳市应建立和健全与医师多点执业相关的制度（如图5－5所示），推动医师多点执业的顺利实施。

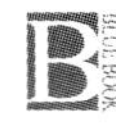

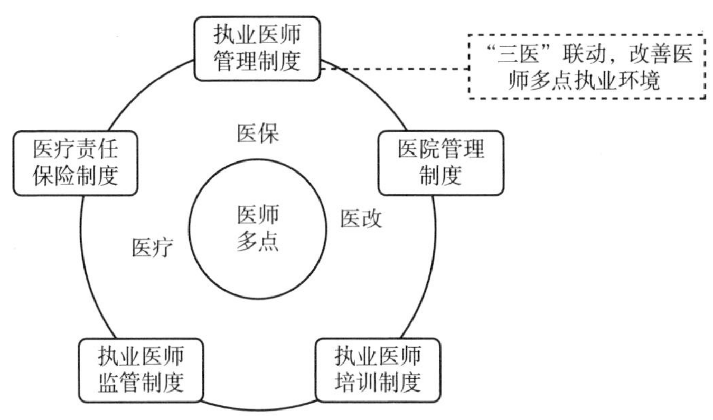

图5-5　医师多点执业相关制度

（一）执业医师管理制度

《深圳经济特区医疗条例》（讨论稿）规定医师可在深圳特区范围内自由多点执业，并对医师自由多点执业相关的内容做出了明确的规定。《深圳经济特区医疗条例》的出台实施将在地方性法规的层面给予医师多点执业合法保障。国家适时修改完善《执业医师法》，可在法律层面保障医师多点执业的合法性。

1. 准入和退出制度

鉴于医疗服务的特殊性，为保证医疗服务质量，需要建立严格的执业医师与医疗机构准入和退出制度。①执业医师：只有符合准入标准的医师才能多点执业，包括医师的专业技术职称、工作年限、身体状况、执业违规情况、奖惩记录等。②医疗机构：聘请多点执业医师的医疗机构应进行资质认定，应具备开展多点执业医师执业范围相对应的诊疗项目的医疗技术力量及医疗设备条件，以规避基层医院片面追求高精尖技术带来的医疗风险，保障医师执业安全和患者生命安全。对于考核不合格的医师和医疗机构，主管部门将取消其多点执业资格，规范医师多点执业行为。

2. 执业时间

医师是一个高技术、高强度、高风险的职业。医疗行业经常出现突发医疗情况，要求医师在紧急情况下“招之即来，来之能战，战之能胜”。多点执业之后，医师既要完成第一执业医院的工作，又要奔走在几个执业点行医，没有充沛的精力和充足的体能容易导致医疗风险。英国“4+1”模式和德国“巡诊制度”对医师的兼职时间设定了上限。英国要求公立医院医师每周5个工作日中有4天在本医院工作，1天可以自由选择到其他医院行医；德国每周工作五天半，公立医院医师每周4天在医院，一天半可自由支配。为了防止医师超负荷工作、保证医疗服务质量，应该对医师的多点执业时间有一定的限制。

3. 执业医师考核办法

建立严格统一的考核机制，要求多点执业医师按照《医师定期考核管理办法》（卫医发〔2007〕66号）接受各执业医疗机构的定期考核，特别是多点执业医师首诊负责制、交接班制的落实情况，还有治疗成功率、死亡率、并发症率和投诉率等。第一执业医疗机构将医师在其他执业机构的考核意见归入该医师定期考核档案。如果医师考核不合格，卫生行政部门将取消其多点执业资格，以此规范多点执业医师的诊疗行为。

（二）医院管理制度

医师多点执业打破了医师固定在一家医疗机构工作的传统模式。医师、第一执业医院、多点执业医院之间的关系，取决于公立医院人事管理制度改革的步伐。有两种选择：其一，完全打破既往的人事管理制度，多点执业医师与多个执业单位签订合同，使医师由“单位人”变成“社会人”，由行政管理变成契约管理；其二，暂时保持医师第一执业医院的人事关系，通过深化公立医院的体制改革，使

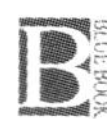

医师逐步过渡到契约管理的“社会人”。根据国情和深圳市深化“医改”的进程，医师依托在第一执业医院，与其他医疗机构签订合同，成为“半社会人”，从行政管理逐步向契约管理过渡比较合适。

随着社会经济的发展，计划经济体制下形成的僵化的公立医院人事管理制度已经不适应市场经济形势下的医院运作和管理，亟待改革。公立医院应进行人事薪酬制度改革，逐步推行员额管理制度。医院应制定相应的薪酬、绩效考核和社会福利保障制度，如制定对不同岗位兼职和全职医师的管理要求及配套的薪酬，多点执业医师薪酬低于第一执业医院同级别全职医师，用以弥补由于医师多点执业对第一执业医院造成的损失，额度可根据深圳的具体情况而定。应加强对医师工作的绩效考核，保证医师在完成本职工作之后多点执业。多点执业医疗机构对多点执业医师应该给予适当的福利和保障。探索建立公立和非公立医疗机构间在工龄计算、参加事业单位保险以及人事聘用等方面的衔接机制。逐步建立科学的补偿机制、医疗绩效评价机制、符合医疗行业特点的人事薪酬制度，以及现代医院管理制度。

医师与其所受聘医疗机构分别签订执业协议，明确规定双方的权利和义务，包括医师的执业范围、工作期限、工作任务、工作时间、工作条件、薪资待遇、科研成果归属、违约责任、侵权责任等，特别是医师执业责任保险和医师工伤保险以及多点执业过程中出现医疗损害责任双方如何分担。签订合同之后，医院和医师共同承担医疗风险，既可以最大限度地避免医师单独追求经济利益而盲目地多点执业，也可保护多点执业医师的合法权益，保证医疗质量和安全，减少医疗纠纷发生的可能。同时避免发生医疗侵权纠纷后，各方互相推诿责任，损害患者、医师和医院的合法权益。

（三）执业医师培训制度

美国对执业医师实行规范化培训，包括住院医师培训（四年）

和专科医师培训（二至五年），明确规定医师在每年应该接受的培训内容。全国遵循同样的培训标准，可保证美国各地大城市与小镇、大学医院和专科诊所的医师的医疗水平差别不大。中国以前缺乏规范化的医师培训制度，医师培训主要依靠其所在医院。医院的水平和条件决定了医生的水平，导致不同地区、不同等级医院的医师水平相差甚远。

为了培养合格的临床医师，加强卫生人才队伍建设，提高医疗卫生工作质量和水平，2013 年底，国家卫生计生委、中央编办、国家发展改革委、教育部、财政部、人力资源社会保障部、国家中医药管理局联合出台了《关于建立住院医师规范化培训制度的指导意见》（国卫科教发〔2013〕56 号），明确提出到 2015 年，各省（区、市）全面启动住院医师规范化培训工作；到 2020 年，基本建立住院医师规范化培训制度，所有新进医疗岗位的本科及以上学历临床医师均接受住院医师规范化培训。“5 + 3”是住院医师规范化培训的主要模式。通过住院医师规范化培训，提高医师临床能力，实现医师培训制度与国际接轨。

深圳市卫人委出台了《深圳市住院医师规范化培训实施办法》，完善了住院医师规范化培训联席会议制度，成立了深圳市医师定期考核管理委员会，对医师定期考核。2013 年，共招收住院医师规范化培训学员 634 名，全科医师规范化培训学员 114 名①。

当条件具备的时候，深圳市可以率先探索开展专科医师规范化培训，完善执业医师培训体系。通过规范化培训住院医师和专科医师，培养质量均衡的医疗卫生人才，彻底改变医院的水平对医师水平的决定性影响，打破大医院对优质医疗资源垄断。

① 数据来自 2014 年深圳市卫生计生工作会议报告。

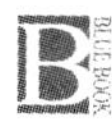

（四）执业医师监管制度

医师多点执业涉及医师、第一执业医院、多点执业医疗机构和患者等多方利益。要加强对多点执业医师医疗行为的监管，提高医疗服务质量。建立严格统一的医师执业监管和考核评价制度。将医师执业信息系统纳入深圳市卫生信息化建设的范畴，记录医师多点执业、医师规范化培训、医疗事故的发生和处理、医生的违纪违规等情况，供医师多点执业监管部门客观、公正地评价医生的医疗技术水平和医德情况。卫生行政部门定期对多点执业医院和医师的资质进行审核，通过严格统一的年检，考核医生的医疗技术、治疗效果及道德标准等情况。对于考核不合格者，则取消其执业资格，以保证医疗质量和医师行为符合《医疗机构从业人员行为规范》的要求，减少甚至避免医疗纠纷的产生。

与医师多点执业有关部门（如人力资源与社会保障局、财政委、税务局等）也要制定相关的规定，解决多点执业医师的医疗保险、劳动保障、财政拨付工资、税收等问题，避免劳资纠纷。

（五）医疗责任保险制度

医疗行业是一个高风险的行业，医疗事故发生的概率高。为了规避医师在执业过程中的医疗风险，政府应出台相应的配套政策，消除医师多点执业的后顾之忧，提高多点执业的积极性。除了医师在多点执业之前要与其所受聘医疗机构在执业协议书中明确医疗事故及医疗纠纷的法律责任分担之外，还要充分发挥医疗责任保险在医疗纠纷化解、医疗风险管理等方面的重要作用。

医疗责任保险是指投保医疗机构和医务人员在保险期内，因医疗责任发生经济赔偿或法律费用，保险公司将依照事先约定承担赔偿责任。在医师投保之后，其所有的医疗纠纷责任交给保险公司处理，医生和医院可避免与患者及其家属的冲突，免除直接面对医疗纠纷的压力，从而更加专注于医疗工作，缓解医患矛盾。美国执业医师必须用年收入的10%购买医疗责任保险。这种强制参保在一定程度上保证了良好的医疗秩序和较低的医疗纠纷发生率。在澳大利亚，医院不会聘请没有购买执业保险的医师，病人也不会找他/她看病。借鉴国外经验，医疗责任保险投保主要有两种方式：①医师同时加入多个执业医疗机构，由医疗机构负责统筹集体购买医疗责任保险；②多点执业医师以个人名义在保险公司购买医疗责任保险。当医师在任何一个执业医疗机构发生医疗事故或医疗纠纷时，都由保险公司直接给予患者赔偿。

目前，中国现行医疗责任保险制度是“自愿投保”。医院为本单位的医师集体购买医疗责任保险，但投保率低（2014年覆盖率不足10%）、保险发挥作用小。2014年，全国保险监管工作会议提出要推进医疗事故强制责任险。这类似于车辆上路必须投保交强险，医师执业必须购买“医强险”。《关于加强医疗责任保险工作的意见》（国卫医发〔2014〕42号）规定，到2015年底前，三级公立医院参保率要达到100%，二级公立医院参保率要超过90%。

中国医疗纠纷的处理包括医患双方协商解决、申请行政调解和向法院提起诉讼三种途径。国家卫计委又在推动建立医疗纠纷第三方调解机制。通过完善的医疗责任保险和医疗纠纷处理制度，可规避医师在多点执业过程中的医疗风险，有效缓解医患矛盾。

总之，医师多点执业是一个新生事物，必须在全面深化医药卫生体制改革和推进公立医院改革试点的前提下，立足深圳的实际情况和医疗服务工作的客观规律，完善配套机制改革。只有这样，才可能在利益结构中逐步扫除医师多点执业的障碍，提高医疗人员这一卫生公共服务中最重要资源的供给效率，为人民群众提供更好的医疗服务。

B.6

深圳市医患关系及形成机制研究

田 丰 顾旭光 李成龙 林宏珍 苏丽妃 梁楸媛

本章要点：

"十二五"以来，作为全国改革的前沿地带，深圳以敢为人先的精神对医疗事业制度和体系进行了系列创新和建设，在公立医院改革、社会办医、基层医疗、医疗投入等方面都有显著的进步和发展。其医疗事业和医患关系相对于全国更严峻、更前沿、更复杂，同时也有其在全国层面的代表性，对全国具有重要的示范和借鉴意义。

随着肇始于2009年的新一轮中国医疗体制改革向纵深发展，2014年李克强总理在《政府工作报告》中强调要深化医疗体制改革，国家对医疗卫生事业的投入持续增加，医疗保险体系改革步伐明显加快，公立医院综合改革不断突破，社会资本办医机制创新成果显著，基本药物制度和基层医疗卫生体制的运行机制日趋完善，医疗改革总体上进入了一个明晰、向好的发展轨迹。与此同时，医患关系也得到较大的改善和优化。可以预见，随着医疗体制改革的持续深化，医患关系变化的拐点将日益临近，医患关系存在持续改善的可能性，也必将成为下一步医疗体制改革深化过程中不可回避的重要议题。

一　研究背景

（一）宏观背景

一方面，在中国医疗体制改革逐步深化的过程中，医患关系能否改善或者优化始终是一个决定医疗体制改革是否成功的重要标志。尽管在多数人的眼里，医疗体制改革是影响医患关系的最重要因素，但是在现实社会中，医患关系还会受到其他多种因素的影响。比如，城镇化带来的人口聚集、人民群众对医疗卫生服务要求的提高，以及转型期社会矛盾凸显等因素都与医患关系有密切关系。

另一方面，在“十二五”期间，深圳攻坚克难，在医疗体制改革方面取得了显著的进展，在理念和实践两个方面为全国的医疗体制改革提供了借鉴和参考，以实际成果再次证明了深圳作为改革开放的前沿阵地仍然具有前沿的创新执行能力和改革实践魄力。但是在深圳长期的改革实践中，其建设成果略显薄弱，一些能够直接影响医患关系的制度建设和其特有的现实问题还亟须解决。鉴于近年来医患关系在整个社会层面引起了强烈的关注和广泛的影响，一系列消极负面的医患冲突事件在社会范围内传播，对医疗卫生从业人员和医疗卫生事业的工作和建设施加了无形的影响，医患关系在医疗卫生事业中的地位和作用愈加凸显，和谐医患关系的建设和发展将是“十三五”中的重要内容。着力进一步建设和谐的医患关系是影响全社会和谐发展社会氛围的重要因素，还是提升国家现代化水平及文明程度的重要指标，从观念和操作层面都要得到重视。

1. 市场化过程中医疗保障制度和监管体系改革滞后

医患关系的变化与中国医疗体制改革有着密切关系。正是20

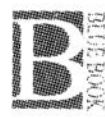

世纪 90 年代不太成功的以减轻政府负担为主要目标的医疗体制市场化改革，导致了后来的医患关系紧张，以及医患矛盾和冲突的不断升级。事实上，医疗服务市场化并不是医患关系紧张和引发冲突的根源，更为重要的原因是在医疗服务市场化过程中，政府职能的缺位和失位。政府在医患关系中的位置也始终不明晰，既是管理者，又是所有者和投资者，存在着较大的利益关联，所以能够合理处理医患关系的手段不多。

从社会经济发展的宏观层次上也可以看到，社会经济体制改革的推进速度明显地领先于医疗体系的市场化改革速度。在医疗体制改革市场化进程中，政府忽视了医疗保障制度的重要性，从而在制度层面给没有医疗保障的社会群体带来极大的不公平。因此，从中国医疗体制改革的进程来看，医患关系始终处理不好与医疗体制尚不具备市场化的医疗保障制度和监管体系这一制度背景有很大关系。同时，医患关系也与快速推进的市场化改革息息相关。

2. 城镇化过程中人口聚集带来的医疗资源分布不均

当前中国正处于社会转型期。与计划经济时代相比，当前社会最主要的区别是人口流动规模急剧加大。尤其是在现阶段国家和政府力推城镇化的大背景之下，人口的流动、聚集和重新分布对医疗卫生资源的调配产生了极大的挑战。按照计划经济思路配置的医疗卫生资源，满足不了人口聚集带来的对医疗卫生服务数量的要求。

特别是一些经济高速发展地区吸引了大量人口聚集，而其社会建设方面却没有跟上，医疗卫生事业发展较为缓慢，导致了人口对医疗卫生服务需求的数量远远高于按照计划设置的医疗卫生资源提供的数量，造成医疗卫生资源分布不均的问题。医疗卫生资源分布不均进而引发了供需失衡并导致了“看病难、看病贵”的问题，而由此引发的医患关系紧张也成为影响社会稳定的主要问题。

3. 群众对医疗卫生改善的期望带来供需结构性失衡

随着生活水平的日益提高，人民群众对医疗卫生条件改善的期望也在不断提高。与此相应的是医疗卫生事业的发展，无论是医疗卫生设施，还是医疗卫生人才，都需要一个较长的周期才能形成有效的医疗卫生服务供给。从现实情况来看，人民群众对医疗卫生条件改善的期望提高不仅体现在医疗卫生服务的数量上，而且体现在医疗卫生服务的质量上。

考虑到社会中已经出现了数量较多的中高收入群体和中产阶级，他们对医疗卫生服务质量的要求完全不同于传统的社会阶层。他们不仅需要得到基本的医疗卫生服务，还要进一步获得高质量的医疗卫生服务。由此而产生的医疗卫生服务供给和需求的结构性失衡，自然会导致一部分中高收入阶层和中产阶级群体对医疗服务的质量产生不满情绪。因而，医疗卫生服务质量上存在供需结构性失衡，将在未来较长一段时间内成为影响医患关系和医疗卫生服务满意度的重要因素。

4. 社会转型过程中社会矛盾在医疗服务行业集中爆发

中国正处于经济结构和社会结构转型的双重过程中。在 30 多年的高速经济增长过程中，过于强调 GDP 的发展模式导致社会发展相对滞后，社会人群之间的贫富差距拉大，各类社会矛盾凸显，已经到了社会冲突累积并可能集中爆发的时期。社会转型期的医患关系显然也无法摆脱宏观社会环境的影响，随着转型进一步发展，甚至可能成为社会矛盾和冲突集中爆发的窗口。

社会道德水准下降，社会信任严重缺失，直接反映到医患关系上就是医生和患者之间的信任关系受到严重的侵害。同时，医院作为提供医疗服务的市场主体，其公益性相对淡薄，趋利性反而增强，部分医务工作者的违法行为也严重危害了和谐医患关系的培养，反映出整个社会心态的心浮气躁。当前，医患关系紧张的局面实际上就是社会转型期，各个利益群体之间相互对立、各种社会矛盾相互交织、各类潜在的社会冲突在医疗卫生领域内的缩影。

（二）深圳医患关系的社会背景

深圳市在医疗体制改革的过程中充分发扬了敢创敢试、先行先试的改革精神，取得较大的成就，率先完成了大部制改革。2010年，国家公立医院试点改革，深圳市被确立为国家级试点城市以来，在全国大城市公立医院改革试点中，第一个全部取消公立医院药品加成。随着医疗体制改革持续推进，深圳市改革成效明显，已经基本建成基本医疗卫生制度，在公立医院改革上取得重大突破，为广东省及全国医疗体制改革工作提供了宝贵的“深圳经验”。总体上来看，深圳医疗体制改革为医患关系优化提供了必要条件，但也面临着一些问题和挑战。

1. 深圳改革为形成和谐医患关系提供了必要条件

深圳医疗体制改革在全国处于领先地位，尤其是在医疗保障制度、公立医院改革等方面走在全国的前列。经过多年的探索和研究，深圳在全市范围内建立了能够覆盖全人口的基本医疗保障制度。2014 年施行的最新版《深圳市社会医疗保险办法》，将原先相对分立，甚至带有一定歧视性制度安排的综合医疗保险、住院医疗保险和农民工医疗保险统一在基本医疗保险之下。除了医疗保险改革之外，深圳市公立医院改革也进入深水区，在运行机制、办医模式和诊疗服务模式三大方面深化改革。深圳还要以公立医院综合配套改革为突破口，逐步实现公立医院的专业化、精细化和一体化管理。

深圳市医疗保险制度的改革和公立医院的改革体现出与经济社会发展同步的趋势，属于社会建设领域的新发展和新突破。深圳医疗体制改革的深化是克服市场化过程中医疗保障制度和监管体系改革滞后的关键步骤，同时是优化医患关系的必要前提条件。

2. 深圳低端劳动力人口聚集对缓解医患关系是一项长期挑战

深圳市在发展过程中聚集了大量低端劳动力人口，对医患关系产生了不利影响。一方面，这部分人群对医疗卫生服务的价格极其敏感，而经济利益冲突是影响医患关系、导致病患不信任医务人员最为重要的内容之一。另一方面，低端劳动力人口自身医疗保障水平较低，健康意识较差，缺乏医疗卫生知识，更容易产生对医疗服务的误解。

在深圳市人口发展与医疗卫生事业发展的历程中，与人口增长同步的医疗需求增长与相对短缺的医疗卫生事业服务之间的矛盾始终是医疗卫生事业发展的突出矛盾。由于医疗卫生资源的相对短缺，困扰和影响医患关系的看病难问题将长期存在。因而，医疗卫生事业发展的最主要目标直到近几年才从不断增加医疗卫生服务供给，转移到优化医疗卫生资源配置、提高医疗卫生服务质量上来。可见，低端人口聚集对深圳医疗卫生事业和医患关系优化而言是一个长期的挑战。

3. 就医预期提高的新压力对医患关系存在潜在影响

2013 年，深圳市人均 GDP 为 22113 美元，超过台湾，逼近韩国水平。在经济持续增长、人民生活水平不断提高的情况下，深圳市人民群众对医疗卫生的需求逐渐从数量转移到质量上，人们越来越重视身体健康，越来越追求医疗质量。同时，随着产业结构的调整和优化升级，相当部分的低端劳动力人口迁出，就业人口的调整和优化升级对医疗需求变化的影响也十分明显。

随着高新产业迁入的是较高素质人口。高素质人口对医疗卫生服务的需求与低端劳动力人口的需求是截然不同的。他们不仅注重医疗卫生服务的数量，同时也注重医疗卫生服务的质量。而且，从深圳市未来的长远发展看，经济增长和人口替换的后果必然是人们对医疗卫生服务的需求随之升级，他们的就医预期也会显然与之前不同。所以，就医预期不断提高对深圳医患关系优化形成了潜在压力。

4. 医疗卫生领域是社会矛盾最容易爆发的薄弱领域

现阶段，深圳市医患关系紧张是社会转型期社会矛盾在最容易爆发的医疗卫生领域的集中体现。从经济社会发展的宏观视角来看，医疗体制改革必然是要顺应经济社会发展的要求，医患关系的发展方向不应是从市场化中退出，而应是如何与深圳经济社会发展的步伐和节奏相适应。

从表象上看，医患矛盾是医生与患者之间的矛盾，但其成因是复杂的，深圳医患关系也集中了诸多社会矛盾。从近两年发生在深圳的一些医疗纠纷来看，信任缺失、戾气蔓延、媒体的不负责任等诸多问题集中体现出来。医患关系恶化并不是由医生单方面的原因造成的，而是因为医生和医疗卫生服务这个社会服务的窗口成为普通老百姓发泄不满情绪、进行利益诉求和表达社会不信任关系的集中场所。

二　医患关系的国际比较及借鉴

医患关系是世界各国都需要面对的普遍性议题。由于历史传承、国家体制、社会文化和保障机制上的差异，各个国家在医患关系上呈现出不同的特点。这些特点往往体现在医疗保险体系中。不同的医疗保险体系对医疗卫生行业的定位不同，政府、保险机构、医院和医生、患者均处于不同的位置，他们之间的相互关系是由其位置所决定的，由此形成了不同的医疗监督和风险管理制度。这些医疗监督和风险管理制度在一定程度上缓和了医患关系，其做法和思路值得借鉴。同时，随着健康概念从生理逐渐延伸到社会，形成了不同的对医患关系的解读模式。这些都能够为分析和解读深圳医患关系提供借鉴。

（一）不同医疗保险体系下的医患关系

由于经济社会发展水平、文化传统和医疗卫生服务的发展状况存在差异，各个国家形成了不同的医疗保险体系，政府、保险机构、医生和患者分别处于不同的责任主体地位。因而，在不同的医疗保险体系之下，医患关系也存在着巨大的差异。

1. 国家医疗保险体系下的医患关系

国家医疗保险体系的模式如图 6－1 所示。其中，政府是主要的出资方和购买方。政府通过税收来筹集医疗保险体系所需的资金，然后通过国家财政渠道按照财务预算或者专项基金的方式向医疗机构拨款，医疗机构再向国民提供免费的或者低收费的医疗卫生服务。

从医患关系而言，由于患者接受的都是公平的、高质量的医疗卫生服务，且不需要承担过多的医疗卫生服务带来的经济负担，所以，他们通常不会直接与医生产生冲突和矛盾，而是更容易将矛盾集中在医疗卫生服务的组织者——政府身上。而由于政府处于全权管理的垄断地位，所有的风险由国家承担，因此医疗卫生服务出现问题时，政府自然难辞其咎。实行国家医疗保险体系的代表国家是英国。

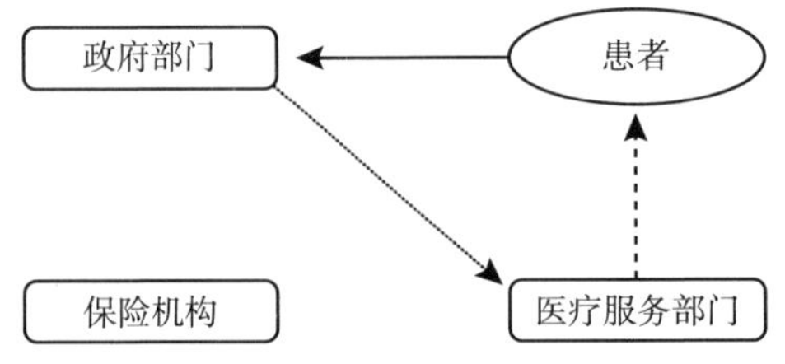

图 6－1　国家医疗保险体系下的医患关系

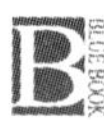

2. 社会医疗保险体系下的医患关系

社会医疗保险体系的模式如图 6－2 所示。该模式实际上是把所有社会成员可能遇到的健康和医疗风险分摊到每个社会成员身上。所有的社会成员既是医疗保障的出资方，也是受益方。社会医疗保险模式引入了第三方支付模式，政府不是医疗费用的支付主体。

在社会医疗保险体系下，政府只是作为财政补贴者出现，购买医疗卫生服务的真正主体是社会医疗保险基金。社会医疗保险基金同时要监管医疗卫生服务的供给方和医疗卫生服务的需求方。第三方支付的原则也客观上要求医疗卫生服务的供给方必须减少资源浪费，提高服务质量。而风险共担的原则让整个社会能够充分关注医疗卫生服务的质量，从而能够基本上确保医疗卫生服务的质量。实行社会医疗保险模式的典型代表是德国。

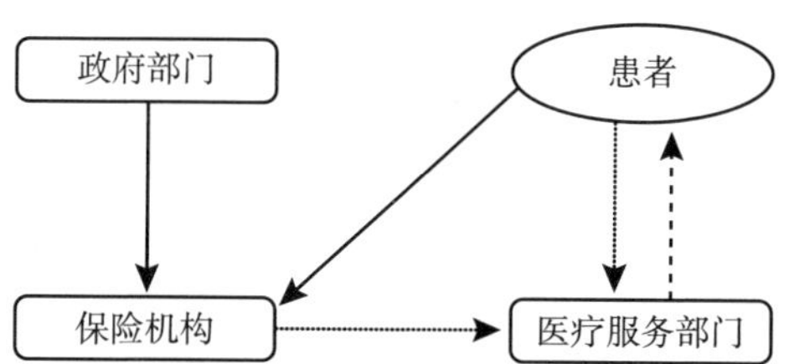

图 6－2　社会医疗保险体系下的医患关系

3. 商业医疗保险体系下的医患关系

商业医疗保险体系的模式如图 6－3 所示，其目标不是全面覆盖所有应该获得医疗保险的人群，而是在具备支付医疗保险能力的人群中实现风险共担。商业医疗保险体系的购买支付主体是具备支付能力的个人。他们向商业保险机构缴纳费用。商业保险机构建立相应的商业医疗保险基金后，向医疗卫生服务机构购买医疗卫生服务。在商业医疗保险体系中，政府的职责是建立相应的规范市场行为的医疗保险法律法规，并不负责相应的医疗保险费用。

商业医疗保险体系中的医患关系本质上是市场中的契约关系。在契约关系下，医患双方的责任和权利均已明确，完全可以按照合同的约定来执行。商业保险机构一定程度上扮演了代理人的角色，负责与医疗卫生服务的供给方谈判医疗卫生服务的价格和质量。政府的角色就是监管者，只有在市场运行出现问题时才予以纠正。实行商业医疗保险体系的代表是美国。

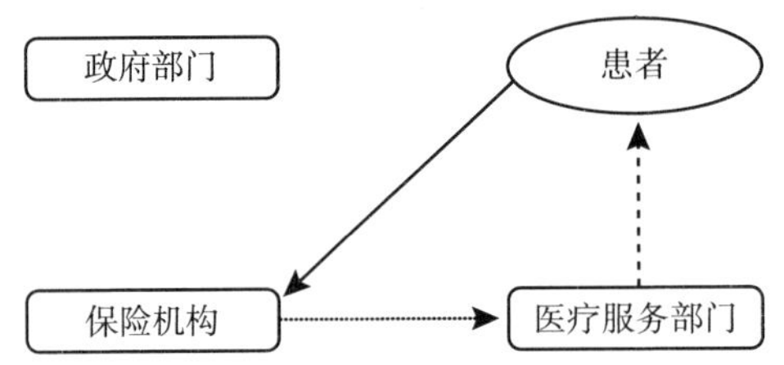

图 6－3　商业医疗保险体系下的医患关系

4. 储蓄医疗保险体系下的医患关系

储蓄医疗保险体系的模式如图 6－4 所示。该模式是以个人和家庭为单位，由国家立法规定，强制性要求雇主和雇员建立个人和家庭医疗储蓄账户，而个人和家庭的医疗服务费用支出都需要从其账户中支取。个人储蓄医疗保险模式实际上就是利用个人生命周期的变化，通过个人和家庭积累为自己提前支付医疗费用。政府的职责只是强制性地要求雇主和雇员建立个人账户，并给予医疗机构一定的补贴。

在储蓄医疗保险体系中，医患关系就是简单的医生和患者之间的直接联系。患者按照自己的经济状况和储蓄医疗保险来选择医疗服务的项目、数量和质量，享受的数量越多、质量越高，其支付的医疗费用也越多。而国家只是通过法律制度来强制建立储蓄医疗保险账户，对患者的个人消费行为和医院的医疗服务提供行为并没有足够的约束能力。

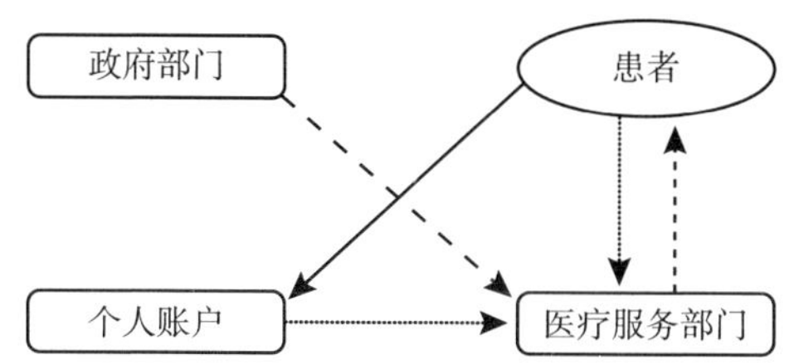

图6-4 储蓄医疗保险体系下的医患关系

（二）不同理论下的医患关系模式

医学模式正处于从传统的生物医学模式向现代的生物—心理—社会医学模式转变的过程中。在这种转变过程中，医学及生命科学逐渐从纯粹的自然科学向自然科学与社会科学的交叉学科转变。随着医学模式的转变，医患关系也产生了很大的变化。传统的医患关系以医生为核心，医生与患者之间不是平等的关系。在社会医学模式下，现代医患关系中的医生和患者之间是平等的关系，医生在诊疗过程中需要尊重患者的自主权。在医学模式变化过程中，主要有以下几个比较典型的、有代表性的医患关系模式。

1. 萨斯的三种关系模式

萨斯的三种关系模式主要是依据医生和病人在诊疗过程中抉择和治疗占据主动性的大小把医患关系分为：主动—被动型，指导—合作型和共同参与型。

主动—被动型的医患关系是指医生在诊疗的过程中占据决定性的位置，完全按照自己的意志采取医疗措施，忽略了患者的意愿。患者和家属都处于被动服从的地位。

指导—合作型的医患关系是指在诊疗过程中，医生的权威地位仍然存在，也占据了主导地位，但是，医生会考虑患者的想法，重视患者选择的权利。

共同参与型的医患关系是指医生在诊疗过程中，平等地对待患者，充分尊重患者的主观意愿，使之共同参与到疾病的诊疗过程中，共同协商，寻找他们都认为最优的诊疗路径。

2. 罗伯特·维奇的三种医患关系模式

罗伯特·维奇侧重于根据医患关系中医生与患者的不同角色来划分。他提出了技术模式、权威模式和契约模式三种医患关系模式。

技术模式中，医生就是一个纯粹的技术工作者。在医生的工作模式中，疾病和患者是分离的，他的角色就是针对特定的疾病种类提出相应的诊疗方法，给患者提供技术支持。

权威模式中，医生扮演着家长的角色。在医生面前，患者就是家庭里的孩子，需要服从医生的安排。医患关系就是权威关系中的指定—服从关系。

契约模式中，医患关系是基于契约形式确定下来的相互的责任与权利关系，医生和患者的角色是由特定的契约决定的。他们各自有相应的权利和责任，各自对自己的决定负责。

3. 伊曼纽尔的四种医患关系模式

伊曼纽尔的四种医患关系模式是按照医患关系中患者对医疗卫生和疾病知识的掌握程度、医生与患者的人际交往程度，以及从低到高的等级分为家长式、解释式、商议式和信息式。

家长式医患关系是医患技术关系的低级模式。家长式医患关系中，患者对疾病一无所知。医生的角色是家长一样的监护人角色，需要像监护人一样带有家长式的关爱，为患者做出最有利的诊疗选择。

解释式医患关系是医患技术关系的较低级模式。患者能够掌握较为肤浅的医疗知识。医生需要对患者阐释诊疗方案，其角色更多的是像一个医疗顾问，为患者解释不同的诊疗方案，并最终执行患者的选择。

商议式医患关系是医患技术关系的次高级模式。医生和患者能够就疾病和诊疗进行深入的讨论。医生的角色更像是一个掌握医疗知识的朋友，他能很好地与患者互动，在平等互动的过程中商定诊疗方案。

信息式医患关系是医患技术关系的最高级模式。患者充分掌握了疾病和诊疗的知识和信息。医生的角色就是一个不仅能够与患者充分交流沟通，而且能够掌握高级医疗技术的专家。

4. 布朗斯坦的两种医患关系模式

布朗斯坦强调医生处理疾病的技术能力水平，认为患者被动服从医生的传统医患关系模式要向强调人本主义的人本医疗模式转变。

传统医患关系模式中，医生如同科学家一样，按照医学的知识和技能处理患者的疾病。在诊疗过程中，医生被要求不带有个人情感，保持价值中立的科学态度，不需要考虑患者的期望和感受。患者在诊疗过程中需要按照医生的命令配合诊疗，被动地接受和服从医生的诊断和治疗。

人本医患关系模式中，医生有两个方面的职责——技术方面和非技术方面。医生不仅要科学地看待疾病，还要注重患者的心理变化；不仅要负责对诊疗过程的技术把关，还要给患者提供医学知识和情感支持。

（三）深圳的医疗保险模式和医患关系模式及其借鉴

从理论上探讨医疗保险模式和医患关系模式对深圳市有很强的借鉴意义。根据上述提出的理论模式，不难看出，深圳的医疗保险模式和医患关系模式具有很强的特殊性。从医疗保险模式来看，中国从国家医疗保险模式向社会医疗保险模式转变，深圳市的改革方向也是力争实现社会医疗保险的全覆盖。

1. 深圳是政府部门全方位介入的医疗保险模式

在深圳医疗保险模式中，政府部门职能是全覆盖、多方面的。政府既要管理社会医疗保险，又要给医疗服务部门补贴和投资，还要对一些中低收入人群补贴部分保险金，在医疗保险模式上是全方位介入。

社会医疗保险表面上是独立运作，但由于需要政府补贴其相应的缺口，实际上扮演着政府部门的协助者和直接管理者角色，而非完全独立。由于在制度设计和医疗保障水平设置上，完全是政府说了算，因而，社会医疗保险本身的职能类似于中介机构，难以真正发挥分散风险的作用。

在缴纳了医疗保险之后，由于医疗保险的保障水平不高等问题，患者还需要承担相当部分的诊疗费用。由此可见，社会医疗保险基金分担风险的能力不强，患者自身承担诊疗费用的压力依然存在。

在社会医疗保险模式中，医疗服务部门（如医院）是市场主体，而深圳的医院还没有实现完全的市场主体地位。患者在医院看病产生的诊疗费用一部分由社会医疗保险基金支付，另一部分由患者本人承担。由于医疗保险支付的费用是相对固定的，所以要提高收入只能从患者身上挣取额外的费用。医生的收入也同样如此。而患者本身缺乏相应的议价权，只能够服从医院的诊疗安排，承担相应的费用。同时，医院还从政府那里获得补贴和投资。这些实际上也是纳税人的钱，是把医疗成本间接地转嫁给了纳税人。

深圳政府全方位介入的医疗保险模式的优点很突出：政府能够主导医疗改革的方向，在惠及民生等重点社会建设领域快速推进改革，形成有利的局面。但政府管得太多，医院定位模糊，患者也很难理清医患关系中的责任权利方，出现问题后，往往还需要政府来处理买单。同时，社会医疗保险基金和患者对医院的监管能力不强，缺乏议价权。总体而言，深圳处于半市场化、半产业化和政府强干预的医疗保险模式中。

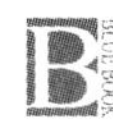

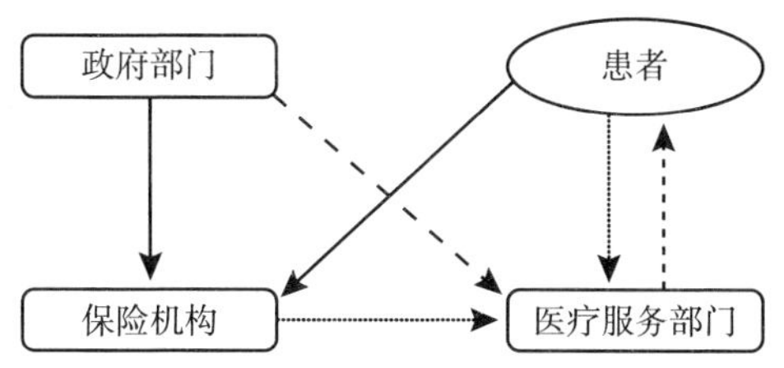

图 6－5　深圳医疗保险模式

2. 深圳市总体上处于较低阶段的医患关系模式中

医患关系模式可以按照诊疗过程中的主动性、角色关系、知识掌握程度和人道主义四个维度来区分。从深圳的实际情况来看，医患两个方面都存在一些问题。

从患者方面说，患者群体的分化比较严重，既有文化水平和收入都比较低的外来务工人员，也有具有高收入、高级职业和高学历的三高精英。然而，医院在诊疗过程中不可能把不同的人群分离诊疗。在深圳人口中，中低收入者和中低学历者仍然占据相当大的比例。这也决定了从医患关系的模式来看，深圳不可能很快实现医患关系模式的升级。调研中也发现，一些低收入、低学历的患者与医生交流存在较大的困难，医生很难对他们说明病情，也很难解释医疗费用产生的原因。

从医生方面来讲，每年 9000 万诊疗量对于每个医护工作者来说都是很大的工作压力，要求医生与患者之间进行充分的沟通、发挥患者的主动性是比较困难的。访谈中，大部分医生对患者的理解停留在生物医学模式阶段，把病人单纯地看作疾病，容易忽略患者的心理和情绪，在医患互动过程中也易忽略患者的感受，更多使用自己的知识来实现权威模式，与患者在非技术层面的交流和互动不足。总体而言，深圳医患关系模式在四个维度上都停留在较低阶段。

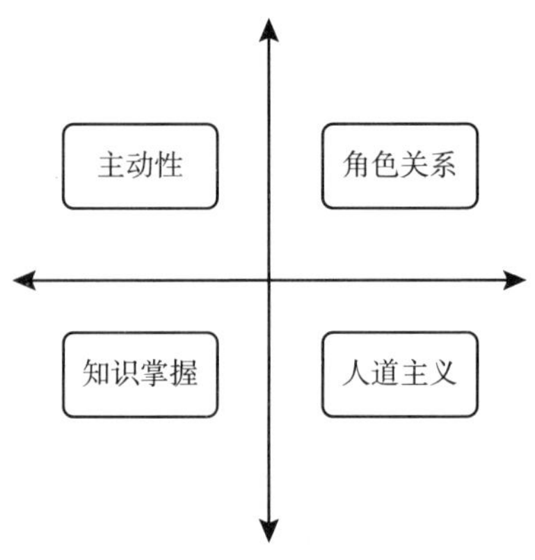

图 6－6　深圳医患关系

三　深圳医患关系的特点

医患关系是医患双方在互动中产生的一种社会关系。然而，医患关系又不同于一般的社会关系，它是在社会环境和医疗保障模式下，以医院为主要场所，以医生和患者为主要参与者的社会关系。社会环境和医疗保障模式等外界因素对医患关系的影响是难以避免的，甚至有时候能够产生重大的影响。从深圳的实际情况来看，其医患关系具有多层次性、动态性和复合性的特点。

（一）医患关系的多层次性可能引发医患对立扩大化

医患关系归根结底是一种社会关系，嵌入社会结构和社会互动之中。微观层面的医患关系是最基本的医患关系，即患者与医生之间一对一的互动产生的关系，具有技术性、私密性、独立性的特点，医生在与病人进行一对一的诊疗活动时，其关系的变化是其他人不可见的。按照常理，医患关系应该是建立在充分沟通和信任基础上的稳定私人

关系①。但深圳的情况却非常特殊，一方面是医生每天的诊疗量非常大，平均到每个病人可能只有几分钟的时间，难以充分沟通，更谈不上建构信任。另一方面是患者和医生的流动性都很大，导致医生和患者之间的关系始终处于陌生人之间重复建构的过程，没有形成一个稳定的相互关系。

医疗活动的技术性操作是由医方在医疗机构进行的，医患关系中的医方在实际上还包括了医疗机构及其所属的人员。就深圳市实际情况而言，医疗机构包括隶属于基本医疗服务体系的社康中心、门诊部和街道医院等机构及其人员，以及隶属于公共卫生服务体系的机构。患者不仅与医生发生着互动关系，实际上也在不同程度地与护理人员、医技人员、管理人员以及这些人员所在的医疗机构整体进行着互动。从在深圳调研的情况来看，在与医方出现争议乃至矛盾的情况下，作为解决医疗纠纷时增强议价能力、向医方施加压力的一种方式，患者及其家属往往会作为“患方”一并出现。而且深圳是一个移民城市，老乡的关系网络影响巨大，在出现医患冲突时，还有可能从家属迅速扩散到同乡。这意味着，医患关系恶化的范围会扩大至患者的家属、老乡与医疗机构之间，迅速地从点扩散到线。

医疗卫生系统是整个社会运转的一个必要构件。宏观层面的医患关系是医疗卫生系统以提供医疗服务的角色出现并直接面向广大人民群众，即群众与医疗卫生系统之间的关系。群众和医疗卫生系统之间的关系由社会观念直接表现出来，集中体现在社会舆论方面，包括群众对医疗卫生体系的整体认知和评价。比如在“缝肛门”和“八

---

① 有学者将医患关系划分为技术性医患关系和非技术性医患关系（高其法：《和谐医患关系的经济学分析》，《卫生经济研究》2007 年第 4 期）。由于在宏观层面上并不存在实际的、技术性的医患互动，当然也不存在技术性的医患关系。在明确了非技术性医患关系的主体（群众和医疗卫生系统）之后，可以发现非技术性的医患关系说明了宏观层面医患关系的内容，宏观层面的医患关系说明了非技术性医患关系的主体。我们可以认为二者有着高度的一致性。

毛门”两个事件中，医疗卫生系统和医护人员背了“黑锅”，且社会舆论导向明显不利于卫生部门，极大地扩大了医患双方的对立情绪。

可见，深圳医患关系是群众和医疗卫生系统之间、患者及家属与医疗机构之间、患者与医生之间等多个层次关系的总和。这一特点决定了即便是很小的医患矛盾或者冲突，也有可能引发从点到线到面的扩散。

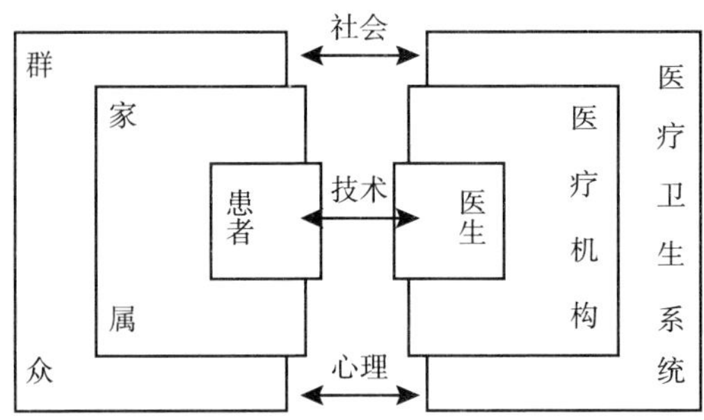

图 6－7　医患关系的多层次性图式

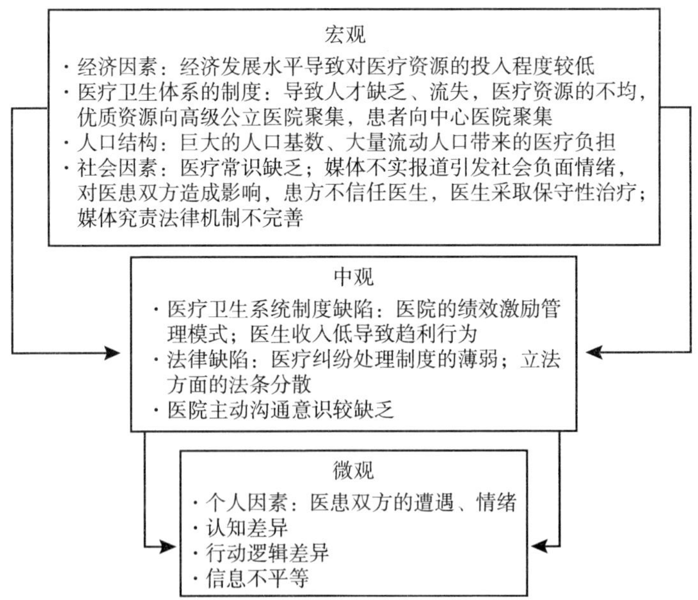

图 6－8　不同层次医患关系的影响因素

（二）医患互动的动态性容易导致角色失败

在诊疗过程中，受到外部因素和关系主体自身状态变化的影响，医生与患者在持续互动过程中扮演着不同角色。从深圳医患关系的情况来看，患者在医疗活动过程中扮演的角色有受助者、病患者、消费者和维权者等，医生扮演的角色有助人者、医生、服务者和侵权者等。

在深圳访谈中可以发现，受助者和病患者是患者在医患关系中扮演的最核心的角色。患者需要掌握专业知识的医生的帮助，才能摆脱疾病的痛苦。医生最核心的角色是助人者和医生。有些病患者虽然对医疗服务不满意，但是也不得不选择来医院看病，就是因为他们本身没有专业医疗技术。

在社会医疗保险制度下，医患关系的变化受到医院赢利性需求的影响。在政府补贴不可能完全维持医院运行的情况下，医疗组织必须赢利，所以医生提供的技术性帮助并不是无偿的，患者需要通过付给医院费用来购买服务。在此，医生对患者的帮助行为也是市场中的交换行为。此时，患者购买服务而医生提供服务，这是一个双向的过程。患者对服务提供者的主要期待，一方面是希望医生合理利用自己的技术权威，提供有质量的服务，顺利地减少病人的痛苦。如果医生没能达到患者期许的治疗效果，那么在患者眼中医生的角色扮演是失败的。另一方面是在市场性的交换行为中，必须遵循等值交换的原则。倘若医生在治疗中收取了患者认为的超出医生所提供服务价值合理的费用，则医生服务提供者的角色扮演也是失败的。比如，在深圳“八毛门”事件中，患者就认为花很多钱来治疗一个小病是不值得的。因此，医生的角色扮演失败，导致医患关系对立。

一旦出现角色扮演失败，患者角色就会转化为维权者。这一角色是潜在的角色，是在医患关系前三个角色扮演失败前提下才会出现的角色。在这种情况下，医患关系中的患方家属作为维权者或者维权者的代理人会一并出现。对于维权者的角色期待，医方和社会是合理合法地表达自己的诉求，维护自己的利益。当患者以暴力性行为冲撞医院医生时，将会受到社会和医方一致的谴责。在此时，患者维权者的角色扮演是失败的。

可见，医患关系的动态性容易导致角色扮演失败，而角色扮演的成功与否直接影响到医患关系的状态变化，即如果医患双方任何一方的角色扮演是失败的，那么医患关系就有可能走向恶化。

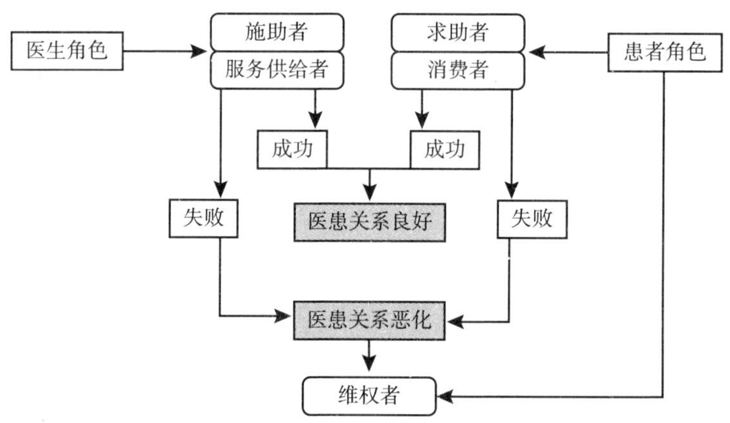

图 6-9 角色扮演与医患关系动态性变化

注：灰色部分为医患关系的状态。

（三）医院双重定位导致潜藏矛盾的复合性医患关系

深圳的公立医院一方面在市场经济环境中作为自负盈亏的市场主体而存在；另一方面，扮演着公益性卫生服务机构的角色，担负着维护人民群众身体健康的重任。

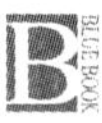

作为独立的市场主体，医院具有独立的经济利益和资产，并可以从事市场交易活动，在享有民事权利的同时具有承担民事责任的能力。作为市场主体的公立医院在参与市场经济活动时带有明确的目的，即在满足社会需要的过程中追求自身利益最大化。营利性功能要求医院和医生的医疗活动考虑投入产出比，把主要医疗资源和精力放到回报最大的医疗领域，如药品售卖、对患者进行医疗器械检查等。公益性则要求医院在某些针对多数人的治疗项目上不赢利或者少赢利。

2012 年，《深圳市公立医院医药分开改革实施方案》出台，深圳正式取消医保目录药品 15% ~25% 的加成费用，并允许患者凭医院处方到社会药店购药。这给深圳的公立医院带来了更大的生存压力，医院必须培育自身的新的“造血”功能。深圳某公立三甲医院从 2006 年至 2013 年近七年的财政补助收入仅占医院总收入的 18% ~33%，医院只有通过检查、个性化医疗服务等方式增加新的赢利点以维持自身运行。医院的双重地位决定了医患关系带有复合型。一方面，治病救人是医生的道德规范，也是公益性机构的要求；另一方面，医生和患者之间的关系不仅仅是医生治病救人、病人配合医生的合作关系，还充斥着经济利益关系，致使医患双方矛盾凸显、冲突加剧。

在传统的医患关系中，患者的目的是看病，医生的目的是救人。在医生尽力治疗的前提下，即使出现医疗事故，患者也能够理解并依然对医生表示感谢。随着市场化改革的推进，医患关系中充斥着更多经济目的。2013 年 11 月，一男性老人在深圳北大医院挥刀为女儿讨药的案件，又一次把人们的关注点引到医患之间的经济利益之争上。在目前的医患关系中，作为消费者的患者企图获得物美价廉的医疗服务。但在市场环境中，医院作为自负盈亏的民事主体，必须通过部分医疗服务获得经济收入。而医生在治病救人的医疗行为中，也掺杂了部分经济考虑。患者期望获得性价比更高的服务，而医生“不得不”伸手向患者要钱。因此，由经济原因引发的医患冲突日益增多。同时，医生为了尽量降低误诊风险，推荐患者进行多项检查，缺乏理性认识或经济基础薄弱的患者对此难以理解，容易引发医患冲突。

四　医患关系的影响机制

（一）期望机制

期望指人们对事物的发展和状态的期待和预判。期望作为一种心理机制，在很大程度上影响着医患关系的发展变化。期望与角色期待有类似性，都是一种心理机制。然而，期望不仅指向个体的行为，还包括事件发展的状态，而角色期待主要是对角色扮演者的行为的要求，通常会外化为一种社会规范。期望能够引导人们的行动。既定的期望如果没能达成，会影响到期望主体和期望对象之间关系的变化。

1. 治疗效果的技术期望是患者的主要期望

患者对医生的期望，主要包括技术期望、道德期望和职业期望。根据在深圳的调研情况来看，对治疗效果的技术期望是患者和患者家属的主要期望，与微观层面医患关系的技术性特征相一致。患者在经受疾病的痛苦或者需要医生挽救生命而寻找医生进行治疗时，最直接的目的就是自己的疾病得到治疗，自己的痛苦得到消除。倘若治疗效果未能达到患者及其家属的预期，其期望便会落空。在这种情况下，医患关系极有可能走向不和谐。

以 2012 年深圳鹏程医院发生的造成 5 人受伤的袭医事件为例，在不考虑行凶者人格因素和心理健康状况的情况下，可以认为这起事件的直接导火索就是治疗效果不佳，未能达到患者认定的预期效果，进而产生患者以极端方式报复医生的悲剧结果。患者对医生的道德期望主要是希望医生制定合理的治疗方式，免去患者不必要的治疗支出，在患者需要治疗时承担起应有的道德责任，将病人的利益放在首位。当患者的道德期望未得到满足时，医患关系也会走向不和谐。患者对医生的职业期望主要是在前两类期望的基础上，希望医生在治疗过程中做到态度亲切、与患者耐心交流以及与患者建立平等的关系等。同样，患者的职业期望未得到满足时，医患关系也会受到不良影响。

2. 医生的期望主要是重塑医患之间的权威关系

医生的期望分为技术性期望、道德期望和职业期望。技术性期望的内容是能够顺利地医治好患者。这和患者的期望是不谋而合的。不同的是，医生能够以自己的专业知识判断期望达成的可能性程度。疾病的治疗是一种复杂的技术性活动，充满着不可确定因素。即使在医疗技术如此发达的今天，对于任何疾病，医生也没有百分百的把握将其治愈，而且在急救、抢救等医疗活动中，病人的死亡是无法避免的。医生由于工作特性和受专业知识的影响，加之并非患者当事人的身份，从理性和情感两个方面更容易接受技术性期望的落空。

医生的道德期望主要是指希望在自己的医疗活动中为自己的所有行为找到合理性的解释，维护自身作为医生的职业形象，避免遭到舆论上的谴责。

从调研情况来看，医生的职业期望主要是希望得到患者在专业知识方面的信服和遵从，希望患者承认自己的权威，使治疗活动顺利展开。这种期望会从两个方面影响医患关系。首先在当前深圳医生每日工作压力巨大的情况下，医生难免希望凭借专业权威的身份得到患者无条件的配合，以最快的速度完成治疗活动。其次，医生在工作压力较大的影响下，通常无暇或者难以向患者详细解释某些治疗行为（如对某些患者眼中的小病做一些必要性的检查）的必要性与合理性，需要患者的积极配合。但是因为患者缺乏相关的医疗知识，医生期望的权威关系难免会遭到患者的质疑和不理解，从而会影响医患关系的和谐状态。

3. 医院的期望是在赢利和公益之间维持平衡

医院的期望主要是作为组织的期望，包括维持组织运转的期望和实现医院社会责任的期望。维持组织的运转、保证组织成员的利益是医院的首要期望。综合起来看，就是医院必须在维持组织运转的赢利压力和面向患者的医疗社会责任要求之间维持平衡。

在当前深圳医疗体制改革过程中，医院面临着公益性和营利性双重要求的考验。而医院所处的医疗体系制度环境和市场环境使其在这两种要求中左支右绌。医院的期望是在这种制度背景下所产生的。医院作为赢利主体，通过市场化的经营模式向社会提供“医疗”这种“公共物品”，但同时又要尽可能地维持“公益性”这种先天要求。两种不同的实践取向和操作策略使医院的期望存在着内生的冲突。然而，医院的管理体制障碍、政府的管制“失灵”、市场与社会方面对医疗事业辅助力量的缺失等原因，都从不同方面使医院为了达成首要期望而采取某些方式。

深圳医院的典型特点是以绩效管理，对科室和医生进行绩效考核，医生的收入奖金与绩效挂钩。这鼓励着医院趋利性倾向的增长。医院的绩效考核制度导致门诊医生每天要对大量的病人进行治疗。医生在完成工作计划和争取绩效收入的双重压力作用下，无暇也无精力与病人交流沟通。有学者的调查显示，49.5%的医患纠纷是由医务人员态度不好引起。所以，医院的期望会影响医患关系的状况。深圳医院的公益性和营利性的平衡难以解决，也并未找到示范性的解决方式。医院和医生面临着高诊疗量、高道德风险和高职业风险等问题。

（二）压力机制

压力机制是一种行为干预机制。在医患关系中，医患双方主体各自受到来自不同方面压力的驱动，从而影响到医患关系状态。压力作用的主体主要有患者、医生和医院。

1. 疾病和经济双重压力导致患者容易破坏医患关系

患者的压力主要有两个方面：疾病压力和经济压力。

疾病压力是一种作用于患者身体和精神的双重压力。在经受病痛折磨的同时，患者的生活、工作都会受到影响。所以，患者在这种状况下很难做到一般正常情况下常人的冷静客观，情绪难免会受到疾病影响而波动较大，希望尽快得到治疗的愿望迫切而焦急。但是患者在这种情况下往往面临的是医院里漫长繁复的治疗流程，医生缺乏与患者交流和人文关怀的态度，还存在一定的疾病无法短期或者彻底治愈的可能性。各种因素相互交织，使患者在与医务人员互动时，难免以情绪化的举动和语言释放心中的不满和焦虑。医患关系随之受到影响。

经济压力是患者面临的第二种压力。虽然患者对医疗活动的支出已经在国家医疗改革的过程中有了一定程度上的缩减，但是在大部分群众眼中，医疗费用仍旧显得高昂且难以承受。有学者的研究显示，医疗费用已成为影响医患关系最突出的因素，在所有影响因素中占21.5%，比例最高①。而且不同收入人群对经济压力的承受程度也明显不同。调查显示，对于医患关系紧张的主要原因，年收入5万元以下人群认为是医疗费用太高，其次是医患沟通不够；而年收入5万元以上人群认为是医患沟通不够。其中，低收入人群在调查中占42.2%之多②。在深圳，也存在很明显的不同职业阶层对

① 周亮、周瑞敏：《医患关系影响因素调查》，《中国循证医学杂志》2007年第11期。

② 葛维维、唐继志、王妍等：《不同经济状况人群对医患关系认知差异性的调查分析》，《杭州师范学院学报》（医学版）2008年第5期。

就医成本的敏感度不同的现象。研究发现，在深圳，较低经济社会地位人群对就医成本更敏感，甚至可能放弃到大医院治疗①。即使是在大医院进行治疗的低收入人群，对医疗费用的合理性和明晰性也会产生支出压力和怀疑。这种怀疑常常直接指向医务人员的职业操守和购买的医疗服务是否与花费等值两方面。综上，患者的压力直接或者间接地破坏了医患之间的信任，影响到医患关系的和谐运转。

2. 巨大的职业压力让医生缺乏改善医患关系的动力

医生的压力主要包括职业压力、社会压力两个方面。医生的职业压力包括工作压力、晋升压力、经济压力三个方面。医疗行业是一种公认的高风险和高压力行业，医疗行为不确定性因素导致其风险性的产生，巨大的工作量也增加了医生的工作压力，所以医生的工作压力存在先天较大的特点。以深圳为例，2013 年深圳全市各类卫生机构完成诊疗 9112.14 万人次，而在岗卫生工作人员只有 82105 人，工作压力之大不言而喻。医疗行业的高风险也要求医生必须以全力以赴的精神状态面对每次诊疗工作。在诸如妇产、急诊科等医患纠纷高发科室的医生，其工作压力尤甚。

深圳市的医院也对医生施加了以绩效考核为形式的工作压力。医生在完成必要的诊疗量的同时，还必须为医院创收以增加绩效，同时还要面临医院内部激烈的岗位竞争等晋升压力。《广东省精神医护人员精神状况调查报告》显示，在工作岗位及管理体制方面，工作内容单一、岗位竞争激烈给医生带来的压力最大②。医生的经济压力也十分巨大。学者研究显示，公立医院的医生对目前收入不满意，与其期望值还有很大差距，33.3% 的医

① 陆杰华、苏杨、曾序春主编《深圳人口与健康发展报告（2013）》，社会科学文献出版社，2013，第 111 页。

② 《广东省精神医护人员精神状况调查报告》，广东省省情调查研究中心，http://gdsq.gov.cn/focus/text.asp?id=851。

生希望通过业余医疗服务兼职提高收入。医生对收入的不满，促使其通过完成岗位工作量来获取绩效奖金，也造成医生缺乏主动通过交流、人文关怀等方式改变医患关系的动力，还促使部分医生通过各种不正当手段（过度治疗、过度检查、收取红包），获取额外收入。综合来讲，医生的职业压力容易对医患关系产生不良影响。

社会压力主要是指来自宏观层面的舆论压力和道德压力。医疗行业的公益性和医生职业的神圣性是社会对他们的道德所做的期许和要求。但是，当前医疗的市场化运作方式影响了医患关系的和谐运转。医患关系的恶化又在增加医生的社会压力。通常发生医疗纠纷时，媒体报道不全面、不客观是医生最大的压力源①。这些压力通常会重新反馈到医生日常的工作中，进一步影响医患关系，造成医患关系的恶性循环。

3. 医院的赢利压力对医患关系有不利影响

医院的赢利压力主要是指维持组织运转和发展的压力。前文提到在当前的医疗卫生体系下，医院的运行方式是商业化、市场化的供给模式，且医院必须通过赢利来维持自身发展和运转。以深圳市某三甲公立医院为例，2006～2013 年这七年内财政补助收入占医院总收入的比例为 18%～33%。在政府补贴不可能完全维持医院运行的情况下，医疗组织必须赢利。

作为一个组织，医院还必须通过创收来保障组织成员的福利和收入。医院的赢利压力和专业团体自生的趋利性质②，促使医院通

---

① 《广东省精神医护人员精神状况调查报告》，广东省省情调查研究中心，http://gdsq.gov.cn/focus/text.asp?id=851。

② “社会行动者，可能根据他们在日常生活世界所具有的资源、能力与生存策略，以他们自己的行动逻辑，来对付国家的决策权威和规范”，转引自林国明《国家与医疗专业权力：台湾医疗保险体系费用支付制度的社会学分析》，《台湾社会学研究》1997 年第 1 期。

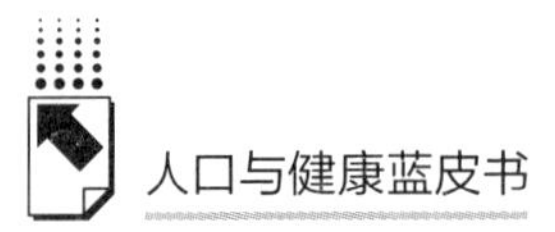

过绩效考核制度，使医生通过药品、诊疗费用，甚至是更贵的手术费用、额外的医疗器械使用费等各种途径来创收。医院的趋利行为是医患关系的直接影响因素，因为患者对医生和医院不满的主要内容包括医院收费过高、收费内容不明确、收费不合理①②③④⑤。所以，医院维持组织运转和发展的压力对和谐医患关系的建立有不利的影响。

（三）沟通机制

沟通机制是对医患关系影响较大的重要机制，是指主体对事实进行说明的过程。医患之间有通过各种媒体沟通和面对面直接沟通两种方式。沟通机制通过认知干涉来影响行动，对医患关系有正面或者负面的影响，对医患关系起到直接的作用。

1. 宏观层面沟通机制的问题是医疗卫生体系宣传工作的相对缺乏

宏观层面的沟通是医疗卫生体系与人民群众的沟通。这与宏观层面的医患关系主体相对应。宏观层面的医患关系是社会和心理方面的关系，所以宏观层面的沟通，也分为社会和心理两个方面。医疗卫生体系和群众之间在社会关系上是一种供需关系，群众对医疗卫生体系的负面认知和看法需要来自医疗卫生体系的沟通来改观。

---

① 李博、牛坤、刘奇：《导致当前医患关系紧张的“五位一体”模式》，《医学与社会》2006 年第 9 期。

② 傅兴华、肖水源、唐友云：《我国医患关系研究现状》，《中国社会医学杂志》2010 年第 4 期。

③ 高金庆、马旭之、杨威：《医患矛盾的产生与和谐医患关系建立的探讨》，《中国卫生事业管理》2011 年第 3 期。

④ 周一思、李凯、黄俊、封国生：《影响医患关系的不和谐因素分析与对策》，《中国医院》2011 年第 9 期。

⑤ 戴元光、韩瑞霞：《我国当前医患关系的现状、问题及原因——基于健康传播视角的实证分析》，《新闻记者》2012 年第 4 期。

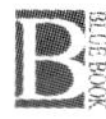

沟通机制的主体是医疗卫生体系和社会工作团体，形式可以是平面、立体媒体和自媒体的宣传，内容主要是医疗卫生体系和医患关系正面形象的塑造。经过长时间的沟通，可使宏观层面的人民群众的认知状况得到改善。但是在现实中，深圳宏观层面的沟通机制是相对缺乏的。

近几年来，在社会上有影响力的关于深圳医患报道的事件，均不同程度地出现了媒体过度夸大渲染不符合实际的医方负面形象的情况。典型的案例有2010年7月深圳凤凰医院的“产妇被缝肛门”事件和2011年9月7日曝光的发生在深圳市儿童医院的“八毛门”事件。两起事件在曝光之初都在社会上引起了轩然大波，社会和媒体都不约而同地把矛头指向医院和医生。但是随着事件的深入和发展，最终发现医方并不存在过错，事件的爆发归根结底是由当事患者缺乏医疗知识和对医院盲目的怀疑所导致。虽然事件的真相最终得以昭示，但是事件本身对医院和医务人员的社会形象和社会声誉造成了不可挽回的负面影响。媒体本来应作为还原事情真相和本质的信息传播者，为医疗卫生系统和人民群众之间的沟通施加正面的作用，却因为不实的报道加剧了各个层面医患关系的恶化。比如在“八毛门”事件之后，深圳市儿童医院的数位患儿家长因为怀疑医院对患儿做出不实的诊断，拒绝做手术，甚至在患儿垂危之后才同意医院进行治疗。这是由媒体报道导致的宏观层面医患关系的恶化，并对中观和微观层面的医患关系产生了影响。

宏观层面的沟通是一种公共物品，有一家宣传全体受益的特点，所以沟通的主体必须落在政府身上。但是，当前中国在这一方面的工作还有明显不足，包括深圳在内。由于沟通作为行业机制的缺乏，沟通压力最终经医院分摊到医生身上，而医生的沟通对宏观层面医患关系的影响是有限度的，所以宏观层面医患关系的恶化一时间难以扭转。

2. 患者及其家属和医院的沟通有助于减少信息不对称

中观层面的沟通是患者及其家属和医院的沟通，分为两个阶段：一是在诊疗过程之前和之中的沟通；二是医疗纠纷出现之后的沟通。从深圳实际情况来看，诊疗过程之前的沟通尤为重要。

在诊疗过程之前的沟通是一种印象宣传过程，分为两种方式。首先是医院通过平面媒体、立体媒体、微博和微信等自媒体，向社会中的潜在患者、已经就医的患者及其家属，就医院的对外形象、诊疗规范、基本医疗常识、某些特殊疾病的诊疗特点进行宣传。其次是，医院通过其院内的宣传手册、电子屏幕，社会工作部门的合作宣传，与患者及其家属进行沟通。

如果没有以上提到的策略实施，由于医患双方信息的不对等性，患者及其家属就会在就医过程中受宏观层面医患关系的影响，对医院产生负面的泛化印象，在与医生的互动中往往有怀疑猜忌的心理，致使医患关系的和谐受到干扰。

在医疗纠纷出现之后，沟通的主要方式是医院出面对事件做出解释，明确责任人，通过协商或者寻求第三方调解的方式避免矛盾加剧扩大，以负责的态度和形象与患者及其家属共同解决矛盾。这种沟通的作用是避免医患关系出现彻底破裂。

3. 工作量大和技术化倾向导致患者和医生的沟通不畅

微观层面的沟通是医生与患者的沟通，主要是医生在治疗过程中与患者的沟通，对医患关系有直接的影响。其产生作用的方式是通过沟通对期望、压力机制进行影响进而干涉医患关系，在一定程度上还能塑造宏观层面的医患关系。

微观层面的医生与患者的耐心沟通，能够调节患者的期待和压力。在治疗过程中发生意外性事件、遇到某些不可治愈的疾病

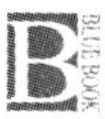

以及患者由于不信任而不愿意配合医生的治疗等状况下，沟通能够说服患者接受现实，疏导患者的极端心理情绪，避免冲突的发生，还能够减少患者不必要的损失。如果没有足够的沟通，患者对医生的直接观感往往是冷漠、态度差，或是医德有问题，会让自己花不必要的钱。患者的这些观感会直接影响医患关系的和谐。

深圳医患沟通不畅主要有三个方面的障碍。首先，在当前医院的绩效考量模式中，个人沟通成果是无法作为绩效考量计入收入的。这使医生缺乏积极主动与患者进行沟通的动力。其次，当前医疗体制下巨大的工作压力使医生没有可能性与患者进行有效的沟通。最后，医患之间的沟通还依赖于医生的个人特质。每个医生习惯的工作方式不尽相同，沟通方式也有差异。

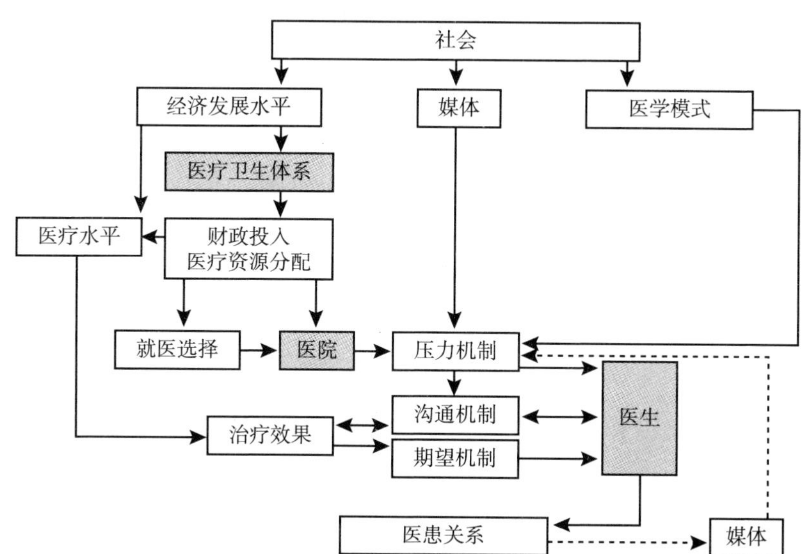

图6－10　医方主体角度下影响医患关系的主要机制逻辑

注：灰色部分为医患关系不同层面的医方主体。

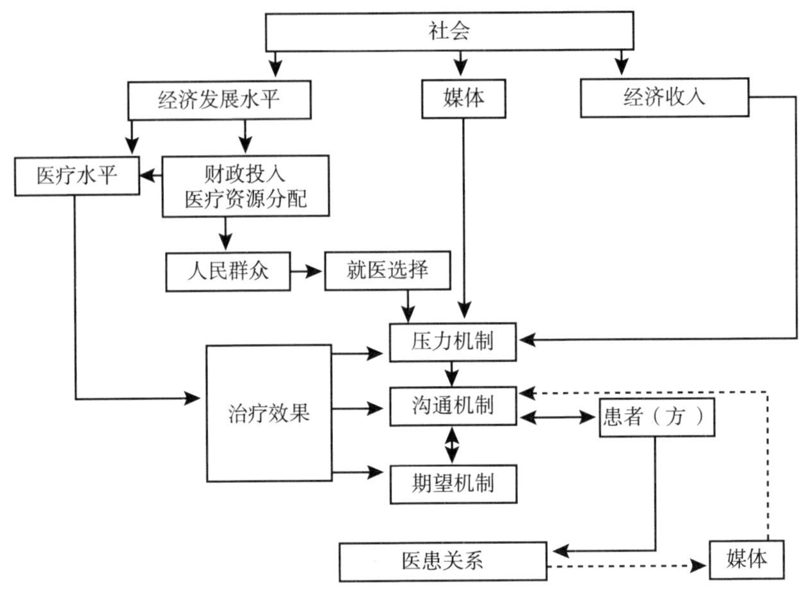

图6－11 患方主体角度下影响医患关系的主要机制逻辑

（四）角色机制

角色机制通过医患双方在医疗过程中的角色扮演发挥作用。角色扮演的成功与否对医患关系的和谐程度产生直接影响。在医疗过程中，患者扮演着求助者、患者、消费者和潜在的维权者等四类角色，医生扮演着助人者、医生、服务提供者和“侵权者”等四类角色。经过医患之间的社会互动，社会对医生和患者逐渐形成了内容相对稳定的角色期待。如果医患双方都按照既定的角色期待扮演各自角色，则患者不会演变为维权者，医患关系和谐的概率较大；相反，如果医患双方未能满足社会或对方的角色期待，则患者有可能演变为维权者，医生则成为侵权者，医患冲突爆发的可能性较大。角色机制的作用过程如图6－12所示。

医患之间的互动本质是角色的互动。角色机制在医患关系中

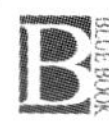

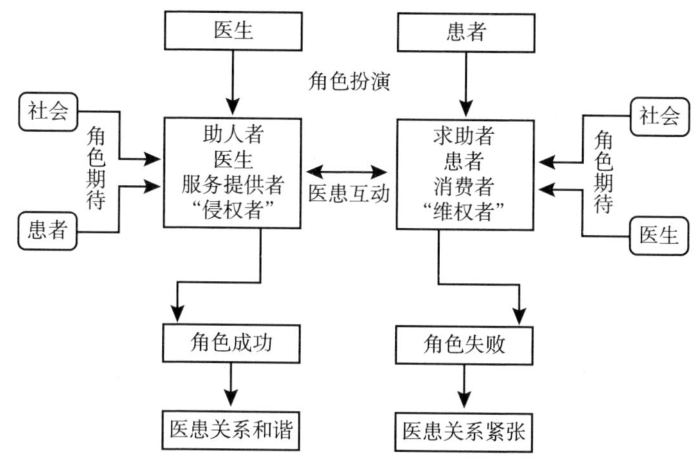

图 6-12　角色机制的作用过程

起着潜移默化的作用。医患双方经过长时间的社会互动过程，通过吸取各种成功经验和失败教训，积累和逐步明确了对角色期望的判断，会进行角色的自我调适，最终促进医患关系和谐发展。

根据在深圳调研情况，本报告认为医患角色并非是单一种类的。根据医患角色类型和互动关系种类的划分，可以把深圳的医患角色分为以下三类。

1. 以外来务工人员为代表的低知型角色机制

低知型角色机制的作用在深圳主要体现在外来务工人员和医生的互动中。外来务工人员的学历不高、医学知识少，对医生的技术权威的依赖程度较高，对价格的敏感度高，与医生之间的互动不具有稳定性，多数是单次诊疗，角色扮演的稳定程度不高，引发角色失败的原因最有可能的是诊疗费用带来的经济负担。

在低知型的角色机制下，医生处于技术权威的地位，在医患关系中占据主动地位；而患者处于被支配的地位，听从医生对诊疗过程和诊疗方案的安排，对诊疗过程中人性化细节关注不多，主要关注的是诊疗的效果和诊疗的费用。由于患者经济负担能力不强，即便是在诊疗效果明显的情况下，其对诊疗费用的在意程度也是比较高的。因而，在低知型的角色机制下，医生成功扮演角色的关键之处在于如何利用专业的医疗知识和技术为患者服务，帮助患者摆脱病痛，同时，尽可能地降低诊疗费用，减轻患者的经济负担。医患角色扮演失败最糟糕的情况是，患者花费了大量诊疗费用，却没有得到良好的医治效果。

但随着新生代外来务工者受教育程度的提升和信息技术的广泛应用，患者在知识和自我判断能力上必然会出现显著进步，低知型的角色机制在未来的深圳将会逐步减少。

2. 以社康中心为代表的社区型角色机制

社区型的角色机制在深圳最为典型的存在是在社康中心能够保持持续互动的医患角色。深圳社康中心的覆盖最为全面，患者多以较轻症状和慢性疾病为主。医生诊疗的压力不大，能够有较多的时间与患者互动；患者也可能多次来社康中心诊疗。医患双方长期或者多次互动之后，能够形成较为稳定的角色关系。

在社区型角色机制下，虽然医生仍处于主动地位，但由于患者能够多次与医生产生互动，可以根据自己的愿望要求，以及之前的就诊感受提出自己的意见和建议，因此医患双方可形成较为深入的角色互动，有利于建立以保持健康、消除病痛为目的的合作关系。由于医患之间有长期互动的基础，相互之间的信任程度较高，医方工作压力不大、出诊较为固定，有更多的交流时间和空间。另外，患者所患疾病多呈现较轻症状或为慢性疾病，因而角色扮演失败的可能性较小。

但由于社康中心的诊疗水平有限，对一些疑难病症和急性疾病的处理能力不强，所以在转诊制度尚不完备的情况下，也可能引发医患角色扮演的失败，从而激发医患冲突。从长远来看，社区型的角色机制是比较容易实现互利共赢、规避医患冲突的角色机制类型。

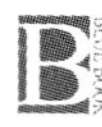

3. 以公务员白领为代表的高知型角色机制

高知型的角色机制多发生在具有较高文化程度和较高收入的患者与医生的互动过程中。这部分患者本身具有获取一定的医学知识的能力，在诊疗过程中能够充分发挥主观能动性，积极主动地进行自我诊疗。在高知型的医患角色关系中，医生的权威地位和主动性降低，医生和患者之间更加接近于平等的互动关系。

由于患者本身具备了较高的文化程度，因此医生和患者都能够主动积极地参与到诊疗过程中，并相互积极配合。医生应当尊重患者的意见，并提供相应的专业知识帮助患者；患者则希望得到充分的知情权，并获得相应诊疗过程和患病状况的全部信息，也有可能对医生的诊疗方案提出合理的疑问。高知型的角色机制成功的关键在于医生和患者之间的沟通障碍少，而且患者本身具有较高的经济负担能力，对诊疗费用带来的经济压力相对不敏感。因此，高知型的角色扮演出现扮演失败的可能性是相对较低的。

高知型的患者在深圳所占比例相对较小，但随着产业结构的调整优化和人口结构优化速度的加快，未来深圳可能面对的大部分患者属于高知型的患者。这就对医生的素质提出更高的要求，医生的技术能力和水平需要达到较高程度才能够获取高知型患者的充分信任。

综合来看，目前深圳市仍处于以低知型患者为主的阶段。低知型患者也是造成医生和患者双方角色扮演失败可能性较高的人群。因此，当前深圳市的医患关系角色机制对医患冲突的爆发存在较大的潜在影响。

五　医患关系的影响路径

深圳医患关系具有自身的特点。从其影响路径来看，主要有三个方面，即医疗技术的异化、医患关系的物化和医患冲突的外化。

（一）规避风险和赢利诉求是医疗技术异化的直接原因

随着医疗技术的进步，人类的健康水平获得很大程度的提高，但与之相伴随的是基于专业权力产生的技术异化。技术异化有两个方面，一方面是技术的滥用，另一方面是技术侵蚀了人与人应有的关系。在深圳市当前的医疗实践中，医生通过医疗器械得出数据判断病人的病情，以现代医疗技术对病人进行治疗是一个普遍的现象。一般患者到医院看病，医生在与患者简单交流后，都会让患者做一定数量的检查和检测。

形成这种现象主要有两个方面的原因：一方面，深圳市医生每天的工作压力巨大，面临超负荷的诊疗量，难以通过细致的沟通来了解病人的病情。医疗技术则成为提高医生效率、降低医疗服务风险的主要手段。在大量使用医疗技术和医疗器械的过程中，医生将患者作为批量治疗的对象，将患者视为物体。在医生的治疗过程中，病人已经被抽离，成为病的载体，而病成为医生处理的对象。在这个过程中，医疗技术的使用变成治疗过程中最重要的一环，技术的交流代替了人与人之间的交流，患者的诉求被忽视，原本应该帮助医生和患者交流的技术，成为使患者必须强制性服从的专业权力。

另一方面，在制度环境中，医院的赢利倾向促使对医疗服务的购买成为对医疗技术和医疗器械使用的购买，医疗技术使用的合理限度也被必须赢利这一首要动力打破。技术异化带来的不仅仅是医患之间交流的缺失，还给医院带来了经济收益。典型的例证就是在深圳公立医院全面取消药品加成之后，一些医院的医疗器械使用数量的增长速度远远高于诊疗量的增长速度。当治疗行为如同工厂流水线生产般按部就班地进行时，医患关系就成为技术关系。而医疗技术的不断使用是基于患者对医疗专业知识的缺乏进行的。这就使

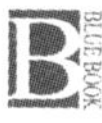

医生更容易以权威的姿态出现在患者面前，忽视患者的意见和诉求。当患者对双方的不对等关系产生异化时，医患关系就有可能走向恶化。

医疗技术的发展是以自然科学为基础的，但是医疗技术的对象与自然科学的对象有根本的不同。医疗技术的对象直接指向人类，而自然科学的对象是自然物。由于医疗技术与人有密切的关系，因此，对它的使用从根本上应该带有道德伦理的诉求。但是现代社会对医疗技术的使用却有本末倒置的倾向，人成了对象，而不是目的，医疗技术本应为人服务，但是人却被医疗技术所控制。首先，医疗技术的异化减少了医患之间的交流。其次，医疗技术的异化使医院的趋利行为更容易实现。最后，医疗技术的异化助长了医患之间信息的不对等性。

医患关系的异化还与深圳市一些人对医学的错误理解有关。随着医疗技术和药物生产的突飞猛进，很多人对医学进步盲目信任，存在技术崇拜。特别是深圳的一些富裕人群，缺乏医学常识，认为只要有钱，找到好的医院、医生，买好药，用好器械，就能包治百病。这一方面会导致过度医疗，致使医疗费用猛涨；另一方面，其过高的期望值会导致一旦出现诊疗问题和医疗意外，将全部责任和风险都推到医方。可见，医患关系在技术上的异化也是导致医患关系脆弱的重要原因。

（二）医患关系物化反映出市场环境下伦理道德的尴尬

作为人与人之间的关系，医患关系的根本特性是伦理性。不论医患关系是体现在技术性方面还是非技术性方面，伦理规范和伦理要求都在其产生到结束的过程中存在。从医患关系的历史发展角度看，伦理性也是医患关系中一直存在的规范性要求。

医患关系伦理性的淡出伴随着中国医疗体制改革的历史进程。

在这一过程中，政府将医院放入市场中，放弃了曾经实施的以公益性为主的医疗模式；医院在享受一定政府补贴的基础上，以市场行为维持自身的运转。在这个过程中，政府作为第三方的监控者和守门人职能边界不清，对医院的激励和约束机制未能找到合适的管控模式。加之医疗资源长久以来的增长有限，医疗卫生体制的运作模式使医疗资源的分配不均衡，患者在有限的总体资源供给中追求有限的优质资源，导致医院在市场环境中面临巨大的压力。

从深圳调研情况来看，医院在趋利性倾向和市场环境的双重压力下，自然性地选择了通过各种淡化公益性的方式来创收，同时将赢利压力以绩效考核的方式分配给医院内部各个科室和医生。然而，医生恰恰是医患关系中最核心层面的主体。在医院的压力下，医生不可能做到维护好医患关系伦理性的工作，甚至有一部分医生还在医疗活动中掺杂了个人的牟利行为，最终导致的结果是作用到医患关系层面后，市场逻辑取代了道德逻辑，并作为一种在现有的制度环境中决策和操作成本更低的行为逻辑占据了医疗活动的主流，使医患关系走向物化，呈现出“被消费”的势态。

医生对患者的治疗方式在医患关系上被物化的表现方式主要有：医生忽视交流，缺乏对患者人格、精神上的关怀，注重数量上的诊疗效率；少数医生通过不必要检查、采取较贵的治疗手段、使用较贵的治疗器械等不合理的治疗方式，多收取患者的治疗费用。医患矛盾的解决主要是靠金钱解决，医患双方都表现出功利主义的态度。

医患关系的物化对医方和患方以及社会有直接影响：对患者而言，削弱了他们对医院和医生的信任，使其在就诊过程中，对于医生的即使是正确合理的医疗建议和治疗策略也怀着怀疑猜忌的心态，严重时甚至延误治疗；对医生而言，降低了他们的职业自豪感和工作满意度，使其工作完全成为为赚取收入而进行的单

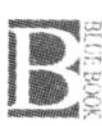

纯的体力劳动，使其在日常的工作中并不能获得满足感和作为医生的职业神圣感，不利于激励医生的工作积极性。当医患关系物化在社会上成为“共识”后，反映出市场环境下医生和患者双方伦理道德缺失带来的尴尬处境。

（三）医患冲突外化是引发医患不信任的重要原因

近年来，医患冲突的外化在深圳体现得尤为明显。医患冲突的外化可以理解为社会传媒在医患关系形成机制中的作用过程，即医患关系经过媒体报道之后，原本应该在医生和患者之间解决的问题和矛盾外化为社会性冲突和矛盾的过程，以及医患冲突外化后对社会产生的效果并反作用于医患关系的过程。

媒体对医患冲突的宣传，迎合了深圳市社会转型时期社会负面情绪积聚的现状。近年来，深圳市社会发展变化迅速，社会结构变动大，不同群体间贫富差距拉大，社会冲突和矛盾频发，社会上积聚着负面焦躁的情绪。医疗事业是面向广大人民群众并与人民生活息息相关的带有公益性的事业。发布关于医疗事业的负面性报道，很容易迅速吸引公众的眼球，形成全面讨论的态势。由于报道的负面性内容迅速地成为公众发泄负面情绪的舆论话题，人们在批判中获得发泄不满和愤懑的满足感，同时消息发布者也可从中获取利益。

加之，深圳媒体究责的立法和实践尚不完善，有关医疗纠纷的即使是虚假的报道，消息发布责任人也很容易逃避责任，甚至会出现责任人不怕究责的情况。从深圳市的实际情况来看，对媒体实施究责的主体一般只能是受到不实报道损害的医疗机构，而在事件之后，医方往往以息事宁人的态度来处理事件，希望事件过去之后尽快恢复被干扰的正常秩序，无暇也不愿去追究媒体责任。对于某些媒体来说，进一步的究责甚至意味着进一步的曝光，可以将其当作一种利益来源。这些媒体反而希望被究责，如此反复。

在医患冲突外化的过程中，事件通常的发展模式是：媒体选择性的报道—公众爆发式的声讨—事件信息的逐步挖掘—真实结果的出现—社会情绪的沉淀。然而，整个事件对民众对医疗机构和医生认知的负面影响却难以消除。在深圳的“八毛门”和“产妇被缝肛门”事件中，当事人和公众对医务人员抱有如此强烈的不信任态度，以至于愿意相信医院诊断出需要 10 万元手术费才能治愈的疾病仅需八毛钱的药就可以治好，或者医生因为索要红包不成而为报复将产妇的肛门缝合这种近乎戏剧化的不合情理的想法。原因就在于长期以来媒体关于医患关系的负面报道所形成的“泛化印象”。人们基于长期接收到的信息，在情感和理智上都愿意相信医院和医生会做出那样的负面行为。

医患冲突的外化对医生的影响还包括会降低医生的职业自尊，使医生以消极态度面对工作，尤其是会使医生在诊疗过程中有意识地自我保护，规避风险。在深圳访谈过程中，有三类比较典型的行为：一是采用超量的医疗检查，降低误诊率，保留有利于医生的诊疗证据。二是躲避一些特殊病种，尤其是可能出现医疗风险的病种。三是对病人带有选择性看法，如一些情绪较为激动、有可能出现医患冲突的病人往往是医生不愿意诊疗的病人。这些做法在无形中又降低了微观层面医患关系良性互动的可能性。

六　构建和谐医患关系的主要思路和关键措施

（一）主要思路

十八大提出创新社会管理，构建和谐社会应该以保障和改善民生为重点，提出“要多谋民生之利，多解民生之忧，解决好人民

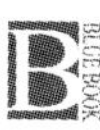

最关心最直接最现实的利益问题，在学有所教、劳有所得、病有所医、老有所养、住有所居上持续取得新进展，努力让人民过上更好生活”。医疗卫生事业关系到亿万人民健康和千家万户幸福，是重大民生问题。而医患关系又是医疗卫生服务过程中难以回避的话题，因此，医患关系解决得好坏直接影响到医疗卫生事业的发展，也是创新社会管理、构建和谐社会的重点问题之一。

深圳市作为改革开放的排头兵，也是中国特色社会主义的示范地区，在医疗卫生事业改革过程中也属于先试先行地区。深圳市需要像重视经济建设那样重视社会建设，不断推进社会管理创新，大力发展医疗卫生等民生事业。这意味着深圳市医疗卫生体制改革应进入深水区，紧扣“深化”和“全面”主题，更加注重系统性、整体性、协调性。但是近年来，医患之间信任度不高、医患关系紧张、伤医事件时有发生、医患纠纷呈上升趋势等问题尚未得到根本性解决。因而，为了实现“让老百姓得实惠、医务人员受鼓舞、财政支持可持续”的目标，有必要创新思路，重新审视医生关系，提出解决医患矛盾的新思路。在未来“十三五”建设中，医患关系的建设既是重点，也是不可回避的难点。

从深圳医患关系的形成机制来看，构建和谐医患关系的关键是要在各个方面引导医生和患者求同存异，要注重发掘医生和患者之间相同的追求目标，不能把医生和患者的关系看作对立关系，而应看作共生关系，重视医生和患者共同的利益诉求，要在制度设计上让医生和患者共赢，形成医生和患者共同管理的监管制度。简单来说，就是形成五个“共”：共同目标、共生关系、共享利益、共赢制度和共管机制。这五点从前瞻性出发，以进一步实现医疗卫生事业公益性的特点为基本目标，以满足群众在享受医疗服务过程中更高层次需求为根本动力。在即将到来的“十三五”建设中，应进一步完善“十二五”的建设成果，全面深化改革，并遵循“十三

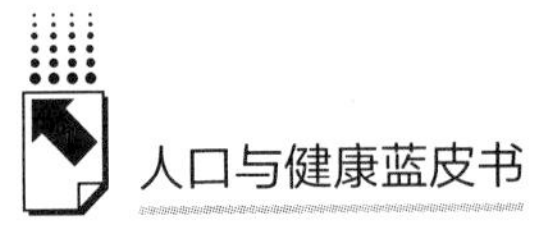

五”建设长期效益的思路，重新转换视角看待医患关系，从深圳的实际情况出发，强调不仅要维护广大群众的利益，还要保障医疗卫生从业人员的利益，更要维护广大群众和医疗卫生从业人员的共同利益和目标，引导医患关系在新一轮的改革和建设背景下进一步发展、和谐。

1. 共同目标

医生与患者之间有着共同的目标。医生的天职是治病救人，用自己拥有的医学知识、临床经验和治疗技能全力以赴地治愈疾病。而患者求诊就是为了得到医生的诊疗，减轻病痛，恢复健康。从这种意义上讲，抛开医患关系的其他要素不谈，医生和患者之间的目标是完全一致的，即治疗疾病。由此可见，医生和患者之间关系的改善需要利用医患双方具有共同目标这一天然基础加以引导，从而达到事半功倍的效果。因此，如果医生和患者能够共同实现这一目标，医患关系自然就会缓解。要实现共同的目标，就需要医生不断提高自身的诊疗水平和服务能力。

2. 共生关系

医生和患者之间是既相互独立又相互依靠的共生关系。从社会学角度来看，医生和患者是两个相互对应的角色集。虽然两者之间是相对独立存在的，但没有患者的角色，医生的角色也就不复存在。医生和患者这两个角色集是相互联系的，构成了一个系统。这个系统会根据医患两个角色集之间的互动关系，随着社会环境的变化而趋于动态的变化，尤其是在社会环境出现较大变化时，会出现不平衡的状态，从而引发两者之间的冲突和矛盾。而能否在新的社会环境下取得新的平衡，关键在于两者之间交流、沟通和互动之后能否形成新的秩序。

3. 共享利益

从社会整体层面来看，医生和患者之间是一种利益共享关系，

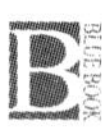

而不是相互对立的利益冲突关系。有研究者认为，患者是从医生那里购买医疗卫生服务，是服务的消费者，而医生是服务的提供者。这种观念只是片面地理解了医患之间的对立，忽视了医患关系中的合作。医生和患者有共同的目标——治疗疾病。从整个社会来看，患者保持健康和恢复机能也是一种收益。这种收益对整个社会和患者而言是一致的，而患者支付给医生的医疗卫生服务费用只是从他（她）自身的收益中分出一部分，作为对医生劳动的合理报偿。因而从这个角度来看，医生和患者具有共同的利益，而利益的实现是以治疗疾病这个医患之间的共同目标为基础的。而利益共享需要避免的是过度医疗导致患者的支出大于收益。

4. 共赢制度

医患双方有着共同的目标，处于共生关系中，有着共享的利益。在这样的前提下，实现医患双方的共赢需要从制度层面上加以设计。所谓的共赢制度，是指从宏观视角来看医患双方，包括医疗保险、医院、医生、患者的状况都能够比现状有所改善和受益的制度。医患要共赢，就必须明确医疗卫生服务的公益性。医疗卫生服务的公益性至少包括两个层面的内容：医疗卫生服务的可及性和可负担性。通俗地讲，就是看病难和看病贵的问题。解决“看病难、看病贵”的问题，不能只着眼于医生和患者的微观层面，要从整体上把握。首先要解决的是健康管理的问题，通过公共卫生服务让人民群众保持健康的体魄，少生病。其次，通过提高基层卫生服务质量、促使优质医疗资源下沉等方式解决看病难的问题。最后，提高医疗保险覆盖面和保障水平，加强对医疗行为的监管（引入第三方机构），避免过度医疗，降低医疗费用，解决看病贵的问题。

5. 共管机制

建立和谐医患关系，要引入医生、患者和第三方共同参与的风险管理机制。尤其是在医疗事故、医疗纠纷发生之后，医患双方互不信任，患者对医院、医生，甚至是对政府的不信任尤为严重。一旦出现医疗纠纷和医疗事故，患者作为在知识上的弱势群体，通常会习惯性地把自己视为消费者——“上帝”，更容易出现情绪上的波动。因此，在医疗卫生服务的风险管理机制中，除了从源头上加强对医疗质量的安全管理，预防医疗事故和医疗损害，要求医院、医生严格按照相关法规、制度规范开展诊疗工作之外，还要让患者和第三方进入医疗卫生服务的风险管理体系，加强医患沟通和医患互信，合理地处理患者投诉和加强对患者权益的保护。共建一个和谐的管理机制是实现和谐医患关系的必要条件。

（二）关键措施

以下五点从可操作性角度出发，通过具体的实践策略，为即将到来的“十三五”提供制度建设的创新性思路，强调在未来的改革、建设热潮和小康社会建成的过程中，应该通过政府介入发挥市场作用，如通过引入商业医疗保险机构，弱化利益纠纷，保障医患关系和谐发展。从医患关系不同层面的不同主体出发，对症下药，均衡各方利益，加大对医疗卫生事业的投入力度，优化医生收入结构。从社会心理和氛围建设方面，强调医疗卫生宣传的普及性工作。从医疗事业自身的公益特性和为人民服务的社会期待方面，强调抑制医方主体的逐利冲动，提高医疗卫生服务质量，注重人性化服务。总而言之，从“十三五”深圳建设的发展目标出发，最终保障医疗卫生事业的公益性得到充分的体现，保障顺利通过医疗卫生体制改革的瓶颈期。解决好医患关系问题，是深化医疗卫生体制改革和建设的重要方面，通过具有可操作性的措施，最终在“十三五”期间力争将医患关系的和谐水平提升到新的程度，建设出新的成果。在中国全面建成小康社会的奋斗目标之下，发挥深圳的前沿首创精神，为全国其他地区的医患关系建设提供制度借鉴和经验，从而推动整个医疗卫生体制改革和建设的步伐，使改革红利惠及全体人民。

1. 加大医疗卫生事业投入力度，逐步优化医生收入结构

不断加大医疗卫生事业投入，为推进“医改”、提高群众基本医疗保障水平提供强有力的资金保障。特别需要在加大投入的同时，逐步优化医生的收入结构，提高医生诊疗劳动的报酬，让医生与患者共享社会利益，减轻医生的经济压力和绩效压力，减少医疗市场流动领域内的不合理费用，将医生的业绩与药品、检查费用逐步脱钩。

2. 重视普及性的宣传工作，建立医疗报道究责制度

重视医疗卫生部门的宣传工作，可以借鉴以往计划生育部门的宣传经验，在民众中普及性地宣传医生与患者之间的共生关系，宣传基本的医学知识和常识，宣传诊疗费用的产生过程等细节性的群众关心的问题。同时，建立医疗报道究责制度，对不负责任的错误报道，追究其法律和经济责任。

3. 合理控制医方逐利冲动，防止过度医疗引发争端

合理控制医方逐利冲动必须双管齐下，一方面要多予，一方面要少取。所谓的多予，是指政府部门在卫生事业费用中必须划出专门的资金用于提高医方合理收入，同时必须坚决遏制不合理的收入。少取就是要减少过度医疗给患者带来的经济负担，尤其是针对中低收入人群，要继续提高他们的医疗保险保障水平。最终通过多予和少取两个方面，形成医患共赢的局面。

4. 提高医疗卫生服务质量，注重和提倡人性化服务

以医患双方共同目标——治疗疾病为出发点，逐步提高医疗卫生服务的数量和质量，在保障数量持续增加的同时，快速地提高质量，避免出现医疗卫生服务从数量短缺向质量结构性供需不平衡转变。同时，加大对医生技能和心理的培训力度，提倡人性化服务，尽快将医患关系模式过渡到高级阶段。

5. 尽快引入商业保险机构，建立四方共管机制

改变政府职能定位，迫切需要形成医患关系的共管机制，尤其是要在政府、医院和患者之外，引入以为患者争取更多议价权为目标的第三方商业保险机构，形成医疗纠纷和医患冲突的四方共管机制，进而将商业医疗保险机构引入医疗费用制定和支付的环节，保障患者的经济利益。

B.7

深圳市“十三五”期间卫生计生规划的重点专题研究

陆杰华 朱荟 汤澄 孙晓琳 李枬枬

本章要点：

1. “十二五”期间，深圳市卫生计生体制改革在公立医院的改革、扶持社会办医政策的出台、基层卫生服务机构运行机制的完善等方面取得了突破性进展；在完善公共卫生服务体系上强力推进，在基本医疗服务项目、妇幼保健工作及多种疾病防控上成效显著；在强化计划生育服务管理上多措并举，在流动人口计生工作、基层基础计生工作、计生利益导向机制上实效明显；在卫生计生行业管理上转变了职能，统筹能力、服务能力和监管能力都有进一步提升。

2. “十三五”时期，深圳卫生计生领域要通过“四坚持”来全面深化改革：①坚持开放办医，全面发展，合力提高医疗服务能力和水平；②坚持“三医”联动、协同推进，全面深化医药卫生体制改革；③坚持保障公平、优质惠民，大力推进卫生计生公共服务均等化；④坚持多管齐下、优化职能，构建基层计生卫生公共服务管理统一平台。

3. 针对“十三五”以及未来中长期的主要改革任务，应开展包括卫生计生体制职能的定位转变、公共财政的多元投入、医改主要问题与发展路径选择12个方面的重点专题研究。

深圳在中国发展中的地位，可用经济发展的先行者和制度改革的试验田来概括。在“十二五”末期展望中国发展，不能不从这两个方面来展望深圳的发展：深圳的今天有可能就是国家的未来，深圳的改革经验有可能就是国家未来的制度框架。但也正因为这样，展望深圳的未来，不能只局限于国家的全面小康建设目标，而要在回顾评价“十二五”期间表现的基础上，将眼光放到国家的下一个大目标——中等发达国家水平中来，以构思深圳的“十三五”发展思路、相关制度调整和目标体系。

一　研究背景

（一）宏观背景

“十三五”期间（2016～2020年）既是中国全面深化改革的重要时期，也是中国全面建成小康社会的关键时期，更是推进国家治理体系和治理能力现代化的重要节点。面对新时期全球经济增长、国际产业分工、全球投资贸易规则、地缘政治环境等方面的新格局，“十三五”时期中国国民经济和社会发展将面临与以往明显不同的新形势、新任务、新要求，其中最为重要的是在“十三五”期间要确保完成三大战略目标和任务：一是必须确保全面建成小康社会的宏伟目标胜利实现。这是“十三五”末期（2020年）必须实现的最重要发展目标，无疑将载入人类社会发展的史册。二是必须确保在重要领域和关键环节全面深化改革，并取得决定性成果。这也是提升国家治理体系和治理能力的必然要求。三是必须确保转变经济发展方式取得实际性进展，以便为未来一段时间内国民经济健康发展提供必要的基础。

毋庸置疑，卫生计生领域既是民生改善和保障的一个重要环

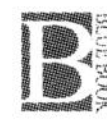

节，也将是“十三五”时期全面深化改革的一个重要领域。必须清醒认识到，面对国民经济与社会发展的新环境，“十三五”期间卫生计生领域的健康可持续发展势必面临着前所未有的重要机遇和亟须破解的瓶颈性难题。一方面，“十二五”期间大部制下卫生和计生部门的合并为卫生计生公共服务的资源整合及下一轮卫生计生全方位的融合提供了新的发展契机，卫生计生事业在“医改”、卫生资源配置、生育政策调整等方面也取得了明显的成效；另一方面，必须正视的是，随着老百姓对健康和生殖健康需求的不断增长，如何突破以往卫生计生体制机制的瓶颈性问题将成为卫生计生改革的重点和难点。

“十三五”时期，深圳市社会经济发展将进入全面深化改革新的历史时期，将面临新一轮改革的机遇期。同时，破解以往改革难题的难度更大，需要把握改革的机遇，汇集各方的聪明智慧，着眼于治理能力提升的长远目标，从而更上一个台阶。从这个意义上讲，“十三五”时期是深圳贯彻落实十八大和十八届三中全会精神，全面深化改革，转变经济发展方式，进一步打造“深圳质量”的重要时期。

目前，深圳是中国城市卫生计生领域改革的排头兵，通过多年的改革实践探索，许多卫生计生的发展指标在全国城市中名列前茅。不过，“十三五”时期，深圳市卫生计生事业中医疗保障、医疗服务、公共卫生、药品供应、监管体系、计生优质服务等方面的综合改革问题，有很多属于全面深化改革的重大议题。因此，从科学、前瞻、战略的层面制定深圳“十三五”期间卫生计生规划将是确保卫生计生领域改革的一个纲领性文件。我们认为，深圳“十三五”时期卫生计生规划需要紧扣“全面”和“深化”，在确保常规性工作上一个台阶的基础上，在行政职能转变、卫生计生公共财政投入、卫生计生基本公共服务均等化、卫生资源合理布局、卫计事业绩效评估等领域寻找改革的突破口。为此，即便对深圳这

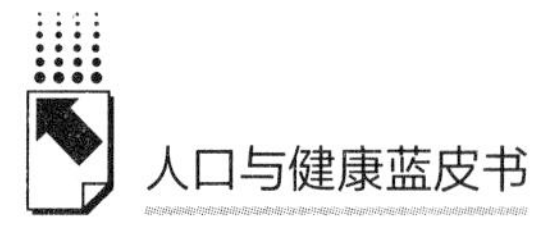

个改革特区而言，深圳卫生计生领域如何借鉴“十二五”时期的成功经验和教训，梳理新时期改革的发展目标、重大任务、主要措施保障，同样将是“十三五”卫生计生规划必须涉及的重要议题。

（二）研究目的

本研究的研究目的包括如下三个方面：一是客观评价“十二五”时期深圳卫生计生规划的主要进展及存在的问题。通过综合性的评估方法评估深圳“十二五”卫生计生规划的主要成绩、主要经验以及存在的问题，为“十三五”卫生计生规划重点领域的改革提供必要的铺垫。二是前瞻性地提出“十三五”期间深圳卫生计生改革的重点领域和关键环节。紧密结合国家的卫生计生改革要求以及深圳的实际，进一步明确“十三五”期间深圳卫生计生改革的重点领域，其中主要包括卫生计生体制机制创新、卫生计生资源整合、卫生计生公共财政投入、公立医院改革、社会办医等重大选题。三是战略性地提出“十三五”期间深圳卫生计生改革的思路和对策。按照改善民生、重点突破、推行卫生计生基本公共服务均等化等方面的要求，针对深圳卫生计生领域中存在的突出矛盾，分阶段、分步骤地提出解决当前突出问题的对策建议，并前瞻性地提出“十三五”期间深圳卫生计生全面深化改革的思路。

从理论意义上看，本研究以深圳为例，前瞻性、操作性、全方位地论证了“十三五”期间深圳卫生计生规划的发展目标、重点领域和保障措施，将为特大城市卫生计生规划的研究提供一定的参考和借鉴。从现实意义上看，本研究较早研究“十三五”期间深圳卫生计生规划面临的机遇和挑战，对于明确“十三五”期间深圳民生改革的重点和扩大基本公共服务的范围可提供决策依据，同时也对全国卫生计生相关规划的制定有参考价值。

事实上，本研究作为深圳“十三五”卫生计生规划前期的重点专

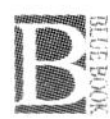

题研究，一是立足于当前国情的深刻形势与深圳地方的快速转型，注重研究具有战略意义的突出性矛盾与深层次问题；二是围绕改革与发展的关系，探索新形势下卫生计生深水区中的复杂领域，尝试将政府主导与市场机制有机结合；三是定位于满足群众的基本服务需求，针对深圳流动人口倒挂严重的特点，确保卫生计生公共服务的均等化与公益性，推进深圳“十三五”时期卫生计生事业全面健康发展。

二 “十二五”卫生计生规划的主要进展评估

（一）主要进展评估

1. 公共卫生服务成绩斐然，重点项目建设尚需推进

一是重点指标完成情况良好。《深圳市卫生和人口计划生育发展事业“十二五”规划》（以下简称《“十二五”规划》）指标体系共包括34项指标。截至2013年6月，其中的27项重点指标，有7项指标接近目标值，预计可完成；12项指标力争在“十二五”期间完成；剩余8项指标建议根据实际进展做出相应调整（如表7-1所示）。总体来看，重点指标完成情况良好。首先，居民平均期望寿命的目标值为79岁，2012年底该值已达到79.38岁，预计“十二五”期末能够超额完成指标。其次，甲乙类法定报告传染病发病率目标值为≤290/10万，早在2011年深圳市已达成既定目标，截至2013年6月降至140/10万以下；每千人口床位数及每千人口医生数等指标与目标值仍有一定差距，由于医疗资源供给总量有限，加上公共卫生财政投入历史欠账多，完成难度较大，因此将其归入争取完成的行列。此外，因为统计口径调整，部分数据需重新清算整理，会影响到相关指标完成的可能性，包括流动人口政策生育率、户籍人口政策生育率、户籍人口出生率等，建议近期调整后再进行评估。

表 7 - 1 “十二五”中期深圳市主要指标进展情况

类别	序号	具体指标	2011 年	截至 2013 年 6 月	2015 年目标	属　性	进展分析
人群健康与人口控制	1	居民平均期望寿命(岁)	78.67	无数据	79	预期性	可达标
	2	甲乙类法定报告传染病发病率(1/10 万)	237.18	138.39	≤290	预期性	可达标
	3	孕产妇死亡率(1/10 万)	7.34	8.68	≤11	预期性	建议调整
	4	婴儿死亡率(‰)	2.29	2.66	≤2.3	预期性	建议调整
	5	5 岁以下儿童死亡率(‰)	2.98	3.29	≤3.3	预期性	建议调整
	6	户籍人口出生率(‰)	15.42	8.12	≤16	约束性	建议调整
	7	户籍人口自然增长率(‰)	14.33	7.72	≤15	约束性	建议调整
	8	户籍人口政策生育率(%)	98.60	86.58	≥95	约束性	建议调整
	9	流动人口政策生育率(%)	89.11	64.57	≥85	约束性	建议调整
资源配置	10	政府卫生支出占卫生总费用的比重(%)	26.90	无数据	≥30	预期性	力争达标
	11	政府卫生投入占地方一般预算支出的比重(%)	3.64	无数据	≥6.5	预期性	力争达标
	12	人均基本公共卫生服务经费(元)	40	无数据	70	预期性	力争达标
	13	人均计生事业经费(元)	50	无数据	60	预期性	力争达标
	14	每千人口床位数(张/千人)	2.30	2.70	3.40	约束性	力争达标

续表

类别	序号	具体指标	2011 年	截至 2013 年 6 月	2015 年目标	属　性	进展分析
资源配置	15	每千人口医生数(人/千人)	2.16	2.3	2.6	约束性	力争达标
	16	每千人口注册护士数(人/千人)	2.29	2.47	4.0	预期性	建议调整
	17	每万人拥有救护车数(辆/万人)	0.14	0.14	0.25	约束性	力争达标
业务工作	18	孕产妇系统管理率(%)	80.88	82.62	85.00	约束性	可达标
	19	3 岁以下儿童系统管理率(%)	86.71	无数据	90	约束性	可达标
	20	妇女病普查率(三年为一周期)(%)	57.97	无数据	60	约束性	可达标
	21	儿童国家免疫规划疫苗接种率(%)	>95	>95	95	约束性	力争达标
	22	基本健康知识知晓率(%)	53.4	62.1	80	预期性	力争达标
	23	居民数字化健康档案覆盖率(%)	65	75	95	约束性	力争达标
	24	基层卫生机构诊疗量占总量百分比(%)	66.2	67.1	≥70	约束性	力争达标
	25	院前急救平均出车时间(分钟)	51.82	65.20	≤1	约束性	力争达标
	26	基本医疗保险覆盖率(%)	95	98	99	约束性	可达标
	27	基本药物使用金额占总金额比例(%)	31.2	40.0	40.0	约束性	可达标

注：①表中数据来源于《深圳市卫生人口计生委关于深圳市卫生和人口计划生育事业发展“十二五”规划中期自评报告》；②表中为当年报表数，若按“六普”资料推算，2010 年深圳市户籍人口政策生育率约为 94%，流动人口政策生育率低于 80%；③2011 年深圳市常住人口数为 1046.74 万人，2013 年 6 月常住人口数按 1054.74 万人计，2015 年常住人口数按 1100 万人计。

二是社康中心建设初具成效。深圳市社区医疗卫生工作自1996年正式开展以来，已经走过了近18年。在政府有关部门的高度重视下，其服务水平不断得到提升。社区健康中心属于基层卫生服务机构，集预防、保健、康复、健康教育、计划生育和医疗六项功能于一体，不仅是城市公共卫生工作的重要组成部分，也是深圳的品牌项目之一。社康中心采取政府主导、社会参与、“院办院管”的发展模式，有效满足了市民基本医疗和基本公共卫生的需求。截至2013年底，深圳基本建成了以覆盖全市所有社区的609家社区健康服务中心为网底的新型城市二级医疗服务体系，形成了社区“15分钟医疗服务圈”。2013年，全市社康中心提供卫生服务达1483.8万人次，较2012年增长19.6%；各区财政用于社区健康服务专项经费总额达9.1亿元，较2012年增长19.2%；九成多社康中心成为医保定点医疗机构，次均诊疗费仅为47.3元。深圳市民走出家门，便可享受优质基本医疗服务①。

三是卫生建设项目尚需推进。《“十一五”规划》中的24个市属卫生建设项目中，已投入使用的只有香港大学深圳医院、深圳市人民医院外科大楼、康宁医院综合楼等3个项目；已移交建筑工务署的有3个项目，等待下一步程序；9个项目正在加快建设中；处于前期推进阶段的有11个项目。但是，“十二五”已临近期末，规划的12个建设项目截至2013年6月仅启动了大鹏新区人民医院和市妇幼保健院保健部二期工程2项。在“十一五”任务尚未完成的情况下强力推进“十二五”重大医疗建设项目较为困难，后期工作仍欠火候，实现预定的目标难度极大。

---

① 详见《深圳社康中心达609家去年实现双向转诊100万人次》，深圳新闻网，http://www.sznews.com/news/content/2014-04/11/content_9337277.htm，2014.8.15。2013年底，深圳社康中心实际已达612家，此处数据有误。

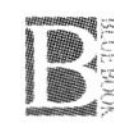

2. 医疗服务体系不断完善，医疗服务效能显著提高

一是推动医疗机构联网组团运营。2011 年 4 月 12 日，深圳市卫生和人口计划生育委员会印发《深圳市医疗机构联网组团运营实施方案（试行）》，正式展开医疗机构联网运营工作，根据深圳市医疗机构分布情况，将全市医疗机构组建为 13 个医疗联网团队，市人民医院、市第二人民医院、北大深圳医院等强势医院分别支持龙华分院、南澳人民医院、龙城医院发展康复医学学科，以便加快提高后者的医疗服务效能。通过联网组团运营，深圳可进一步整合、共享卫生资源，推动基层卫生服务机构和上级医院的持续互动、互助，以优势支持弱势，建立起层级明晰、上下联动的医疗工作机制，引导群众合理有效地就医，节约社会成本，最终实现共赢的局面。

二是推进社康中心标准化建设。深圳市社康中心用房近七成为租赁，硬件基础设施建设历史欠账多，使用的多是大医院淘汰的医疗设备，人力资源素质与医院相比仍有一定差距，影响了基层卫生服务质量的稳步提高。近些年，深圳市相继颁布实施了《深圳市社区健康服务机构分类管理办法》《深圳市社区健康服务机构分类标准》（以下简称《分类标准》）等文件，通过对社康中心实行相对独立的管理，促进社康中心服务设施、服务人员和服务质量的标准化建设。截至“十二五”中期，深圳已有 76.9% 的社康中心达到《分类标准》的建设要求，到 2013 年已经建成 7 家全国示范中心、21 家省级示范中心、75 家市级示范中心。社康中心每年都在前进一步。但是，全市提出的标准是一个最低标准，现实的效果与百姓的期待存在着明显的差距，服务内容和水平仅能满足最基础的诊疗要求，并且不同地区间标准化建设推进速度不一，后期工作量大，进步空间也大，需要多部门支持。

三是加快促进医疗技术水平提升。与北京、广州等大城市相比，深圳本市范围内缺乏医学高等院校，医疗技术和科研水平在短时间内难以迅速提高。“十二五”期间，深圳市推动与其他部门、省市的合作，推进与中山医科大学、南方医科大学、中国医学科学院等高等医学院校的交流，以弥补自身不足；深圳市还鼓励医学学科团队建设，重点关注80个市级医学重点学科和11个医学领先学科的发展，目前已有6个学科成为国家级临床重点专科，6个实验室为国家级重点实验室，26个学科属于省部级重点学科。“完善中医药服务体系，提升中医药服务能力”是“十二五”规划的主要任务之一。“十二五”期间，深圳市认真贯彻落实《深圳经济特区中医药条例》，发展中医师承制度，重点推广中医“治未病”工程；部分社康中心已具备中医预防保健或诊疗能力，可切实惠及基层社区居民；遥遥领先的罗湖区已在全国优秀中医药工作社区中占据一席之地。

3. 启动公立医院改革进程，探索现代医院管理制度

一是推进“四个分开”改革。公立医院改革是“十二五”的重头戏，更是难点。2012年9月，深圳市政府印发《深圳市公立医院管理体制改革方案》，拉开了“管办分开”改革的序幕。2013年5月，市公立医院管理中心正式挂牌运作，负责监督公立医院各方面的运作。公立医院管理中心与卫生行政部门的责任关系被重新划分，后者转变职能，负责对全市医疗卫生行业的规划管理工作。与此同时，深圳还组建了公立医院管理理事会作为重大事项决策的监督机构。第二步是推进“政事分开”。各公立医院基本拥有内部运营管理的自主权和决策权，相关政府部门不干预医院内部运营事务，仅承担监管和考核工作。公立医院的独立法人地位初步得到承认。“医药分开”改革同步推进。公立医院和政府办社康中心药品加成政策基本废除，由此造成的亏损通过部分调整医疗服务价格等途径进行补偿。深圳市成为全国第一个彻底废除“以药补医”的大城市。“营利性与非营利性分开”改革同样受到重视。深圳市制定了医疗卫生行业可遵循的管理规范，跨越了公私界限。此外，深圳市正在研究制定《关于进一步推动社会资本办医的实施意见》，控制公立医院的规模，引导社会资本参与医疗市场的合作与竞争。目前，远东妇儿科医院、恒生医院、龙城医院等民办医院正在相关部门的指导下朝三级甲等医院努力。

二是推动公立医院运行机制改革。一方面，深圳市敢为人先，改革人事编制和工资福利制度。香港大学深圳医院作为试点，首先打破编制管理的限制，实行全员聘用制度，对医院所有在岗人员实行合同管理，同时在市政府核定的工资总额内自主确定岗位工资，按绩效评定工资。另一方面，改革财政补偿和医疗价格制度，以事定费，以调整补助结构的方式引导公立医院向合理方向发展；按医疗服务全成本核算医疗收费价格；为强调医务人员的技术水平与劳动价值，将提高这一部分的工资比重，同时，对处于不同技术水准或不同科室的服务项目采取不同的收费政策。

4. 医疗保障水平显著提高，药品供应体系实现突破

一是基本医疗保险接近全覆盖。2010 年，深圳市基本医疗保险覆盖率为 90%；2013 年中，这一指标已达到 98%，保险覆盖率得到显著提升，很快便可实现全民基本医疗保险。卫生与人口计划生育部门与社保部门通力合作，加强对基本医疗保险基金的规范，进一步提高基金使用效率和补偿水平，减轻居民医疗费用负担，保障居民合法权利。2014 年 1 月 1 日，《深圳市社会医疗保险办法》正式实施。新办法将原来的综合医疗保险、住院医疗保险、农民工医疗保险分别更名为医疗保险一、二、三档，保证三种形式均拥有门诊和住院待遇。该办法提升了医疗保险补偿水平，进一步完善了医保缴费、待遇、监管等领域，还凸显出深圳的地方特色——提高每个医疗保险年度基本医疗保险统筹基金的支付限额等。

二是实施国家基本药物制度。2010 年，深圳市人民政府办公厅印发《深圳市国家基本药物制度实施方案》。“十二五”期间，该方案基本得到贯彻落实。首先，国家基本药品目录、省补充目录和市补充目录被纳入医保用药目录，实现了国家、省基本药物目录与深圳市医保用药目录的零差异衔接，满足了参保人在公立医疗机构就诊时的用药需求。其次，从2010年底起，深圳市所有社康中心都推行了基本药物零加成改革，基本药物全部纳入社会医疗保险用药范围，有效减少了就诊患者的诊疗成本。同时，相关部门加强了对药物生产、采购、配送、销售、使用等环节的监管，规范了药品流通领域的秩序，遏制了医药购销领域的不正之风，确保了群众的基本用药安全。

5. 优化人口计生管理服务，适度低生育水平保稳定

一是创新流动人口服务管理体制。深圳市是全国人口流入大市，做好流动人口服务管理工作关系到卫生与计划生育工作的整体大局。“十二五”期间，深圳市加强与人口流出大省和省内流出大市的双向协作，加快形成“信息共享、管理互动、服务互补、责任共担”的区域协作机制，通过设置计生宣传栏、发放计生宣传册等方式广泛宣传计划生育政策和优生优育、生殖保健等科学知识，加深流动人口对计生政策法规的认知。以信息化建设为手段，深圳市建立了6200多个计生管理网格，将计生管理职责落实到具体负责人[①]，加强了流动人口计划生育日常管理工作，完善了信息采集机制，提高了信息系统数据质量、个人信息准确率和利用率。卫生和计划生育、教育、公安、人力资源管理等部门通力合作，建立了集流动人口、出租屋、劳动、就业、社会保险于一体的居住证基础信息管理系统，变限制型管理为服务型管理，提升了流动人口

① 详见《2013年全市卫生人口计生工作会议报告》，深圳市卫生和计划生育委员会网站，http：//www. szhpfpc. gov. cn：8080/wsj/news/25152. htm。

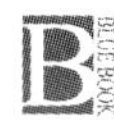

服务管理水平。

二是完善人口计生利益导向机制。深圳市第五届人大常委会第18次会议通过的《深圳经济特区人口与计划生育条例》于2013年1月1日正式实施，相关配套文件也相继实施，进一步完善了独生子女父母奖励、计划生育免费基本技术服务制度，基本解决历史遗留问题，形成了少生奖励、贫困扶持、特困救助、免费服务、养老扶助等内涵丰富的利益导向机制。但阶段性的成功并不意味着能够以逸待劳。第六次全国人口普查结果显示，深圳市处于20～39岁生育旺盛期的人口占总人口比重为60.9%，高出全国相应比重27.61个百分点，且每年户籍迁入人口八成以上为年轻人员。未来十年内，深圳市将面临老龄化和高生育率双重压力，亟须调整和完善计划生育利益导向机制，维持合理的人口增长水平，促进人口与经济社会的协调可持续发展。

（二）主要成功经验

深圳市较好地完成了“十二五”规划中的相关任务，不仅因为相关投入充裕，也要归因于以下四个方面软硬件建设做得较好、相关改革国内率先。

1. 基层卫生与公共卫生服务平台国内领先

在“十二五”规划构想的蓝图中，“十二五”后深圳市将建成以区域医疗中心和基层卫生服务网络为构架的城市两级医疗服务功能体系。其中，基层卫生服务网络包括城市规划联网区域内的一级医院、社康中心以及门诊部、社区医疗服务站、诊所、医务室、护理院等基层卫生服务机构，负责常见病、慢性病的诊疗服务或康复服务，推广家庭医生服务，发挥社区保健和公共卫生服务等基础性作用。在深圳市卫生与计划生育工作不断进步的过程中，社康中心确实扮演着不可或缺的角色。它已成为落实公共卫生服务均等化的

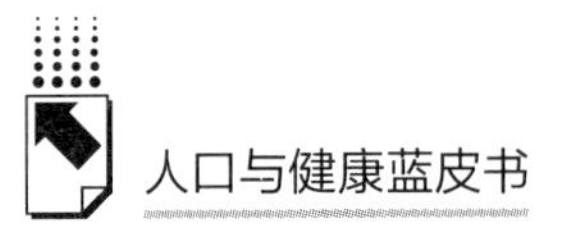

重要服务平台，逐步承担更重要的职责。

目前，深圳市社康中心基本覆盖全市所有社区，平均每1.5万~2万人口就有一家社康中心。2013年，社康中心完成全市38.5%诊疗量，达到3470.3万人次，其中家庭医生服务量达到245万人次、重点人群覆盖率42.6%，第三方调查社康中心居民满意度为84.99%[①]。从数字上看，社康中心基本达到预期效果，较好地解决了市民基本医疗和基本公共卫生服务问题。此外，社康中心还履行着推进中医药服务体系建设的职能，一些老中医定期在社康中心坐诊，极大地发挥了中医预防保健特色。目前，南山区已成功将“15分钟医疗服务圈”升级为“15分钟中医药服务圈”。

在紧接下来的工作计划中，深圳市将以社康体系建设为平台，进一步加大保障力度。首先，由社康中心与居民家庭签订家庭医生服务协议，推广社区家庭医生服务模式；其次，继续推进社康中心标准化建设，由财政给予其建设补助，多渠道保障其用房；最重要的是加大对优质人力资源的引进和培养力度，组建技术精良的医疗团队，使社区群众看病就医更放心、更有保障。

2. 分级诊疗制优化了医疗服务流程

深圳市充分发挥各级医疗机构的优势，通过完善医疗收费、医保偿付等方面的优惠政策引导就诊患者合理流动，通过建立医院与社康中心之间分级诊疗、分片转诊、社区首诊的上下联动机制，促使医疗服务体系整体上更加理性、高效。

一是推行医疗机构分级收费制度。三级医院实行省物价最高标准，适用于有疑难杂症、重症的患者；技术相对薄弱的二级医院、一级医院、社康中心分别在省物价标准的基础上下调一定比例，吸

---

① 详见《深圳：逾七成社康中心基本设备年内实现标准化》，大众网，http://www.dzwww.com/xinwen/xinwenzhuanti/2008/ggkf30zn/201403/t20140317_9460026.htm。

引患有常见疾病或寻求预防、保健等功能的患者就诊，防止大医院资源的不合理浪费。二是建立以社康中心为首诊机构、逐级转诊的医保支付模式。目前，97.6%的社康中心是医保定点医疗机构，共绑定社区首诊参保人员856万人。2013年，医保患者占全市社康中心诊疗量的比重达到53.2%，次均诊疗费用仅为全市医疗机构次均费用的28.3%。距离近、价格低廉是社康中心吸引居民的两大优势。三是依托社康中心举办医院，畅通双向转诊绿色通道，制定了科学合理的转诊流程。门诊大厅明显位置一般会设立“双向转诊服务台”，患者可通过社康中心直接到对口大医院就诊，社康中心有诊治能力的病患则由大医院直接转入社区进行对应治疗，日益形成了“小病在社区、大病进医院、康复回社区”的新型城市医疗服务模式。2013年，深圳市实现双向转诊共100万人次。四是加快“数字化医院集成系统”建设。居民可通过网上预约等方式提前挂号，节约了患者排队时间。门诊信息管理平台不断完善，公立医院门诊、急诊服务环境和流程逐渐得到优化，患者实际体验更加舒适便捷、满意度得到提高。

3. 医药分开改革率先，较好地实现了药品零加成

深圳市贯彻落实国家和广东省关于推进公立医院“医药分开”改革的总体要求，取消了公立医院药品加成政策，并取得了实际性的成效。

首先是改革公立医院补偿机制。公立医院的药价虚高是居民诟病的“看病贵”的重要源头之一。改革后，原药品加成部分被转变为诊查费的形式，门诊诊查费每人次平均提高12元，住院诊查费每住院床日平均提高37元，但这一部分可通过社保统筹基金代为支付，诊疗、缴费、拿药的流程更加透明、公开，患者确能得到看得见的实惠。其次是改革“以药养医”制度，推进单种病“定额、包干、预付”的医疗保险结算方法，试行按人头付费、按病种付费等结算方式，将公立医院常见疾病的单病种费用、每门诊人次费用的年增长率控制在3%以内，改革医疗费用支付制度。该方案首先在香港大学深圳医院试行，普通门诊实行打包收费，先全科后专科，全科门诊130元打包收费，专科门诊“限高就低”，即制定专科门诊单次最高限额收费标准，改革非社保病人住院支付制度，除按单病种收费外，可按项目或服务单元等方式计费[①]。最后，将市场化改革引入药品流通领域，发布并推行《关于进一步推进医疗机构门诊患者凭处方外购药品工作的通知》各项要求。患者就诊后若不愿在公立医院购买处方药物，可以凭处方自行到院外购药。公立医院不再维持垄断地位，患者发挥自主能动性，尽可能实现药品流通市场充分竞争。

4. 公共卫生体系建设领先

保障基本卫生服务的公益性是医疗改革最大的闪光点。在深圳，无论是否拥有深圳户口，只要是在深圳长期居住，都可以享受政府提供的29项免费公共卫生服务，人均服务经费远高于全国和全省平均水平。这些公共卫生服务为市民编织了以预防为主的健康防护网，且公平可及，市民的健康意识和自我保护能力得到稳步提高。

深圳的公共卫生体系较为完备，整体上处于国内一流水平。2013年，在深圳，反映妇幼保健工作的两大指标：孕产妇死亡率低至5.88/10万、婴儿死亡率为2.53‰，均达到发达国家的水平。

（三）主要不足

1. 卫生资源总量不足，医疗资源分布不均

截至2013年底，深圳达到三甲水平的医院仅有8家，远少于

① 详见《港大深圳医院今起首期运营》，深圳商报网，http://szsb.sznews.com/html/2012-10/24/content_2248144.htm，2014.8.15。

北京、上海、广州等大城市。2012年底，按常住人口计算，深圳市每千人口医生数2.27人，每千人口床位数2.65张，全市总诊疗人次为8638.03万人次，医生日均担负18.24诊疗人次，人均基本公共卫生经费为40元，约为北京和上海的60%和75%。到2013年，据推算，深圳市每千人口医生数2.39人，每千人口床位数2.75人，全市总诊疗人次高达9112.14万人次，医院诊疗人次7393.30万人次，医生日均担负诊疗16.55人次。在诊疗负担日益增重的情况下，卫生资源总量却没有显著提高。

这一问题在原特区外更为突出。2013年末，深圳总人口数达到1062.89万人，其中非户籍人口数为752.42万人，而外来人口相对集中的原特区外地区每千人口床位数约为2张，为原特区内地区的55.6%；三甲医院也多集中在市中心区域，“十一五”期间在原特区外规划的7家市属三甲综合型医院，仅有1家建成投入使用，导致原特区外地区医疗资源尤为紧张。以宝安区为例，该区共有10家医院，其中2家为三甲医院，每千人口护士数1.82人，每千人口床位数1.96张，区域内实际管理人口却有500多万人，根本无法满足日益增长的市民就诊保健需求。

在卫生资源总量不足、分布不均的情况下，如前面所述，“十一五”和“十二五”规划重大项目推进缓慢。项目建设涉及卫生、发改、财政、规划、建设、国土、工商等部门，长链条、多环节的工作机制严重影响了建设进度。一家医院从规划到建成最顺利也需要六到七年时间，可谓远水解不了近渴。

2. 卫生计生需求增加，公共财政投入不足

医疗卫生服务是一项公共产品。政府在这一体系建设与完善过程中，无疑扮演着核心角色。由于公益性和市场性之间错综复杂的关系，政府主导的医疗改革困难重重，看病贵、看病难等问题始终不能得到解决。随着居民保健意识不断增强，他们对卫生计生服务的需求也相应增加，亟待政府加大公共财政投入支持卫生计生事业。

《“十二五”规划》要求，政府对卫生计生事业的财政投入不断加大，增加幅度不低于财政支出的增长幅度。预期至2015年，深圳卫生总费用中，政府支出的比重不低于30%，人均基本公共卫生服务经费达到70元（常住人口）。而到2013年，深圳市卫生事业费用为57.8亿元，地方财政支出1671亿元，卫生事业费占地方财政支出的比重为3.46%，人均卫生事业费为544.20元，表明近年来深圳市人均基本公共卫生服务经费有了明显的提高。不过，我们在实地调研中发现，地区医院均反映政府财政投入不足，尤其是历史欠账多，城市经济发展和医疗事业发展不同步。“医药分开”改革后，一方面老百姓的门诊费用的确降了，但各公立医院的收入有所下降，即使提高门诊和住院诊查费也难以补偿收入减少的部分；另一方面政府尚未建立合理的补偿机制，财政投入跟进不及时，使得公立医疗机构无法看清改革的前景与利弊。

医疗改革是一项多部门合作的大工程，卫生部门只是负责具体操作的一个技术部门。医疗卫生行业也是服务行业，无法避免计算成本、追求经济效益等市场行为。为防止公立医院走上“歪路”，改革的顺利推行需要强大的财政支持。倘若无法取得共识而丧失民心，后期的推进工作将会布满荆棘。因此，政府必须加大财政投入，履行《“十二五”规划》的承诺，破除传统的“利益最大化”机制，凸显公立医疗机构的公益性。

3. 社会办医遭遇瓶颈，支持作用难以突显

虽然15分钟内便可到达一家社康中心，但由于社康中心服务能力相对有限，市民在选择医疗机构时仍会偏向医院，多发病、常见病诊疗量在大医院总诊疗量中仍占非常大的比重。另外，深圳市的非公立医疗机构数量多、服务量大、规模小、技术水平不高，但其市场化程度高，诊疗费用相对偏高，对公立医院诊疗的分流支持作用发挥得还不够明显。

尽管政府部门相继出台《关于鼓励社会资本举办三级医院的若干规定》等相关政策，严格控制公立医院规模，放宽社会办医准入，为社会办医留有充足空间，但实际效果并不尽如人意。土地资源正是制约非公立医疗机构发展的重要因素。深圳土地资源紧缺，能给予医疗机构使用的土地有限。有关政府部门对于土地、税收等方面的优惠措施仍保持戒心，谨防国有资产意外流失，设置的重重关卡让有心承办医院的私企无法顺利获得实惠，致使直接管理医疗机构的部门也有心无力。另外，公立医院在技术、人才、设备等方面均处于绝对优势地位，掌握着从高端到低端的全套服务技术，对非公立医院的挤压作用明显。非公立医疗机构自身也难以解决好医疗卫生事业的公益性与自身赢利诉求之间的固有矛盾，无法把握好正规良心经营的度。

因此，良好的政策环境下，深圳社会办医的步伐不快反慢，非公立医院始终集中在美容等低端领域，约 1/3 赢利、1/3 持平、1/3亏损，难挑大梁。

4. 整体医疗技术欠缺，医疗人才引进困难

深圳的医疗卫生水平与国内先进水平相差较大，很大程度上是由于医疗人才引进困难。一方面，深圳市内缺乏高等医学院校和科研院所的支撑，无法自身培养、输送人才；另一方面，深圳医疗资源紧缺，医生面临较大的工作压力，而待遇与其他城市相比没有明显优势。即使有中青年人才有意来深工作，最终也会为工作压力小、条件相对宽松、待遇高的地区所吸引，造成人才流失的局面。此外，深圳人才引进政策和培养制度也存在缺陷。2011 年，住院医师规范化培训工作录取 541 人，有 211 人未报到；2012 年，录取 827 人，有 168 人未报到。在人员紧缺的情况下，深圳仍维持较高的招聘门槛，因此，医学人才的引进前景不容乐观。

医疗人才引进困难、人力不足所导致的次生问题是现有医疗队伍的人员工作负担重、时间紧，难以脱身参加进修或培训，知识得不到及时更新，与先进医疗水平的距离越拉越大。除此之外，医院一线工作人员还面临严峻的晋升压力。要想晋升就必须发表文章，他们一边要服务源源不断的患者，一边要顾及科研工作，很难做出一番成就，往往顾此失彼或采取非正当竞争手段，形成不良的工作氛围，进一步降低深圳医疗卫生领域的吸引力。

三 “十三五”卫生计生规划面临的机遇和挑战

成绩已是过去，努力才能率先。面对继续深化医药卫生体制改革、稳定低生育水平、机构合并与重组等全面深化改革的重大挑战和考验，深圳卫生计生领域必须全面深化改革，确保大投入带来高水平。这就需要牢牢把握深圳城市的功能定位和全面深化改革的要求，把握机遇、针对挑战，统筹推进医疗保障、医疗服务、公共卫生、药品供应、监管体制综合改革和计生改革，在重点领域和关键环节上下功夫，在创新体制机制上求突破，在强化基层基础上抓落实。

（一）主要机遇

“改革求突破，实干惠民生。”当前，卫生计生事业发展处于历史上前所未有的良好机遇期。一方面，追求健康已成为国际社会的主要潮流，在世界发展的多项议程中处于重要位置，实现千年发展目标①也为卫生计生工作提供了强大的助推力。另一方面，国家宏观发展规

① 2007 年，卫生部根据《联合国千年发展宣言》提出：到 2010 年，初步建立覆盖城乡居民的基本卫生保健制度，使中国进入实施全民基本卫生保健的国家行列；到 2015 年，使中国卫生服务和保障水平进入发展中国家前列；到 2020 年，继续保持中国卫生保健水平居发展中国家前列地位，同时东部城乡和中西部部分地区的城乡卫生保健达到发达国家中等水平。

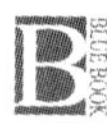

划的高度重视为卫生计生事业发展奠定了政治保障，深化“医改”的积极探索为重点工作提供了有利条件。党的十八大报告、国务院印发的规划纲要都将卫生计生事业作为我国经济社会发展的重大战略需要和重点工作任务。面对“战略机遇期”的大好来势，在深圳朝着“市场化、法治化、国际化”迈进的发力阶段，要以把握世界潮流的眼光，分析卫生计生事业面临的主要机遇，确定卫生计生事业的发展目标与重点领域。因地制宜，让人民群众共享改革与发展的红利，保障全市人民享有高水平、广覆盖的卫生计生服务。

1. 全面建成小康社会的目标

十八大报告明确提出要“确保到2020年实现全面建成小康社会宏伟目标”。在全面建成小康社会过程中，要始终把实现好、维护好、发展好最广大人民群众的根本利益作为建设的出发点和落脚点。卫生计生事业是一项重要民生工作。发展卫生计生事业，不仅是实现“全面建成小康社会”宏伟目标的应有之意，也是关系到深圳现代化建设全局的重大民生工程，更是建立健全深圳可持续发展体制机制的重要实践。

“全面建成小康社会”目标的提出，给正在实施的“十二五”规划，以及“十三五”发展规划提出了新的更高的要求。因此，在深圳“十三五”期间卫生计生规划的重点专题研究中，必须紧紧围绕“全面建成小康社会”的宏伟目标，抓住这个千载难逢的历史机遇。卫生计生事业把保护人民的健康放在第一位，事关千家万户的切身利益，确保广大人民群众共享改革发展成果，是事关民生的重要的社会事业，其发展必然要与经济发展相适应。加快推进卫生计生事业发展是全面建成小康社会的应有之意和重要内容。在全面建成小康社会的时期里，党和国家对卫生计生事业高度重视，对卫生计生事业的投入也是新中国成立以来增速最快、增量最大的时期。可以肯定地说，随着全面建成小康社会的不断推进，中央、广东省，以及深圳市政府将进一步确立以人为本的执政理念，更加重视卫生计生事业，进一步加大对卫生计生事业的投入。深圳卫生计生工作将迎来最好的发展时机。

面对全面建成小康社会的历史机遇时期，深圳“十三五”卫生计生规划必须准确把握中央对国家和民族长远发展战略谋划的深刻内涵，统筹考虑、认真谋划，以科学规划引领未来深圳卫生计生事业的改革和发展；认真落实市委、市政府确定的中长期战略目标和战略任务，抓住关键、集中突破、补齐“短板”，确保医药卫生体制改革的各项工作走在全国前列，更好地保障民生、服务民生、改善民生。

2. 新一轮改革创新的新理念

党的十八届三中全会通过了《中共中央关于全面深化改革若干重大问题的决定》。这是党在新的时代条件下全面深化改革的总部署、总动员，将对推动今后很长一段时间内卫生计生事业的发展产生重大而深远的影响。新一轮改革创新围绕发展经济、改善民生与促进公平三大任务，推出了一系列新举措，展现了全面深化改革的新理念与新思路。新一轮改革创新的新理念主要包括三个方面：一是向全体人民不断释放改革红利；二是以政府放权激发市场活力；三是实施“利当前、惠长远”的改革。这三个方面的新一轮改革创新的新理念对“十三五”时期卫生计生领域的深化发展形成了重要的影响。第一，在卫生计生领域破除体制障碍，克服利益阻碍，使改革红利充分释放，惠及全体人民。深圳卫生计生事业的改革已经进入深水区和攻坚期，面临的风险和挑战也更多，诸如区域间卫生计生资源不协调、流动人口卫生计生服务均等难等问题依然突出。要解决这些难题，必然会触及对固有利益的调整，矛盾多、挑战大，必须义无反顾，以改革促发展。第二，在卫生计生领域简政放权，转变职能，激发卫生计生市场主体的创造活力。突破口在于向公立医院改革放权，进一步实施“管办分开”和“医药分开”；向社会办医放权，鼓励社会资本举办三级医院；向基层卫生服务机构运行机制放权。第三，在卫生计生领域做利在当前、惠及长远的重大项目。以服务百姓的健康行动适应人民群众健康的新需求，推动卫生计生事业的科学发展。将保障健康与疾病防控的卫生计生公共服务体系作为新政制定规划的重要方面。“十三五”期间是全面深化改革的关键时期，改革任务重大而艰巨。深圳卫生计生部门要凝聚改革共识、明确改革任务、保持清晰思路，以重点专题为导向，努力创新，积极进取。

3. 全面深化改革的基本要求与路径变化

党的十八届三中全会开启了在新的历史起点上全面深化改革的新窗口。“十三五”期间，深圳卫生计生工作要以医药卫生体制改革为“抓手”，全面深化卫生计生重点领域和关键环节的改革，让更高水平的医疗卫生和计划生育服务更多、更好、更公平地惠及全市人民。一方面，牢牢把握全面深化卫生计生改革的基本要求。党的十八届三中全会强调，全面深化改革必须以促进公平正义、增进人民福祉为出发点和落脚点。这就要求卫生计生事业改革和发展必须坚持为人民健康服务的方向，让改革发展成果更多、更公平地惠及全体人民。全面深化卫生计生改革，必须坚定不移地做到“三个不能变”。一是走适合中国国情、符合深圳实际的改革发展道路不能变。二是卫生计生事业为人民健康服务的宗旨和公益性质不能变。三是政府承担公共卫生服务和维护居民健康权益的责任不能变。另一方面，牢牢把握全面深化卫生计生改革的基本路径。要向改革要红利，进一步增强内生动力，必须明晰全面深化卫生计生改革的基本路径，努力做到“三个更加注重”。一是要更加注重政府主导与发挥市场作用相补充；二是要更加注重统筹谋划与因地制宜相结合；三是要更加注重整体推进与重点突破相协同。切实增强卫生计生改革的系统性、整体性、协同性。这两个方面对“十三五”

深圳卫生计生工作的发展规划提出了新的要求：既要以勇往直前的改革锐气，推进以全面深化改革为总要求的健康行动，又要审时度势，把握好卫生计生改革发展面临的总体形势和阶段性特征，大步向前。

4. “十三五”期间深圳全局的发展目标

“十二五”期间，习近平总书记寄望深圳做到“三个定位”与“两个率先”，即努力成为发展中国特色社会主义的排头兵、深化改革开放的先行地、探索科学发展的试验区，为率先全面建成小康社会、率先基本实现社会主义现代化而奋斗。在此总体规划和路线方针下，“十三五”期间深圳应继续勇敢先行，确保完成三大战略性的目标和任务。“十三五”期间，深圳发展的全局目标主要包括：确保全面建成小康社会的宏伟目标胜利实现；确保全面深化改革在重要领域和关键环节取得决定性成果；确保转变经济发展方式取得实质性进展。在卫生计生领域中，人民群众普遍关注的看病就医、计生服务等热点难点问题还没有得到根本性的解决，成为深圳社会建设和城市综合治理中相对滞后的方面，也是深圳加快科学发展、促进社会和谐的“短板”。因此，从维护最广大人民群众利益的高度看，“十三五”期间卫生计生规划的重要专题如何配合深圳市整体发展目标，是前期必须认真调研并予以解决的重大问题。

5. “十二五”期间深圳卫生计生的“全国率先”与“试点探索”

“十二五”期间，深圳在卫生计生工作上的“全国率先”和“试点探索”对“十三五”时期的发展规划提出了新的要求。一是深圳的两个“全国率先”改革，包括领先国家近四年的卫生和计划生育行政管理部门合并改革（2013 年，国家在“大部制”改革中组建国家卫生和计划生育委员会）和率先成立了完全“管办分开”的深圳市公立医院管理中心；二是深圳市作为新“医改”的试点城市之一，自 2010 年开始，在新“医改”中先试先行，走出

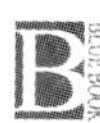

了一条“投入产出比高、绩效上乘”的特色鲜明的发展道路。现今，深圳已基本完成国家“医改”的“规定动作”，在体制和机制改革方面已初具成效。在即将到来的“十三五”期间，深圳卫生计生工作要继续进行“全国率先”和“试点探索”的有力尝试，按照市委、市政府的部署和要求，进一步改革创新，解放思想，转变观念，以深化医药卫生体制改革和推动卫生计生事业跨越式发展为重点，聚焦战略重点和民生需求，全面提升卫生计生工作的管理水平和服务能力，进一步提高全民健康水平，促进人口长期均衡发展。

（二）主要挑战

“十三五”时期，深圳卫生计生领域的发展既面临大有可为的重要战略机遇期，具备很多有利条件和积极因素，也面临不少挑战与风险。目前，制约卫生计生事业发展的体制性、机制性、结构性问题仍未根本解决，深圳卫生计生事业发展滞后于经济建设的问题仍然比较突出。总结而言，“十三五”期间深圳卫生计生领域的挑战主要来自突破性和瓶颈性的关键问题，具体表现在以下几个方面：一是市民对卫生计生公共需求的增加与卫生计生公共财政投入不足的突出矛盾；二是全市人口规模、结构的动态变化与区域卫生资源总量不足、分布不均衡的突出矛盾；三是公立医院改革的公益性路径与社会办医的市场性选择之间的突出矛盾；四是卫生计生资源（包括人才队伍等）的绩效评估问题；五是基层社康中心发展面临质量提升的“瓶颈”问题；六是卫生计生改革的重点领域与市民健康促进之间的关系问题；七是完善计生利益导向机制与流动人口计生服务的难题等。这些重大挑战正是“十三五”规划前期必须深入研究的综合性、前瞻性、战略性较强的重点专题。本报告将在下一部分对此展开较为详细的分析。

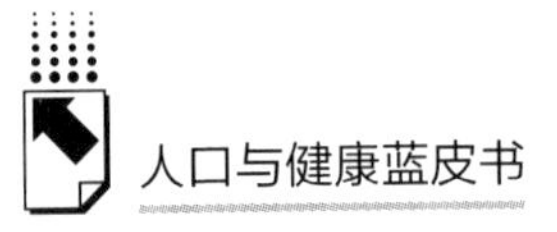

困难与希望同在，挑战与机遇并存，挑战中往往蕴藏着更大的机遇。总之，“十三五”时期，深圳卫生计生事业的发展要全面分析形势，牢牢把握全面建成小康社会的历史机遇，紧紧抓住新一轮全面深化改革中理念与路径的创新机遇，迎接深化“医改”这一现实机遇，紧紧围绕深化医药卫生体制改革和计生综合改革，勇于开拓进取，努力为市民提供优质的医疗服务、公共卫生服务和计划生育服务，保障人民群众健康。

四 “十三五”卫生计生规划关注的重点专题分析

改革是深圳的灵魂。深圳特区自建立以来，始终肩负着先行先试、探路领航的神圣使命。在改革开放的每一个关键时期，在深化发展的每一次重大机遇期，深圳都坚定不移地破难题、探新路、做示范。“十三五”期间，深圳卫生计生事业一方面将迎接全面建成小康社会的宏伟目标与“十三五”期间深圳全局的发展目标，在新一轮改革创新的新理念指引下，应对全面深化改革的基本要求与路径变化；另一方面将继续“十二五”期间医疗改革、卫计合并、特色发展等“全国率先”和“试点探索”的有力尝试。为全面把握机遇与挑战，为不愧于新时期的使命与期望，深圳卫生计生在“十三五”期间的规划上必须以重点专题研究作为着眼处与发力点，在改革的难点领域与关键环节上力求突破。

深圳“十三五”时期卫生计生规划是指导2016～2020年卫生和计生领域改革与发展的纲领性文件，必须着眼于国家社会经济发展的新环境、新要求和新任务，适应于深圳社会经济发展的总体规划，满足人民群众在卫生计生方面的需求。在制定规划的过程中，需要对一些重大问题和关键内容进行深入系统研究，并给予明确的回答。本部分重点专题涉及“十三五”时期深圳卫生计生的方方

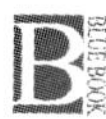

面面，需要在制度规划中认真对待，将这些重点专题研究透彻，找准突出矛盾，提出解决思路和办法，并在“十三五”期间全面贯彻实施。制定卫生计生规划是一项涉及面很广的社会系统工程，难度大、任务重。只有进行以重点专题为导向的前期研究，才能制定出具有长远性、针对性和实操性的“十三五”规划。具体的重点领域与改革路径，如图7－1所示。

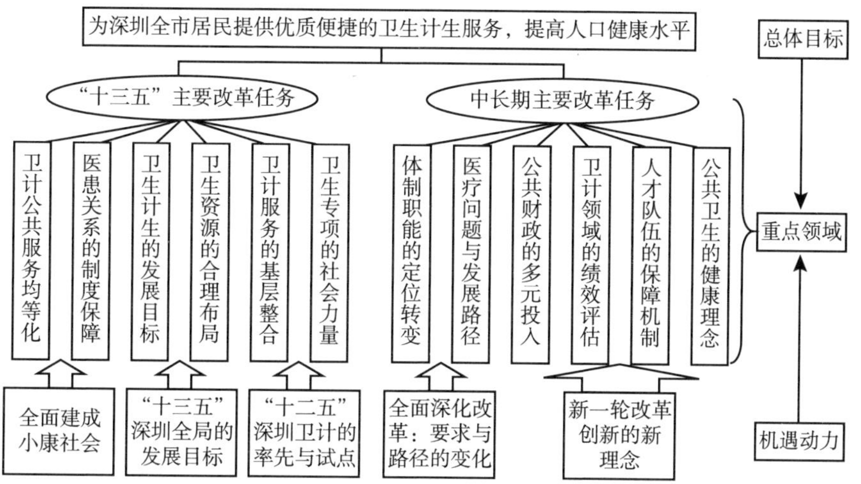

图7－1　深圳“十三五”期间卫生计生重点专题

（一）卫生计生体制职能的定位转变研究

党的十八届三中全会审议通过的《中共中央关于全面深化改革若干重大问题的决定》指出了政府职能转变的新方向与新内涵。在卫生计生领域中，最为明显的创新表现在“公共服务”职能上。“公共服务”职能由过去的“经济调节、市场监管、社会管理、公共服务”四项职责中的第四位，转为“宏观调控、公共服务、市场监管、社会管理、环境保护”五项职责中的第二位。这一调整充分体现出：提供切实有效的公共服务，是政府职能的重点所在；

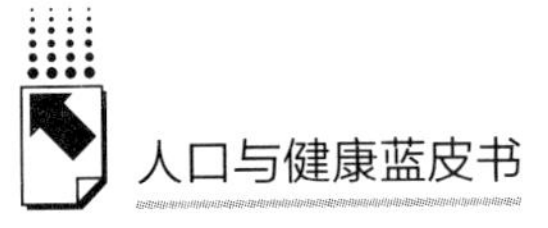

建设服务型政府，则是行政改革的必然趋势。同样，十八届三中全会所聚焦的卫生计生领域的改革，很多方面也是围绕“公共服务”展开的。因此，在卫生计生领域，政府体制创新的关键是重塑公共服务的职能，尤其是基本公共服务。但是要实现以职能转变为核心，继续简政放权，理顺职责，完善制度机制，则迫切需要在行政管理的体制系统中进行一系列切实可行的路径探索，包括服务理念的确立、服务主体的扩展、服务体制的创新、服务模式的设计、服务流程的再造和服务标准的制定等。

当全面深化改革的方向与建设服务型政府的目标要求在卫生计生领域得以确立，如何对卫生计生事业的职责内涵进行更新，并辅以具体的分工和规定？这将是“十三五”期间深圳一项核心性的重点专题之一，即明确卫生计生政府体制创新的目标，并在此基础上依据公共服务的基本要求指出政府体制创新的基本途径。深圳医疗卫生与计划生育这两个领域内的相关体制改革与机制创新领先国家近四年，并率先成立了“管办分开”的深圳市公立医院管理中心。在全国率先的基础上，一方面，“十三五”期间深圳卫生计生的体制职能定位转变，将进一步在基层范围内推进职能转变和理顺职责关系，进一步优化卫生和计生两套班子的组织结构和机构设置，整合部门机构，实行职能有机统一的卫生计生部门之间协调配合的新机制。另一方面，作为深化改革的先行地，深圳在“十三五”期间应紧扣全面深化改革的主题，在卫生计生领域的体制与职能转变上，依旧要敢作敢为，引领率先。为适应转型发展阶段全体市民对卫生计生服务的需求，卫生计生行政改革创新的基本取向应表现在：基本医疗以外的服务与资源配置让市场发挥决定性作用，政府的决定性作用将主要发挥在卫计的基本社会公共服务上。这主要是由于深圳流动人口众多，大多数常住居民处于医疗保险的保障水平和个人经济支付能力双重弱势的情况下。为保障所有居民

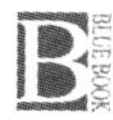

在卫生计生服务上的公平可及，政府应提供高质量、低成本的基本卫生计生服务。

（二）卫生计生公共财政的多元投入机制研究

为彻底解决“看病难、看病贵”的问题，深圳卫生计生领域在“十三五”期间，尤其是在新一轮“医改”中，应着力推进卫生计生公共财政投入方面的改革，主要包括公立医院财政补偿和医疗价格的改革、基层卫生服务机构（如社康中心）的财政补贴、社会资本办医和重大项目推进的财政支持以及育龄妇女生殖健康优质服务等方面的改革。上述几个方面的任务都不同程度地涉及公共财政投入的问题。在加大政府卫生计生财政投入的同时，如何建立起可持续的政府主导的多元投入模式，探索出符合深圳特点且切实可行的卫生计生财政补给机制，不仅是社会各界尤其关心的问题，而且是“十三五”期间卫生计生规划中另一个必须重视的重点专题。

对于卫生计生公共财政的多元投入的研究，主要在于探索在卫生计生领域中建立政府主导的多元卫生投入机制；进一步明确政府、社会与个人的投入责任，确立政府在提供公共卫生和基本医疗服务中的主导地位；建立和完善政府卫生投入机制；按照分级负担的原则，合理划分中央和地方各级政府卫生投入责任；完善政府对公共卫生的投入机制；完善政府对基本医疗保障的投入机制；积极促进非公医疗卫生机构发展，形成投资主体多元化、投资方式多样化的办医体制。核心内容在于三点：其一，增加政府在卫生计生公共基本服务上的投入；其二，强化政府多方筹资的能力；其三，调整政府在卫生计生固有需求上的支出结构，改革对社会投入的补偿办法。

对深圳卫生计生实际工作中迫切需要进行财政改革的具体方面而言，包括以下几点：一是在公立医院方面，以“转变机制、体现公益”为重点，把增加投入和转换机制相结合，在落实国家规定的

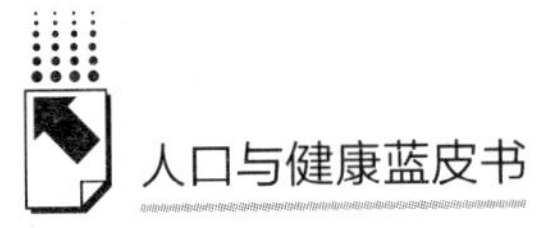

公立医院财政补助项目的同时，采取“以事定费”的形式，不断完善分类管理的财政补助方式，优化对公立医院的补助结构，稳步推进深圳公立医院改革。二是在社康中心方面，进一步加大对社康中心的业务用房、设备配置、人员编制等基础建设的财政保障力度。根据服务能力、辖区人口等情况，核定年度基本医疗服务和公共卫生服务任务；并以任务完成和患者满意情况等综合考核作为政府投入的依据，提高政府投入的效率和效益。三是在社会办医和重大项目方面，积极研究探索政府补助政策和支持方式，鼓励和引导多元财政投入并参与到这两个方面中来，营造更加有利于吸引民间资本和私人资本参与卫生计生领域的政策体系。总之，在坚持公共公益、优化配置、政府主导的基本原则下，完善财政投入的体制机制，鼓励多元投入。依据调研结论，科学界定政府和市场在卫生计生方面的投入分配，坚持政府在提供公共卫生和基本医疗服务中的主导地位，兼顾供需双方；发挥市场机制，鼓励社会参与发展卫生计生事业。

（三）医疗改革面临的主要问题与发展路径选择研究

深圳卫生计生事业的各项改革虽然整体进展顺利，已经取得了明显的进展，但是也暴露出诸多深层次的问题，所面临的医疗资源配置不均衡、医疗保障低与医疗花费高、社康中心发展困难等瓶颈性的问题没有得到完全改善。因此，深圳“十三五”卫生计生规划的重点专题之一，需要首先明确的是医疗改革所面临的主要问题；在此基础上，找出影响当前医疗改革有效推进的各种原因；最后对发展路径进行探究与选择，其中既包括对总体路径设计的反思与规划，也需要对具体问题和分项领域的操作政策进行完善和调整。

首先在明确主要问题方面，目前深圳医疗改革面临的突出矛盾

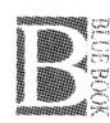

表现在以下几点。一是在卫生资源配置上，不仅总量严重不足①，远低于北京、上海和广州等同类型大城市；而且分布极不均衡，三甲医院主要集中在市中心区，原特区外每千人口床位数、医生数仅为原特区内的一半。除了城市内部的卫生资源结构不合理，由于基层卫生服务机构的服务能力和医疗技术水平没有得到显著提升，所以大量生活和工作在原特区外的户籍人口和流动人口纷纷涌向原特区内的大医院，加剧了区域间的医疗资源紧张状况。二是在医疗费用的问题上，虽然深圳市政府对卫生投入②的绝对值与相对值始终较快增长，但是由于深圳多数流动人口缺乏基本医疗保障，他们在医疗费用上的医保承担比例较低，个人花费较高③，医疗费用持续上涨的趋势没有得到有效的遏制。三是在基层卫生服务机构（社康中心）的发展上，深圳市社康中心业务用房近七成为租赁，用房不稳定、租金高、房屋构造不适合，严重影响了全市基层卫生服务的可持续发展；设备配置水平还较低，亟待改善；医务人员学历职称等技术水平远低于三甲医院，在编比例也仅为四成，与深圳社康中心人力资源配置标准相比尚有一定的差距。这就造成了很大部分病人对基层卫生服务机构不信任，或者到社康中心就诊只为拿药。

其次在发展路径选择方面，由于造成深圳医疗卫生体制改革问题的原因是多方面的，既有深圳城市发展的历史遗留因素，也有早期“医改”方案的设计因素，还有具体实施过程中的执行因素，更有各方利益群体的影响因素，因此，深圳“十三五”卫生计生

① 在医疗机构和人员总量上：2013 年，深圳全市共有医院 117 家，三甲医院 8 家，床位数 2.9 万张，在岗卫生工作人员 8.2 万人；在各级医院完成业务上，2013 全年完成门诊治疗 7393 万人次，住院治疗 97.9 万人次。

② 在卫生投入上，2013 全年深圳市卫生事业费投入 57.8 亿元，比 2012 年增长 31.8%。

③ 在医疗费用上，2013 年门诊每人次均医药费 170.12 元，其中药费 64.82 元；住院病人人均医药费 7745.37 元，较 2012 年增长 11.0%。

领域在深入推进医疗体制改革的规划上，亟须做好如下的工作：一是要重视顶层设计，强化宏观指导；二是要对深入“医改”的各领域具体任务予以全面深入的探讨。由于当前深圳“医改”所面临的诸多问题并不是单一范畴的技术性问题，而是跨领域的综合配套难题，需要在“十三五”的改革方案中强调顶层设计，特别是需要对重点问题的改革目标进行清晰描述与整体设计。在具体领域的新一轮深化“医改”方面，深圳在“管办分开”①、“政事分开”② 和“医药分开”③ 等方面的改革步伐走在全国前列。在此基础上，探索“十三五”期间深圳医疗改革如何继续向纵深发展，强化如加快公立医院改革、健全分级诊疗体系、加强全科医生培养、推进医师多点执业、完善公共卫生计生服务等方面的改革措施，仍是关系到深圳“医改”成败的关键所在。

（四）区域卫生资源的合理布局分布研究

深圳整体医疗服务供需不平衡，大型医疗服务机构资源仍属稀缺，加上基层卫生服务机构发展困难等现实问题，当地市民看病难、就医难问题并没有得到有效解决。因此，深圳“十三五”卫生计生规划的重点专题之一就是要合理布局市内卫生资源，通过对卫生资源的规划布局及整合利用，在大力扩充卫生资源的同时，实施多种方案来合理利用及带动现有的卫生资源，充分发挥基层卫生

---

① 2013 年 5 月，深圳市公立医院管理中心正式运作，并成立了深圳市公立医院管理理事会，标志着“管办分开”的改革启动，以此区分了公立医院管理中心与卫生行政部门的事权关系。

② 深圳对公立医院运行多项“政事分开”的机制改革，如“以事定费”的财政补偿和医疗价格改革，以及涉及编制和工资福利的改革；并对公立医院建立了分级决策机制、自主经营管理机制，以及多元监督监管机制等法人治理机构。

③ 根据《深圳市公立医院医药分开改革实施方案》，2012 年 7 月起，深圳取消公立医院和政府管办的社康中心所有药品的加成收费，成为全国第一个彻底破除“以药补医”制度弊端的大城市。

资源的作用。

实地调研显示，由于历史上特区内外实行二元管理体制，特区外具有远离城市中心区的区位劣势，其城市化进程比特区内推迟了整整十年等因素的制约，深圳市内卫生资源呈现出较为严重的布局错误、供需不平衡的问题。原特区外卫生事业的发展仍滞后于经济和其他社会事业的发展，卫生资源配置水平远低于原特区内各区，公共卫生服务供需矛盾突出，在卫生资源总量、卫生资源结构布局、优质卫生资源配置、现有医疗基础设施设备、从业医疗技术人员总数和整体素质等方面与原特区内差距巨大。

以原特区外的宝安区为例，在卫生资源的布局上，宝安区人口多、地域大、资源少、结构不合理、分布不均衡的问题非常突出。一是专科医院少。目前，宝安区的小学生和婴幼儿人口众多，却还没有一所儿童专科医院，其他专科医院也少，供需缺口很大。而原特区内的罗湖、福田等区，既有市、区两级大型综合性医院，又有肿瘤医院、心血管医院、儿童医院、眼科医院等多家专科医院，较好地满足了区域内不同患者的需求。二是资源布局不均衡。无论是辖区面积还是人口数量，宝安区都比罗湖、福田、南山三区总和还要多许多，但卫生资源与上述任一区相比都处在明显劣势。三是高水平大型医院少，优质卫生资源匮乏。就全市的情况来看，大中型综合医院和高水平的专科医院主要集中在原特区内各区。如在罗湖区，有深圳市历史最久、医疗水平最高的大型综合医院（深圳市人民医院），还有肿瘤医院、孙逸仙心血管医院等多家高水平专科医院。福田区更是大型高水平医院布局最密集、医疗卫生服务最完善的区域，不仅有北大深圳医院、市第二人民医院、市中医院等多家三级甲等大型综合医院，还有市妇幼保健院、市儿童医院、市眼科医院等大型专科医院。此外，在卫生基础设施方面，宝安区明显落后，如公立医院诊疗量剧增，但医院面积狭小；社康中心业务用房严重不足；重大卫生项目进展缓慢等。这些历史欠账都亟待解决。

总结而言，深圳市卫生资源供给呈现倒三角结构，以福田、罗湖区资源集中程度最高；而医疗需求呈现正三角结构，以宝安、龙岗等区对卫生资源的需求最为迫切。“十三五”期间，深圳市医疗卫生服务政策的制定应遵循“就近就医”的原则，参照人群就医需求的地区分布特征，均衡布局卫生资源，调整未来卫生资源的配置方向，提高卫生资源和服务的可及性。对宝安区等原特区外的区域，应以特区一体化为标准，制定原特区外各区的卫生资源增量布局规划，着力提升卫生资源总量；以人人享有基本医疗卫生服务为目标，大力提升原特区外的卫生资源人均水平，推进基本公共卫生服务的均等化。在具体做法上，首先要大力提升原特区外医院的档次和水平，加大软硬件的建设与改造。其次在“十三五”规划中，可以将卫生资源布局的重点放在宝安中心区、龙华新城、航空新城、滨海新城、松岗片区等新城市的中心区域。最后按照未来人口发展、产业布局、城市规划组团等实际，争取一定比例的大中型卫生项目，落户在原特区外，平衡优质卫生资源的配置效应。

（五）卫生计生领域的绩效评估研究

绩效评估作为政府行政与公共管理的重要内容，承载着监督政府责任、评价政府行为的重要作用。卫生计生领域内的绩效评估是通过多种方式对卫生计生事业、卫生计生机构和卫生计生人员进行科学合理的分析、比较和测量。由于有关卫生计生领域绩效评估的理论和实践还处于初级阶段，在不同程度上还存在一些突出问题，因此，在深圳“十三五”卫生计生规划中，应对此充分重视，将之作为重点专题开展前期研究，选择适合深圳特点的卫生计生评估技术和方法，不断创新新形势下卫生计生领域绩效评估的模式。

从评估对象来看，对卫生计生领域的绩效评估可以分为三个方面：一是对区域内卫生计生事业的发展和结果进行评估；二是对区域内卫生计生机构的任务质量进行评估；三是对卫生计生工作人员的行为和能力进行评估。目前，深圳卫生计生领域的绩效评估工作实际中，对这三个方面都形成了较为规范化的评估体制。第一方面事业绩效评估主要是通过对深圳市及其各区的每一个政府五年规划进行评估。如《深圳市卫生人口计生委关于深圳市卫生和人口计划生育事业发展“十二五”规划中期自评报告》，依据定性和定量相结合、监测和预测相结合、规划评估和推进实施相结合、全面评估和重点评估相结合、自我评估和第三方评估相结合等多种评估方法，对《“十二五”规划》的主要指标、主要任务和重点项目进行了较为系统的评价。第二方面机构绩效评估主要是深圳市卫人委对公立医院实施了相应的绩效考核。除了常规的诊疗量、接诊人数等考核指标以外，深圳市尝试多种绩效改革，包括由深圳市公立医院管理中心对公立医院实施规范化的合同管理与考核，在不干预公立医院运营事务的原则下，与公立医院就工作目标、绩效指标、服务标准等签订综合目标管理责任书并进行考核。第三方面人员绩效评估主要是各区卫生和计划生育局对辖区内的医院领导班子（如院长）和工作人员进行年度绩效考核。当前，深圳市试行对医院院长的年度绩效考核，运用多项客观量化的指标对院长建立以管理业绩为核心的考核评价体系和奖惩办法；对公立医院的医务工作人员也试行人事编制和工资福利的改革，建立以岗位责任、绩效考核为核心的新型分配制度。

当前，深圳卫生计生领域的绩效改革已经进行了较为全面的综合改革，但仍存在一些问题需要在“十三五”期间予以完善和调整。现存问题主要表现在：一方面，在卫生计生事业的绩效考核上，主要是从卫生计生领域内部的各项指标和任务方面进行评估，但是从深圳经济领域和社会领域等全面深化改革的进程来看，深圳各行政区仍存在着经济发展的竞赛，卫生计生支出严重不足。这种重经济、轻社会的理念长期以来造成深圳卫生计生服务的供给严重不足，滞后于经济增长和社会需求。另一方面，有关卫生计生机构和人员的综合绩效考核评估制度主要是从卫生计生领域内部考核，并始终沿袭过去的“重结果、轻过程”的方式，忽视了各区居民对卫生计生机构和人员的满意评价，对区域内市民的卫生计生服务需求也缺乏关注。因此，深圳“十三五”卫生计生规划应当更为注重科学设计考核方式与指标。在对卫生计生事业的绩效考核上，应将履行卫生计生职能职责与解决卫生计生突出问题作为两个基本考核依据；在对卫生计生机构和人员的考核上，应以衡量机构长远目标实现程度为主，并以稳定性考核指标兼顾动态性考核指标对人员进行发展性的考核评估。

（六）卫生计生专项的社会力量研究

目前，社会力量进入医疗健康领域的阻碍正逐渐被打破。十八届三中全会的《中共中央关于全面深化改革若干重大问题的决定》将鼓励社会办医放到十分重要的位置，社会资金可直接投向资源稀缺及满足多元需求的服务领域，多种形式可参与公立医院改制重组。同时，探索允许医师多点执业，允许民办医疗机构纳入医保定点范围。而此前国务院发布的《关于促进健康服务业发展的若干意见》（国发〔2013〕40 号）对社会办医的支持力度也是空前的。这些积极的信号都激发了社会力量进入民营医院投资领域的高度兴趣。深圳作为全国改革的前沿阵地，在社会办医和多点执业等形式进入卫生计生领域的过程中，有哪些先进经验可以借鉴，以及还有哪些深层阻力有待拆除？这些问题是“十三五”卫生计生规划和

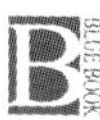

设置卫生计生机构规划必须关注的重点问题。

深圳社会资本办医起步较早，并且发展迅速，目前在全面深化“医改”进程中已经开始探索社会资本办医的有效模式。2013年，深圳全市社会资本办的医疗机构已经超过2000家，其床位数和门诊量分别达到全市总量的25%左右，处于全国领先水平。近年来，深圳明确提出社会资本办医的发展目标，并出台了一系列鼓励社会力量办医的相关政策，主要包括以下几个方面：一是拓宽社会力量办医的发展空间，限制公立医疗机构的发展规模和扩张趋势。如“十二五”期间规划的三级医院，鼓励优先由社会资本举办。二是引导社会力量办医的发展方向，打破非公立医疗机构主要停留在低端水平的现状。例如，指导社会力量发展特色专科医院、特需医疗机构，以及培育深圳远东妇儿科医院和中山泌尿外科医院等上规模、上档次的民营医院创建三级甲等医院。三是完善社会力量办医的政策扶持。实地调研得知，深圳市卫生部门正积极制定《关于鼓励社会资本举办华为片区综合医院等三级医院的若干规定》和《关于进一步推动社会资本办医的实施意见》等相关政策，为社会力量办医提供土地、产业、财政、人才、设备、税收等多方面的优待政策。

从整体上看，深圳参与到医疗健康领域中的社会力量仍较为薄弱，远远未能形成与公立医院良性竞争和优势互补的发展局面。究其原因，一方面卫生服务机构属于资本投入高、知识密集型、回报周期长、风险系数大的行业，社会力量进入卫生行业本身会存在诸多的顾虑；另一方面，即使政府出台多项鼓励和扶持的政策措施，在政策设计和执行的层面上仍有许多不合理的政策障碍。切实促进社会力量办医首先要回答的问题，便是政策障碍到底在哪里。从调研情况来看，主要政策瓶颈存在于三个层面上。第一，人力资源的管理配套机制建设滞后。各类卫生计生专业技术人才的身份是公立医院的“单位人”，而不是冲破传统人事管理制度的“社会人”。虽然深圳尝试开展医师多点执业，但是目前未产生较为明显的成效。第二，投融资机制不畅。深圳地处改革前沿，具有鼓励境外资本办医的优势。然而，外资在投资卫生机构时，受额度设置、融资渠道，以及非营利机构所有权等种种限制，发展得并不顺利。第三，政策衔接与政策执行的问题。比如，社会力量在举办卫生机构时，申请审批、人员配备、技术准入等方面的政策依据和标准含糊，甚至一些政策相互矛盾，影响政策的实际操作。此外，私立与公立医疗机构的待遇难以同等化。针对上述若干影响深圳社会力量办医的因素，必须依靠政府发挥决定作用，积极作为、规划引导。社会力量在卫生领域是否能够得以良好发展，不仅取决于卫生部门的努力，还涉及发改、财政、土地等多部门的沟通协调。只有形成政策合力，以实质性的全面政策共同扶持，才能极大促进社会办医的大发展。

（七）卫生计生的人才队伍保障机制研究

卫生计生领域的深入发展必须依靠人才队伍的建设，为市民健康提供人才和智力保障。目前，深圳卫生计生人才队伍的保障不力已成为影响卫生计生事业长期可持续发展的主要制约因素之一。主要表现在以下三个方面：第一，医生工作负荷重且待遇低。2012年，深圳医生每日平均门诊量为17.52人次（同期北京为9.00人次、上海10.32人次），是全国医生日均负荷的2.5倍；在儿科和妇产科等科室中，这种超负荷工作的情况更为严重。同时，医生的平均工资却低于同级别的副省级城市。第二，医疗水平较弱，医学科研滞后。由于深圳市较为年轻，且缺少高等医学院校和科研所，其整体医疗技术逊色于北京、上海、广州等城市，中青年医疗人才也后备乏力。第三，卫生计生人才的引进和培养缺乏政策扶持。因此，在“十三五”期间，如何改善公共卫生和医疗服务人才短缺的局面、优化配置卫生人才结构、建立卫生计生人才发展的工作机制、打造一支技术精湛且服务优质的卫生计生人才队伍，成为卫生计生规划中值得探究的另一非常重要的专题内容之一。

针对上述三个方面的卫生计生人才“短板”问题，深圳已经尝试多种方案加强卫生计生人才队伍建设。一是针对缺乏医学高等院校和研究所的问题，尝试与中山医科大学、南方医科大学和中国医学科学院等单位合作，争取在深圳市内的三甲医院中承担医学的重点学科和重点实验室等建设项目①。此外，还积极鼓励对医学学科团队的培养和学科带头人的引进。二是针对卫生计生人才培养难题，尝试建立全科医师和住院医师的规范化培训制度，完善相关的培训计划和具体项目②。三是针对基层医疗水平较弱的情况，制定医院专家到社康中心定期坐诊和指导业务的制度。

在“十三五”期间深圳卫生计生人才队伍建设上，还应进一步拓宽思路，制定人才引进和培养政策，具体包括安排卫生计生人才队伍建设专项经费、创新人事管理体制机制、深入推进人才培养和储备的相关工程，从奖励、住房、配偶就业和子女入学等方面全方位加大对高端人才的引进优惠力度，以及尝试建立多种方式的引智方案与合作项目；积极探索深圳卫生计生人才队伍建设的新体制、新机制和新方法，缓解人才短缺的矛盾，提升卫生计生人才队伍素质和医疗技术，采取系列行之有效的政策措施，切实加强深圳卫生计生人才队伍建设。

---

① 在科学研究上，2013 年深圳卫计系统获国家科技重大专项子课题 7 项、国家“973”计划课题 2 项、国家自然科学基金项目 37 项、省自然科学基金项目 18 项、省卫生厅科研项目 28 项、省人口计生委项目 19 项。

② 在人才培训上，2013 年深圳共进行全科医学师资培训 812 人，全科岗位培训社区护士 230 人，其他卫生技术人员 103 人。

（八）新形势下医患关系的制度保障研究

总体来看，深圳医患关系是良好的。从每千人口拥有量来看，以2013年末深圳市常住人口1062.9万人计，全市每千人口执业（助理）医生2.4人、护士2.6人。也就是说，在深圳，两个半的医生和护士维护着千人的健康。医护工作者的辛勤工作和无私奉献是值得肯定与赞扬的。然而，通过实地调研情况可得知，在深圳卫生计生事业中，医患关系紧张的局面也是客观存在的。它直接影响到深圳卫生计生体制改革的深入进行，也是“十三五”期间亟待解决的重要问题。

新形势下，医患关系的冲突与纠纷本质上是非常复杂的问题。医学救治的病发或死亡属性、医疗卫生保障体系的不完善，以及医生患者双方情绪的不稳定和对矛盾的处理方式等多方面的因素，都是造成医患问题的主要原因。构建和谐医患关系的第一步，就是要理性分析影响医患关系的主要原因。从调研结果来看，目前深圳出现医患问题主要有以下三个方面的原因。第一，患者对医学救助的认知期望过高，医生与患者的沟通不畅。由于生命活动的复杂性和医学技术的局限性，医疗并不能治愈所有的疾病，患者或家属过高的期待往往会导致心理失衡。第二，医疗卫生保障体系不健全。虽然深圳致力于全民基本医疗保障，也取得了显著的成就，但是市民看病贵、因病致贫的情况仍有存在。特别是当患者没有得到有效治疗或出现死亡时，其家属往往对医生产生强烈的对抗情绪。第三，医疗纠纷处理机制不完善。医疗活动本身是存在一定概率的意外或错误的风险活动。由于缺乏有效的风险化解机制，患者解决医疗纠纷的主要方式是与医院和医务人员进行直接冲突。在深化卫生计生体制改革的进程中，深圳要解决医患问题，应当着力从制度保障入手，多管齐下，有效防范。一方面加强对广大市民的健康教育和常

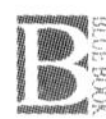

见疾病常识教育，帮助群众建立正确的就医观。另一方面更为重要的是，以体制改革作为治本之策，完善多层次的医疗保障体系，强化公立医院的公共服务，减轻患者经济压力。

国家卫计委等五部委出台的《关于加强医疗责任保险工作的意见》要求到2015年底，全国三级公立医院参保率达到100%，二级公立医院达到90%以上。但实地调研发现，深圳医疗机构责任险早在1999年开始探索，但目前对这种“强制性”医责险的推行却相当缓慢。因此短期来看，“十三五”期间，对深圳来说，建立和谐医患关系、规范医疗行业从业人员的职业道德固然重要，但要从根本上解决问题，必须有针对性地制定相关保障措施，使之作为制度规程固定下来，让医生安心诊治、患者放心看病，即使产生医疗事故和纠纷，也有相应调解机制让双方平心静气地解决问题。深圳“十三五”卫生计生规划需要在平衡医疗资源、完善第三方调解机制，以及推广医疗责任保险制度这几个方面重点开展，并大胆尝试探索医疗赔偿保险制度和赔偿基金制度，多渠道分散医生执业风险。

（九）卫计服务的基层整合前景研究

卫生和计生两个部门具有不同政府职能，看似各具分工、职责分散，但是在面向人的生命全周期的健康公共服务中，两者共同应对人口健康这一最为重要的民生问题。2013年发布的《国务院机构改革和职能转变方案》在国家层面将这两个机构职责进行了整合。深圳作为国家改革前沿阵地，早在2009年已启动大部制改革，将原市卫生局与人口和计划生育局合并为深圳市卫生和人口计划生育委员会。目前，深圳卫生和计生两个体系的整合在区级层面取得了较大的进展。“十三五”期间，深圳将面临的一个主要难题在于基层卫计服务的整合，即怎样实现基层卫生和计生在战略规划、人

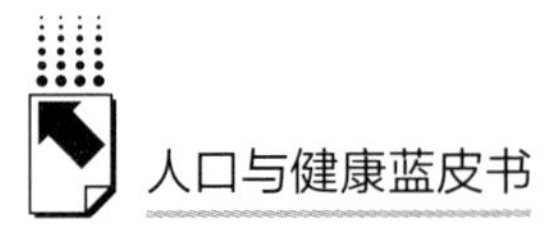

员行政、资源统筹上形成合力，即如何在社区层面，强化基层卫计一体化服务职能，整合社区卫生资源技术优势与计生资源行政优势。从调研经验来看，基层的卫计改革必须坚持回归公益，以职能合并，建立群众需求的服务型卫计部门，以健康管理、常见病和多发病诊疗、计划生育服务等公共卫生服务作为基层卫计部门的功能定位和服务模式。

在此指导方针下，如何在卫计改革中克服行政壁垒、职能分散、资源有限等客观难题，实现基层卫计“整合顺、职能强、服务好”的宏观目标，将成为“十三五”卫生计生规划前期研究的重要专题之一。从调研情况来分析，深圳卫计服务的基层整合主要是针对机构、人员和业务三个方面着手，将社康中心、街道计生服务站和社区生育文化中心的用房、人员和项目进行统一安排和使用，实现基本医疗、公共卫生和计划生育三大块服务打包，具体将计生负责的查环、查孕、查病“三查”服务与公共卫生服务打包，将放环、取环、人流、引产“四术”业务与基本医疗服务打包，共同向市民提供。根据实地调研，我们总结出深圳基层卫计整合目前存在三种主要方式。第一种是计生融入卫生。这种方式一般可以包并整合计生服务项目，具有较强的现实操作性，当计生查出病来可以及时跟进医疗服务，较受市民欢迎，可以作为深圳基层整合的推广模式。但需要注意计生人员在卫生职能上的胜任问题，以及编制和待遇上的处理问题。第二种是将卫生并入计生。在一些街道计生机构发展良好，具备综合开展卫生计生服务的用房、设备等各种条件时，在配备相应的卫生技术人员的情况下，可以让其承担社区内卫生服务职责，满足市民需求。这种模式的问题在于基本医疗和公共卫生涉及的服务内容较多且复杂，如何将卫生服务力量有效匹配。第三种是以政府购买服务的方式，将卫计服务托付给社会力量。这种模式适用于社区缺乏发育良好的社康中心或街道计生机构，政府将辖区内市民卫计服务的需求委托给具有资质的民营社康中心或其他社会机构，形成“政府付费、社会承接、群众受益”的共赢模式。这种模式可以在新兴区域开展试点，但需要注重对社会力量的市场机构资质实力、服务标准进行严格监督和管理。

总之，“十三五”期间深圳卫计服务基层整合的改革，必须因地制宜探索适宜模式，在强调政事分开的前提下，一定不能忽略政府对卫计公共服务所应承担的责任与监管的作用。

（十）卫生计生公共服务均等化研究

深圳是流动人口占比“畸高”的特大城市，人群年龄结构、疾病谱特征和流动人口流动特征使得其卫生计生服务供给一直勉力为之。与此同时，全国范围内卫生计生系统提出的卫计公共服务均等化、分享社会经济发展成果的指导思想，给深圳卫生计生公共服务提出了更高的目标。这就要求在“十三五”卫生计生规划中，仍应开展卫计领域公共服务均等化的专题研究，提高基本卫生计生公共服务均等化水平，创新公共卫生服务组织管理，完善公共卫生服务保障机制，促进基本公共卫生服务均等化。

当前，深圳卫生计生公共服务均等化建设发展势头良好。第一，在公共服务的机构建设方面，深圳依托社康中心[①]和社区生育文化中心共同建构基层公共服务网络平台，发挥基本医疗、疾病预防、基础保健、康复治疗、健康教育和计划生育“六位一体”的服务功能，为全市居民提供综合性的卫生计生公共服务。第二，在公共服务的项目推进方面，深圳全面完成国家要求的 4 个重大卫生计生公共服务项目，以及 10 个大类和 41 个分项的基本卫生计生公

① 经过 18 年的发展，到 2013 年，深圳共有社康中心 612 家，提供卫生计生公共服务 1483.8 万人次，较 2012 年增长 19.6%。

共服务，并针对流动人口职业病多发的现实情况，积极开展重点行业和部分职业的危害专项治理，推广基本职业卫生公共服务和心理健康管理。第三，在公共服务的市民健康指标方面，基本达到国内前列的水平。在疾病控制情况上，2013 年深圳全市没有发生重大传染病疫情，甲乙类传染病发病率为 349.9/10 万。在妇幼保健情况上，2013 年深圳孕产妇死亡率为 5.88/10 万，婴儿死亡率为 2.53‰。据《深圳特区报》[①] 的第三方调查，2013 年深圳市民对深圳卫生计生公共服务的总体满意度达到 82%。

一方面，深圳卫生计生公共服务已取得显著成就，但另一方面由于深圳特殊的区域位置、产业结构和人口特征，传染病、职业病防控形势一直比较严峻，居民慢非疾病负担重，公共场所监管和打击非法行医难度大，“十三五”期间卫生计生公共服务均等化水平仍需要进一步提升。具体可以在以下几个方面重点开展工作。一是完善体系建设，推进新区的专业性卫计服务机构，并推动中医治未病服务。二是提高服务投入。尝试以项目定费制度，争取逐步实现户籍人口与非户籍人口同等享受所有公共服务项目。三是进行重大疾病防控。针对疫情传染病，做好监测和干预措施，并推行市民健康生活行动，探索重大慢性病防治模式。四是强化妇幼卫生。落实《深圳妇幼发展规划（2011～2020）》，深入开展优生惠民的妇幼健康保健。

（十一）公共卫生的健康理念研究

公共卫生事业的发展有赖于全民健康意识的增强和健康理念的培育。目前的健康误区主要表现在：一是重治疗轻预防；二是忽视

---

① 报道内容详见：2013 年 12 月 25 日《深圳特区报》专题栏目——《深圳：公共服务服务惠及全市居民》。

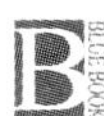

健康投资；三是将健康责任托付给医生或药品、保健品，忽视健康的生活方式和行为。“十三五”期间，需要重视全民健康教育，引导民众走出健康误区，提高公共卫生服务水平。

当前，深圳在居民健康教育和健康促进上已经广泛开展相关工作，市民的健康素养得到明显提高。一方面，深圳市区通过电视、广播、报纸、网站等公共媒体，以及车站和长廊等公共场所搭建起全方位的健康传播平台。另一方面，在人群聚集的学校、企业和社区创建健康信息宣传环境，如在学校进行青少年营养、视力和牙齿等保健课堂，在企业进行“农民工健康促进性”的宣传，在社区进行慢性病预防和健康生活的示范。

“十三五”期间深圳卫生计生规制中应将公共卫生的健康理念与健康促进工作作为长期的基础性工程和重要的民生行动进一步推进和落实，逐步摸索出具有深圳特点、符合深圳实际的健康促进和疾病预防等工作方法。具体可以从以下几个方面将健康行动日臻完善。一是关注市民需求，在项目设计和实施上必须针对辖区居民的实际情况。二是挖掘辖区内的自身资源和优势，创造条件与其他辖区进行资源共享和流通。三是开展居民健康自我管理小组，倡导市民自我学习和交流。四是将健康理念的促进工作纳入基本公共卫生服务中，注重健康管理活动的持久性发展。五是定期组织专业人士将先进的健康理念和科研成果向市民宣传，并转化为具体的健康促进行动。

（十二）卫生计生的发展目标研究

2015 年，深圳“十二五”卫生计生事业发展规划就要到期。在这段时间内，深圳各项卫生计生工作取得重大进展。在当前时间过半的情况下，深圳卫生计生事业发展“十二五”规划计划实施的人口健康与人口控制（9 项）、资源配置（9 项）和业务工作（13 项）这三大类共 27 项主要指标，预计 19 项指标可以力争完成，9 项指标建议调整。如前所述，总体上来讲，深圳执行“十二五”规划的主要工作目标任务完成情况较好，并且多项业务工作成绩斐然，市民健康水平进一步提高。到 2013 年 6 月“十二五”中期评估时，深圳居民平均期望寿命提高到 79.4 岁，孕产妇死亡率下降到 8.7/10 万，婴儿死亡率下降到 2.7‰，5 岁以下儿童死亡率下降到 3.3‰，主要健康指标总体位居全国主要城市前列。

在 2016～2020 年的“十三五”期间，卫计事业在深圳的国民经济和社会发展中具有更为关键的作用，面临着重要的发展战略机遇，广大市民对卫计服务也提出了更高的要求。在“十三五”卫计规划的具体目标设定上，应瞄准全国率先和中等发达国家水平，以体现深圳在全国先行先试先探索的示范作用。因此，在编制“十三五”卫计事业发展目标指标时，一方面要准确把握全面建成小康社会的总体要求，科学准确地设定规划指标，确保指标可实现；另一方面要强化全面深化改革创新的主体意识，注重规划指标的长远性与发展性。实际上，从深圳“十二五”卫计规划的指标实现情况来看，就存在这样两个方面的相应问题。一是重点指标设计缺乏前瞻性，提前一两年就可以完成或接近完成任务。比如居民平均期望寿命在 2012 年底已经 100% 完成目标；每千人口床位数、医生数，基层卫生机构诊疗量占比这三个指标到 2013 年 6 月已经分别完成目标任务的 78.5%、86.9% 和 95.9%。二是某些指标对深圳实际发展的估计具有偏差，设定指标任务不可能完成。比如由于 2012 年起人口出生统计口径由现居住地改为户籍地，流动人口政策生育率、户籍人口政策生育率、户籍人口出生率、户籍人口自然增长率等受统计口径影响较大的指标难以完成。另外，孕产妇死亡率、婴儿死亡率和 5 岁以下儿童死亡率等妇幼卫生指标虽然逐年下降，但降低到一定水平后往往趋于稳定。因此在设定下一个五年规划指标时，只要略低于前五年均值的基线就可以认定为完成任务指标。

此外，在制定“十三五”卫计发展目标上，一方面需要重视量化评估的定量统计指标的科学规划，另一方面更需要找准影响卫生计生事业深化改革和可持续发展的重大问题，在规划制定中以解决这些发展中存在的不足为主，强调对优化医疗卫生资源配置、加大公立医院改革、促进卫计基本服务均等化等主要任务和重点工作的前期规划和指导实施。

五　总结与讨论

当前，中国进行新一轮改革的形势如火如荼。党的十八大确定了全面建成小康社会和全面深化改革的新目标，十八届三中全会公布了《决定》。这些来自中央的顶层设计，对包括卫生计生领域在内的新时期改革开放和现代化建设做出了重大战略部署。深圳作为全国改革开放的试验田和排头兵，在全面改革的道路上，必须责无旁贷地继续担负先行先试、引路领航的历史使命。作为民生大计重中之重的卫生计生领域，其改革要求势必更高，改革速度势必更快，改革方面势必更全。然而，深圳卫生计生事业的改革已经进入攻坚期和深水区，正面临一系列新情况、新问题、新矛盾，比如公共财政投入的进一步加大、基层卫计机构合并、社康中心的进一步发展、社会办医的尝试推进等方面的改革涉及重大利益调整，遭遇的改革阻力较大，需要凝聚改革共识的难度增大，这对“全面”且“深化”的改革提出了严峻的挑战和考验。在如此机遇和挑战交织的复杂局势面前，深圳卫计事业将如何突围破局，创新有益的探索经验，将是深圳“十三五”卫生计生事业发展的关键所在，同时也事关未来全市卫生计生事业发展的全局。

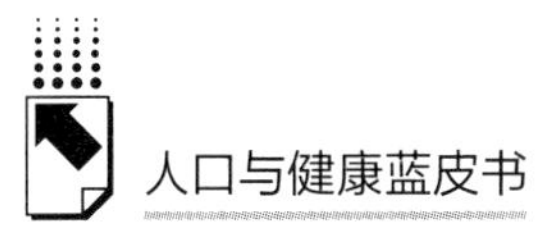

（一）重点领域的全面深化改革是“十三五”迎难攻坚的关键

“十三五”时期，深圳卫生计生事业任务艰巨、责任重大，机遇难得、挑战重重。如何把握机遇、应对挑战将是深圳未来卫生和计生事业发展的关键，即顺应内外部的新环境进行新一轮的改革攻坚。在新的历史起点上，深圳卫生计生事业必须以改革创新统领全局，牢牢把握深圳城市发展的定位和深化“医改”的要求，以重点领域和关键环节为导向，有甄选、有目标地推进改革任务；在突出问题和需求上下功夫，统筹把控医疗保障、医疗服务、公共卫生、药品供应、监管体制、计生服务拓展等卫生计生事业发展难点。

依据《国家中长期科学和技术发展规划纲要（2006～2020年）》中，对“重点领域”的界定和划分，针对长期制约深圳卫生计生事业发展、限制市民卫计服务需求得以满足的关键环节，我们初步梳理出“十三五”时期深圳卫生计生规划的十二个重点专题，以便深圳卫计工作在新一轮改革攻坚中明晰重点领域和掌握决策依据。前文从“为深圳市民提供优质便捷卫计服务，提高全人口健康水平”的总体目标入手，提出的“卫生资源的合理布局、卫生专项的社会力量、卫计改革服务均等化”等六个方面的“十三五”主要改革任务，“体制职能的定位转变、改革财政的多元投入、卫计领域的绩效评估”等六个方面的中长期主要改革任务，共十二个方面的重点领域较为全面地展现了深圳卫生计生事业发展的形势和重要改革任务。从“十三五”时期卫生计生规划的重点专题上论述全面与深化改革，具有非比寻常的必要性和重要性。这些重点专题的研究主要从以下三个方面展现了深圳卫计事业改革率先与勇敢的作为：一是符合国家宏观施政战略，突出深圳自身发展特点；

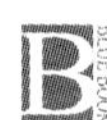

二是有利于创新深圳卫计体制机制，突破卫计发展难题；三是聚焦战略大局和民生需求，打造深圳率先和深圳经营。“全面深化改革”是当前政府施政路线的总方针，也是卫计事业跨越发展的动力源。而重点领域的全面深化改革则是“十三五”迎难攻坚的关键所在。针对重点领域的专题研究，既明确不足，剖析深圳卫生计生事业发展的弊端难题；又对症下药，为全面落实改革任务出谋划策。

（二）关于“十三五”卫生计生规划的展望和保障措施

党的十八大提出了 2020 年“全面建成小康社会”的宏伟目标，要求在“病有所医”上持续取得新进展，实现“人人享有基本医疗卫生服务”。这充分反映出在改革攻坚期全国卫生计生事业发展面临更新、更高要求。“十三五”时期是深圳卫生计生工作进一步全面深化改革的关键阶段，一方面处于有利发展的机遇期，另一方面也到了 2020 年这个考核时间节点。深圳是全国改革开放窗口、试验田、排头兵和示范区，在“十三五”期间加快建设现代化国际化先进城市进程中，卫生计生事业在深圳保障民生、促进经济社会发展等方面的作用越来越重要。随着深圳医疗卫生改革步入深水区，一些深层次的人口与健康问题越来越凸显，编制好“十三五”卫生计生规划，以引领深圳卫生计生事业科学发展具有重要意义。

总结起来，编制深圳“十三五”卫生计生规划的总体要求需要处理好以下几个方面的关系。一是发展与改革的关系。“十三五”时期卫计领域全面深化改革，涉及面更广，调整利益格局更加艰难。在这个五年内按照全国和深圳的卫生计生事业发展的时间表和路线图，必须准确把握卫生计生改革的规律和特点，在抓改革的同时大力发展重点领域，集中思路解决卫生计生事业中“顶层设计与基层探索、解放思想与扎实稳妥、整体推进与重点突破、立足长远与谋划当前”这几个方面的问题，深化改革实现发展。二是政府与市场的关系。深圳“十三五”卫计规划必须遵循的一个重要原则在于坚持政府主导和市场机制相结合，在充分发挥市场力量的同时，满足卫计公益性和群众多层次的基本公共服务需求。尤其在推进社会资本办医等重大项目的过程中，必须高度重视市场在激发社会活力、完善资源配置、增加服务供给、提高服务质量和效率等方面具有极其重要的基础性作用。三是设定目标与完成指标的关系。根据“全面建成小康社会”的目标要求，在卫生计生事业的发展规划上必须科学设定各类目标和指标，一方面要确保主要卫生和计划生育指标达标，另一方面也要注重规划的战略性和前瞻性。全国和深圳的“十二五”卫计规划都不同程度上存在一些指标设定的标准过低，在中期阶段即提前两年就远远超标或接近完成；另一些指标又确定得过高，不可能在五年规划中完成，必须建议调整。因此，在设定规划目标，并以具体量化指标约束发展进程时，必须展现高层制定规划的智慧，也预估基层执行规划的能力。

为了全面部署和推进深圳“十三五”卫生计生事业规划，在保障措施的制定上必须以国情认识为基础，同时深刻分析深圳的特色形势，注意遵循以下几个方面的原则。第一，重视组织领导。卫生计生规划设定的主要目标、指标和重大项目必须纳入深圳国民经济和社会发展的全盘布局中，相关部门必须各司其职，密切配合，共同完成指标落实和重点工作推进的任务。第二，强化体制机制完善。“十三五”时期是深圳大力推进医疗卫生机构综合改革的攻坚阶段，在强调政府对公共卫生计生和基本医疗服务具有主导地位的大方针下，健全政府对卫生计生的财政投入机制，鼓励社会民间资本融入卫计事业。第三，打造良好卫计发展的宏观环境。一方面对卫计系统内部严格规划行政、行医的作风建设，梳理卫计行业良好

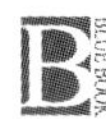

形象；另一方面营造有利于卫计事业发展的经济、社会、法制、舆论等方面的良好氛围，为卫计事业改革奠定坚实基础。第四，注重定期对规划实施情况进行评估。对卫计事业规划中的重点指标和重大项目的执行情况，开展年度、中期和末期的全面评估和监测，从而有利于及时发现问题和适时解决问题。第五，重视科研机构和专家的智囊作用，并加强跨领域和国际化的交流合作。在规划编制和实施过程中，都应当坚持开放民主的原则，依靠卫生计生相关科研人员和专家的作用，汇聚智慧，形成共识。此外，深圳作为中国改革开放前沿地带，毗邻港澳台地区，有条件充分开展深入合作交流，借鉴其他地区在卫生计生事业发展上的积极探索和经验。

“皮书”起源于十七、十八世纪的英国，主要指官方或社会组织正式发表的重要文件或报告，多以“白皮书”命名。在中国，“皮书”这一概念被社会广泛接受，并被成功运作、发展成为一种全新的出版形态，则源于中国社会科学院社会科学文献出版社。

皮书是对中国与世界发展状况和热点问题进行年度监测，以专业的角度、专家的视野和实证研究方法，针对某一领域或区域现状与发展态势展开分析和预测，具备权威性、前沿性、原创性、实证性、时效性等特点的连续性公开出版物，由一系列权威研究报告组成。皮书系列是社会科学文献出版社编辑出版的蓝皮书、绿皮书、黄皮书等的统称。

皮书系列的作者以中国社会科学院、著名高校、地方社会科学院的研究人员为主，多为国内一流研究机构的权威专家学者，他们的看法和观点代表了学界对中国与世界的现实和未来最高水平的解读与分析。

自 20 世纪 90 年代末推出以《经济蓝皮书》为开端的皮书系列以来，社会科学文献出版社至今已累计出版皮书千余部，内容涵盖经济、社会、政法、文化传媒、行业、地方发展、国际形势等领域。皮书系列已成为社会科学文献出版社的著名图书品牌和中国社会科学院的知名学术品牌。

皮书系列在数字出版和国际出版方面成就斐然。皮书数据库被评为“2008~2009 年度数字出版知名品牌”;《经济蓝皮书》《社会蓝皮书》等十几种皮书每年还由国外知名学术出版机构出版英文版、俄文版、韩文版和日文版，面向全球发行。

2011 年，皮书系列正式列入“十二五”国家重点出版规划项目；2012 年，部分重点皮书列入中国社会科学院承担的国家哲学社会科学创新工程项目；2014 年，35 种院外皮书使用“中国社会科学院创新工程学术出版项目”标识。

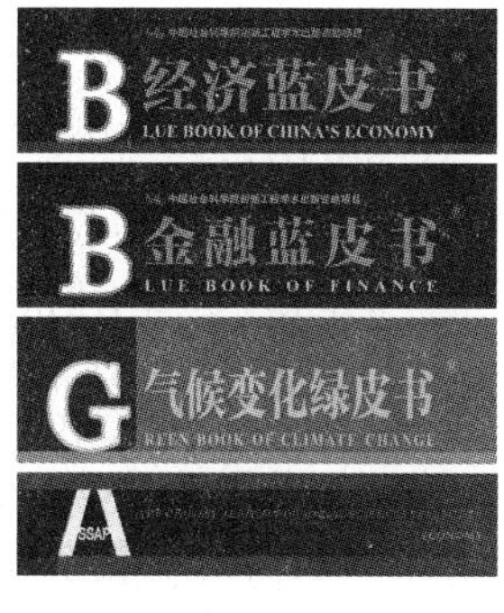

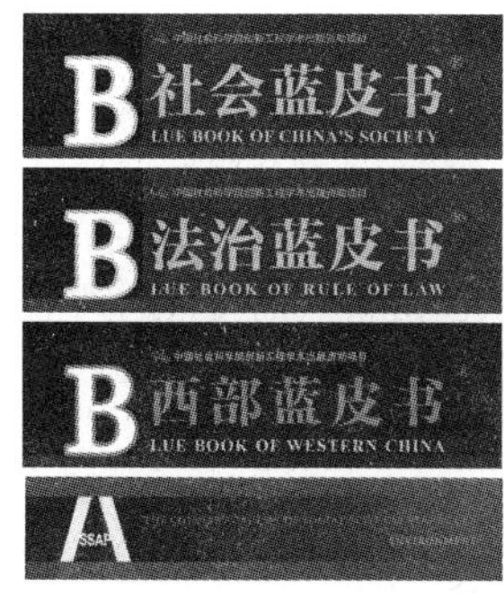

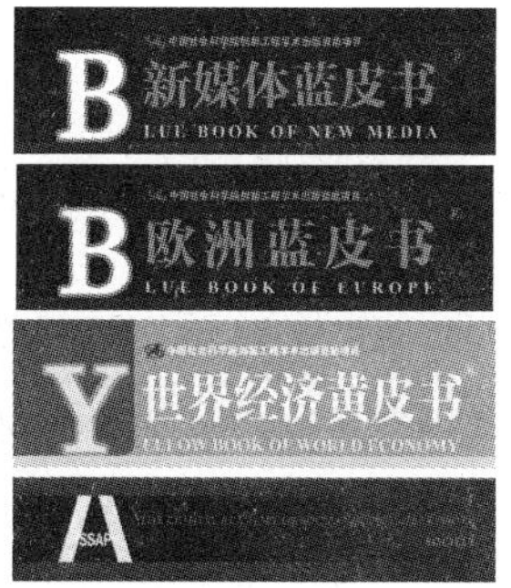

法律声明

社长致辞

我们是图书出版者，更是人文社会科学内容资源供应商；

我们背靠中国社会科学院，面向中国与世界人文社会科学界，坚持为人文社会科学的繁荣与发展服务；

我们精心打造权威信息资源整合平台，坚持为中国经济与社会的繁荣与发展提供决策咨询服务；

我们以读者定位自身，立志让爱书人读到好书，让求知者获得知识；

我们精心编辑、设计每一本好书以形成品牌张力，以优秀的品牌形象服务读者，开拓市场；

我们始终坚持“创社科经典，出传世文献”的经营理念，坚持“权威、前沿、原创”的产品特色；

我们“以人为本”，提倡阳光下创业，员工与企业共享发展之成果；

我们立足于现实，认真对待我们的优势、劣势，我们更着眼于未来，以不断的学习与创新适应不断变化的世界，以不断的努力提升自己的实力；

我们愿与社会各界友好合作，共享人文社会科学发展之成果，共同推动中国学术出版乃至内容产业的繁荣与发展。

社会科学文献出版社社长

中国社会学会秘书长

[signature]

2014 年 1 月

“皮书”起源于十七、十八世纪的英国，主要指官方或社会组织正式发表的重要文件或报告，多以“白皮书”命名。在中国，“皮书”这一概念被社会广泛接受，并被成功运作、发展成为一种全新的出版形态，则源于中国社会科学院社会科学文献出版社。

皮书是对中国与世界发展状况和热点问题进行年度监测，以专家和学术的视角，针对某一领域或区域现状与发展态势展开分析和预测，具备权威性、前沿性、原创性、实证性、时效性等特点的连续性公开出版物，由一系列权威研究报告组成。皮书系列是社会科学文献出版社编辑出版的蓝皮书、绿皮书、黄皮书等的统称。

皮书系列的作者以中国社会科学院、著名高校、地方社会科学院的研究人员为主，多为国内一流研究机构的权威专家学者，他们的看法和观点代表了学界对中国与世界的现实和未来最高水平的解读与分析。

自20世纪90年代末推出以经济蓝皮书为开端的皮书系列以来，至今已出版皮书近1000余部，内容涵盖经济、社会、政法、文化传媒、行业、地方发展、国际形势等领域。皮书系列已成为社会科学文献出版社的著名图书品牌和中国社会科学院的知名学术品牌。

皮书系列在数字出版和国际出版方面成就斐然。皮书数据库被评为“2008~2009年度数字出版知名品牌”；经济蓝皮书、社会蓝皮书等十几种皮书每年还由国外知名学术出版机构出版英文版、俄文版、韩文版和日文版，面向全球发行。

2011年，皮书系列正式列入“十二五”国家重点出版规划项目，一年一度的皮书年会升格由中国社会科学院主办；2012年，部分重点皮书列入中国社会科学院承担的国家哲学社会科学创新工程项目。

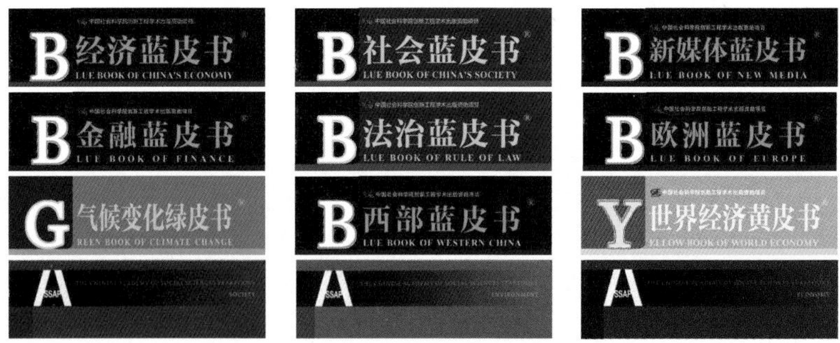

经　济　类

经济类皮书涵盖宏观经济、城市经济、大区域经济，
提供权威、前沿的分析与预测

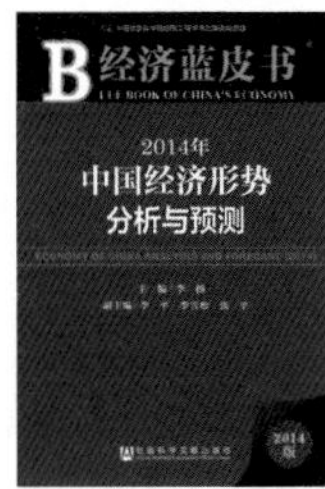

经济蓝皮书

2014 年中国经济形势分析与预测

李　扬 / 主编　　2013 年 12 月出版　　定价 :69.00 元

◆　本书课题为“总理基金项目”，由著名经济学家李扬领衔，联合数十家科研机构、国家部委和高等院校的专家共同撰写，对 2013 年中国宏观及微观经济形势，特别是全球金融危机及其对中国经济的影响进行了深入分析，并且提出了 2014 年经济走势的预测。

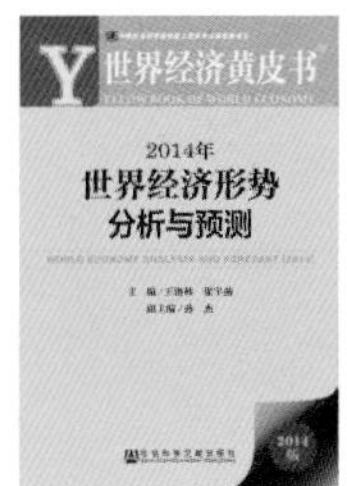

世界经济黄皮书

2014 年世界经济形势分析与预测

王洛林　张宇燕 / 主编　　2014 年 1 月出版　　定价 :69.00 元

◆　2013 年的世界经济仍旧行进在坎坷复苏的道路上。发达经济体经济复苏继续巩固，美国和日本经济进入低速增长通道，欧元区结束衰退并呈复苏迹象。本书展望 2014 年世界经济，预计全球经济增长仍将维持在中低速的水平上。

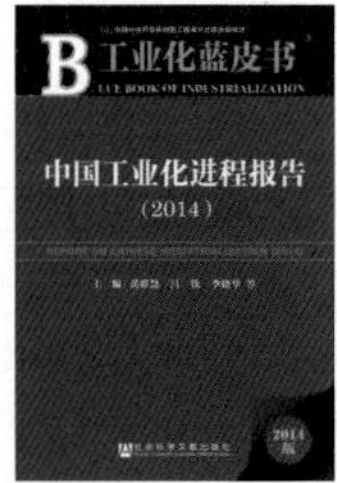

工业化蓝皮书

中国工业化进程报告（2014）

黄群慧　吕　铁　李晓华　等 / 著　2014 年 11 月出版　估价 :89.00 元

◆　中国的工业化是事关中华民族复兴的伟大事业，分析跟踪研究中国的工业化进程，无疑具有重大意义。科学评价与客观认识我国的工业化水平，对于我国明确自身发展中的优势和不足，对于经济结构的升级与转型，对于制定经济发展政策，从而提升我国的现代化水平具有重要作用。

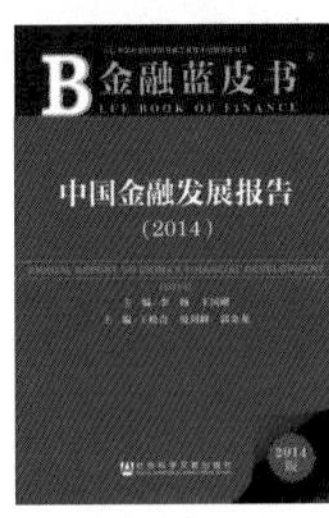

金融蓝皮书

中国金融发展报告（2014）

李　扬　王国刚 / 主编　2013 年 12 月出版　　定价 :65.00 元

◆　由中国社会科学院金融研究所组织编写的《中国金融发展报告（2014）》，概括和分析了 2013 年中国金融发展和运行中的各方面情况，研讨和评论了 2013 年发生的主要金融事件。本书由业内专家和青年精英联合编著，有利于读者了解掌握 2013 年中国的金融状况，把握 2014 年中国金融的走势。

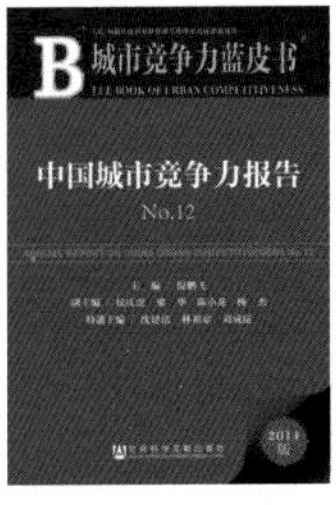

城市竞争力蓝皮书

中国城市竞争力报告 No.12

倪鹏飞 / 主编　　2014 年 5 月出版　　定价 :89.00 元

◆　本书由中国社会科学院城市与竞争力研究中心主任倪鹏飞主持编写，汇集了众多研究城市经济问题的专家学者关于城市竞争力研究的最新成果。本报告构建了一套科学的城市竞争力评价指标体系，采用第一手数据材料，对国内重点城市年度竞争力格局变化进行客观分析和综合比较、排名，对研究城市经济及城市竞争力极具参考价值。

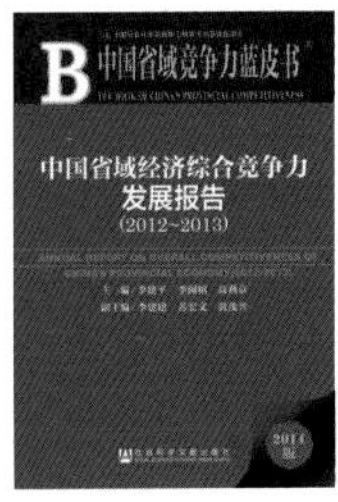

中国省域竞争力蓝皮书

“十二五”中期中国省域经济综合竞争力发展报告

李建平　李闽榕　高燕京 / 主编　　2014 年 3 月出版　定价 :198.00 元

◆　本书充分运用数理分析、空间分析、规范分析与实证分析相结合、定性分析与定量分析相结合的方法，建立起比较科学完善、符合中国国情的省域经济综合竞争力指标评价体系及数学模型，对 2011~2012 年中国内地 31 个省、市、区的经济综合竞争力进行全面、深入、科学的总体评价与比较分析。

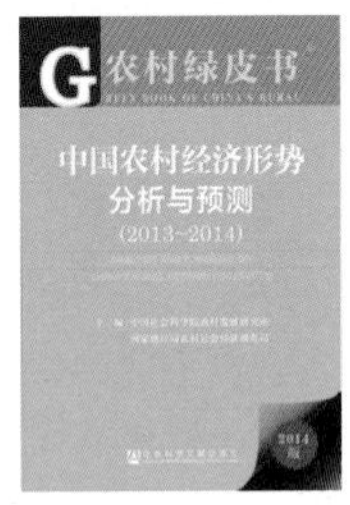

农村经济绿皮书

中国农村经济形势分析与预测 (2013~2014)

中国社会科学院农村发展研究所　国家统计局农村社会经济调查司 / 著

2014 年 4 月出版　　定价 :69.00 元

◆　本书对 2013 年中国农业和农村经济运行情况进行了系统的分析和评价，对 2014 年中国农业和农村经济发展趋势进行了预测，并提出相应的政策建议，专题部分将围绕某个重大的理论和现实问题进行多维、深入、细致的分析和探讨。

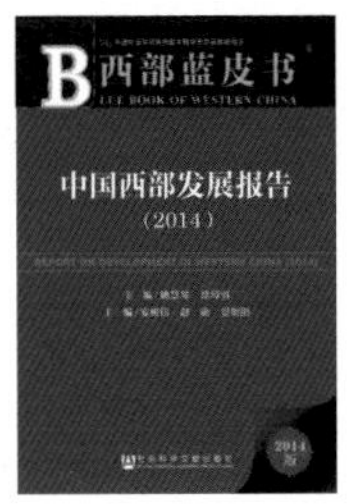

西部蓝皮书

中国西部发展报告（2014）

姚慧琴　徐璋勇 / 主编　　2014 年 7 月出版　　定价 :89.00 元

◆　本书由西北大学中国西部经济发展研究中心主编，汇集了源自西部本土以及国内研究西部问题的权威专家的第一手资料，对国家实施西部大开发战略进行年度动态跟踪，并对 2014 年西部经济、社会发展态势进行预测和展望。

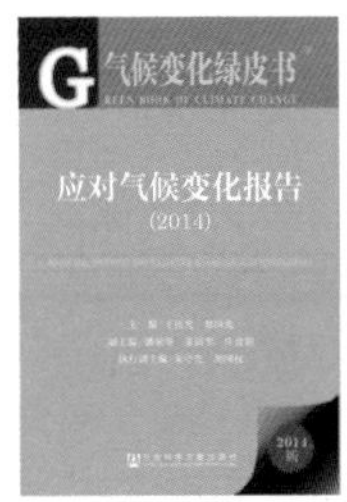

气候变化绿皮书

应对气候变化报告（2014）

王伟光　郑国光 / 主编　　2014 年 11 月出版　　估价 :79.00 元

◆　本书由社科院城环所和国家气候中心共同组织编写，各篇报告的作者长期从事气候变化科学问题、社会经济影响，以及国际气候制度等领域的研究工作，密切跟踪国际谈判的进程，参与国家应对气候变化相关政策的咨询，有丰富的理论与实践经验。

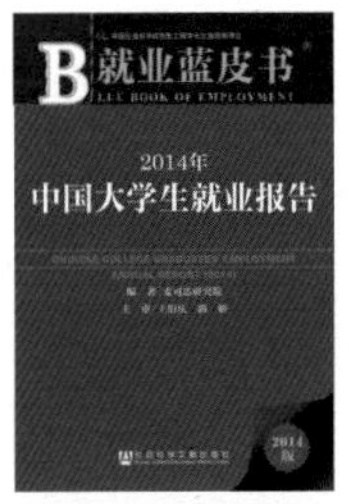

就业蓝皮书

2014 年中国大学生就业报告

麦可思研究院 / 编著　王伯庆　周凌波 / 主审
2014 年 6 月出版　定价 :98.00 元

◆　本书是迄今为止关于中国应届大学毕业生就业、大学毕业生中期职业发展及高等教育人口流动情况的视野最为宽广、资料最为翔实、分类最为精细的实证调查和定量研究；为我国教育主管部门的教育决策提供了极有价值的参考。

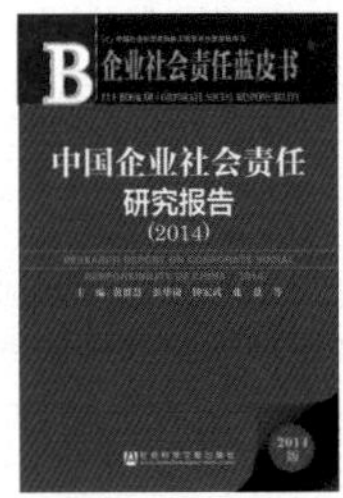

企业社会责任蓝皮书

中国企业社会责任研究报告（2014）

黄群慧　彭华岗　钟宏武　张　蒽 / 编著
2014 年 11 月出版　估价 :69.00 元

◆　本书系中国社会科学院经济学部企业社会责任研究中心组织编写的《企业社会责任蓝皮书》2014 年分册。该书在对企业社会责任进行宏观总体研究的基础上，根据 2013 年企业社会责任及相关背景进行了创新研究，在全国企业中观层面对企业健全社会责任管理体系提供了弥足珍贵的丰富信息。

社会政法类

社会政法类皮书聚焦社会发展领域的热点、难点问题，
提供权威、原创的资讯与视点

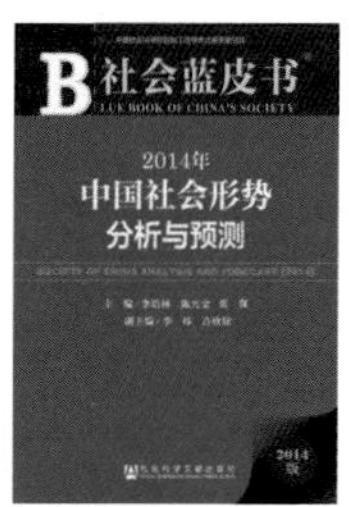

社会蓝皮书

2014年中国社会形势分析与预测

李培林 陈光金 张 翼 / 主编 2013年12月出版 定价 :69.00元

◆ 本报告是中国社会科学院"社会形势分析与预测"课题组2014年度分析报告，由中国社会科学院社会学研究所组织研究机构专家、高校学者和政府研究人员撰写。对2013年中国社会发展的各个方面内容进行了权威解读，同时对2014年社会形势发展趋势进行了预测。

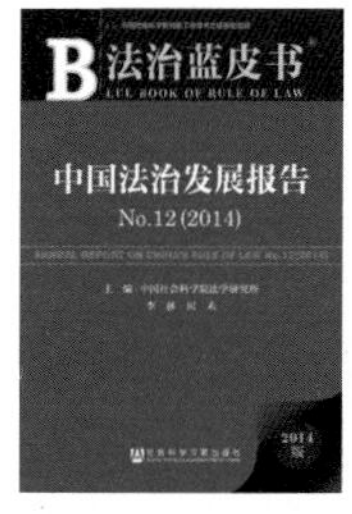

法治蓝皮书

中国法治发展报告 No.12（2014）

李 林 田 禾 / 主编 2014年2月出版 定价 :98.00元

◆ 本年度法治蓝皮书一如既往秉承关注中国法治发展进程中的焦点问题的特点，回顾总结了2013年度中国法治发展取得的成就和存在的不足，并对2014年中国法治发展形势进行了预测和展望。

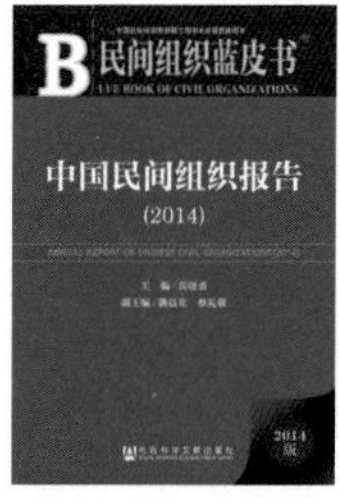

民间组织蓝皮书

中国民间组织报告（2014）

黄晓勇 / 主编 2014年11月出版 估价 :69.00元

◆ 本报告是中国社会科学院"民间组织与公共治理研究"课题组推出的第五本民间组织蓝皮书。基于国家权威统计数据、实地调研和广泛搜集的资料，本报告对2013年以来我国民间组织的发展现状、热点专题、改革趋势等问题进行了深入研究，并提出了相应的政策建议。

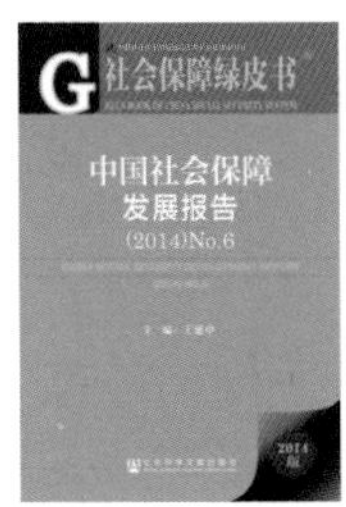

社会保障绿皮书

中国社会保障发展报告（2014）No.6

王延中 / 主编　2014 年 9 月出版　定价 :79.00 元

◆　社会保障是调节收入分配的重要工具，随着社会保障制度的不断建立健全、社会保障覆盖面的不断扩大和社会保障资金的不断增加，社会保障在调节收入分配中的重要性不断提高。本书全面评述了 2013 年以来社会保障制度各个主要领域的发展情况。

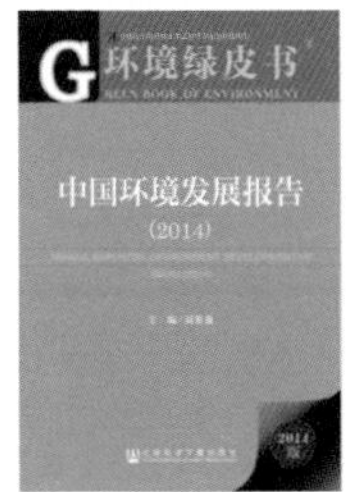

环境绿皮书

中国环境发展报告（2014）

刘鉴强 / 主编　2014 年 5 月出版　定价 :79.00 元

◆　本书由民间环保组织“自然之友”组织编写，由特别关注、生态保护、宜居城市、可持续消费以及政策与治理等版块构成，以公共利益的视角记录、审视和思考中国环境状况，呈现 2013 年中国环境与可持续发展领域的全局态势，用深刻的思考、科学的数据分析 2013 年的环境热点事件。

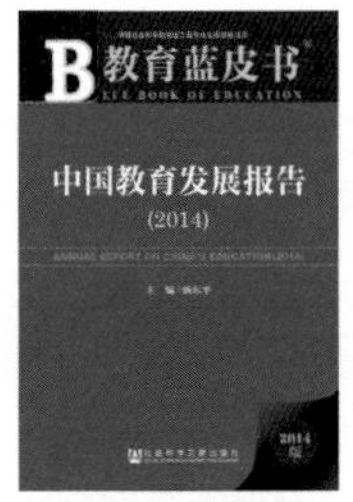

教育蓝皮书

中国教育发展报告（2014）

杨东平 / 主编　2014 年 5 月出版　定价 :79.00 元

◆　本书站在教育前沿，突出教育中的问题，特别是对当前教育改革中出现的教育公平、高校教育结构调整、义务教育均衡发展等问题进行了深入分析，从教育的内在发展谈教育，又从外部条件来谈教育，具有重要的现实意义，对我国的教育体制的改革与发展具有一定的学术价值和参考意义。

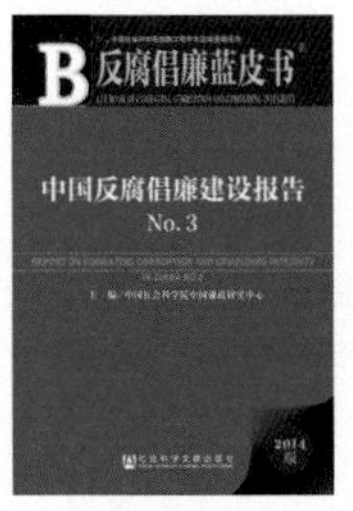

反腐倡廉蓝皮书

中国反腐倡廉建设报告 No.3

李秋芳 / 主编　2014 年 1 月出版　定价 :79.00 元

◆　本书抓住了若干社会热点和焦点问题，全面反映了新时期新阶段中国反腐倡廉面对的严峻局面，以及中国共产党反腐倡廉建设的新实践新成果。根据实地调研、问卷调查和舆情分析，梳理了当下社会普遍关注的与反腐败密切相关的热点问题。

行业报告类

行业报告类皮书立足重点行业、新兴行业领域，
提供及时、前瞻的数据与信息

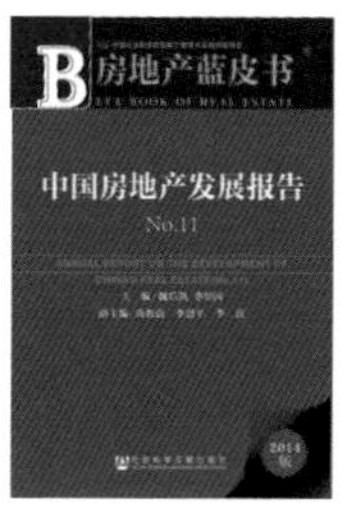

房地产蓝皮书

中国房地产发展报告 No.11（2014）

魏后凯　李景国 / 主编　　2014 年 5 月出版　　定价 :79.00 元

◆　本书由中国社会科学院城市发展与环境研究所组织编写，秉承客观公正、科学中立的原则，深度解析 2013 年中国房地产发展的形势和存在的主要矛盾，并预测 2014 年及未来 10 年或更长时间的房地产发展大势。观点精辟，数据翔实，对关注房地产市场的各阶层人士极具参考价值。

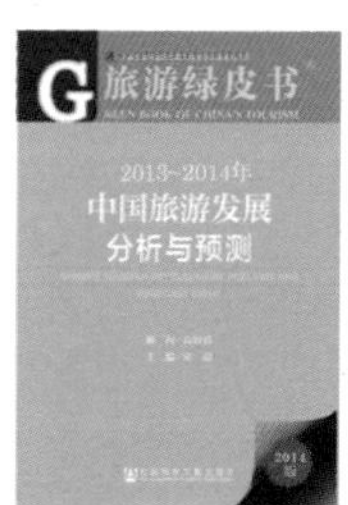

旅游绿皮书

2013~2014 年中国旅游发展分析与预测

宋　瑞 / 主编　2013 年 12 月出版　　定价 :79.00 元

◆　如何从全球的视野理性审视中国旅游，如何在世界旅游版图上客观定位中国，如何积极有效地推进中国旅游的世界化，如何制定中国实现世界旅游强国梦想的线路图？本年度开始，《旅游绿皮书》将围绕“世界与中国”这一主题进行系列研究，以期为推进中国旅游的长远发展提供科学参考和智力支持。

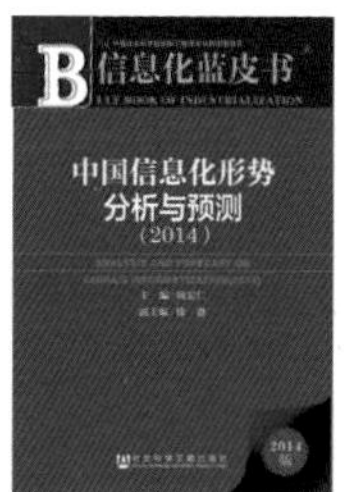

信息化蓝皮书

中国信息化形势分析与预测（2014）

周宏仁 / 主编　2014 年 8 月出版　　定价 :98.00 元

◆　本书在以中国信息化发展的分析和预测为重点的同时，反映了过去一年间中国信息化关注的重点和热点，视野宽阔，观点新颖，内容丰富，数据翔实，对中国信息化的发展有很强的指导性，可读性很强。

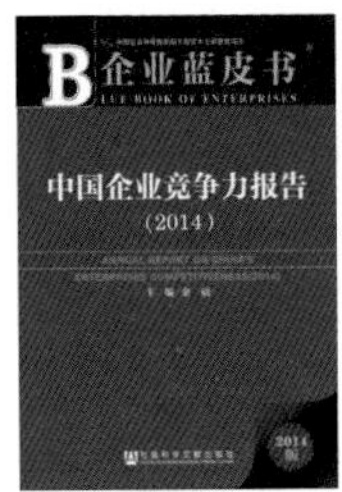

企业蓝皮书

中国企业竞争力报告（2014）

金　碚 / 主编　　2014 年 11 月出版　　估价 :89.00 元

◆　中国经济正处于新一轮的经济波动中，如何保持稳健的经营心态和经营方式并进一步求发展，对于企业保持并提升核心竞争力至关重要。本书利用上市公司的财务数据，研究上市公司竞争力变化的最新趋势，探索进一步提升中国企业国际竞争力的有效途径，这无论对实践工作者还是理论研究者都具有重大意义。

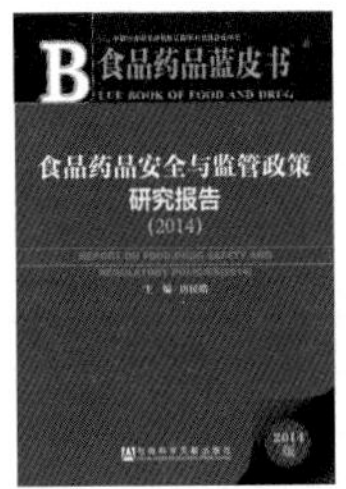

食品药品蓝皮书

食品药品安全与监管政策研究报告（2014）

唐民皓 / 主编　　2014 年 11 月出版　　估价 :69.00 元

◆　食品药品安全是当下社会关注的焦点问题之一，如何破解食品药品安全监管重点难点问题是需要以社会合力才能解决的系统工程。本书围绕安全热点问题、监管重点问题和政策焦点问题，注重于对食品药品公共政策和行政监管体制的探索和研究。

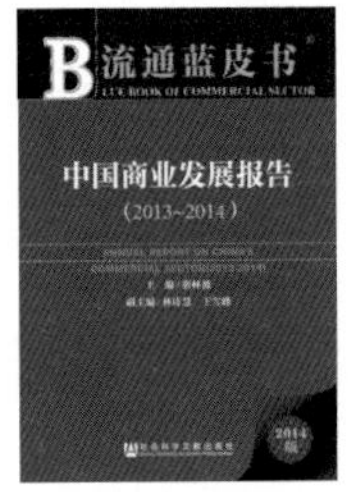

流通蓝皮书

中国商业发展报告（2013~2014）

荆林波 / 主编　　2014 年 5 月出版　　定价 :89.00 元

◆《中国商业发展报告》是中国社会科学院财经战略研究院与香港利丰研究中心合作的成果，并且在 2010 年开始以中英文版同步在全球发行。蓝皮书从关注中国宏观经济出发，突出中国流通业的宏观背景反映了本年度中国流通业发展的状况。

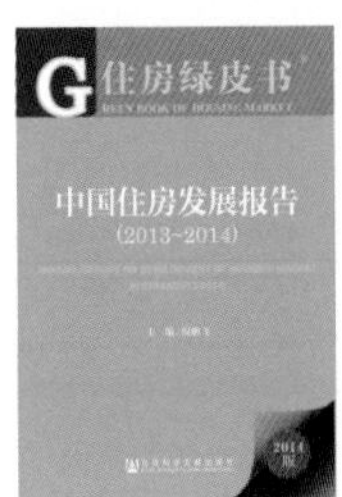

住房绿皮书

中国住房发展报告（2013~2014）

倪鹏飞 / 主编　　2013 年 12 月出版　　定价 :79.00 元

◆　本报告从宏观背景、市场主体、市场体系、公共政策和年度主题五个方面，对中国住宅市场体系做了全面系统的分析、预测与评价，并给出了相关政策建议，并在评述 2012~2013 年住房及相关市场走势的基础上，预测了 2013~2014 年住房及相关市场的发展变化。

国别与地区类

国别与地区类皮书关注全球重点国家与地区，
提供全面、独特的解读与研究

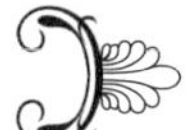

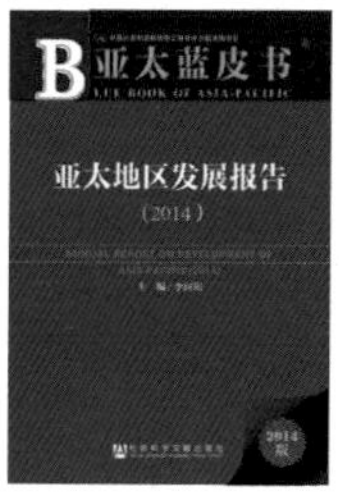

亚太蓝皮书

亚太地区发展报告（2014）

李向阳 / 主编　　2014 年 1 月出版　　定价 :59.00 元

◆　本书是由中国社会科学院亚太与全球战略研究院精心打造的又一品牌皮书，关注时下亚太地区局势发展动向里隐藏的中长趋势，剖析亚太地区政治与安全格局下的区域形势最新动向以及地区关系发展的热点问题，并对 2014 年亚太地区重大动态作出前瞻性的分析与预测。

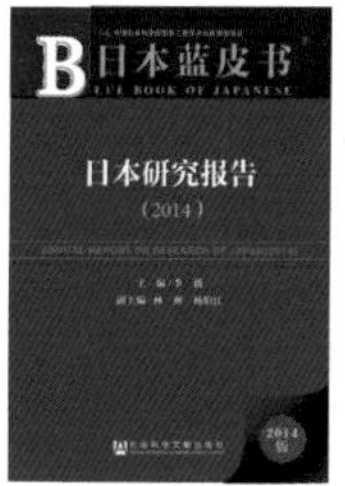

日本蓝皮书

日本研究报告（2014）

李　薇 / 主编　　2014 年 3 月出版　　定价 :69.00 元

◆　本书由中华日本学会、中国社会科学院日本研究所合作推出，是以中国社会科学院日本研究所的研究人员为主完成的研究成果。对 2013 年日本的政治、外交、经济、社会文化作了回顾、分析与展望，并收录了该年度日本大事记。

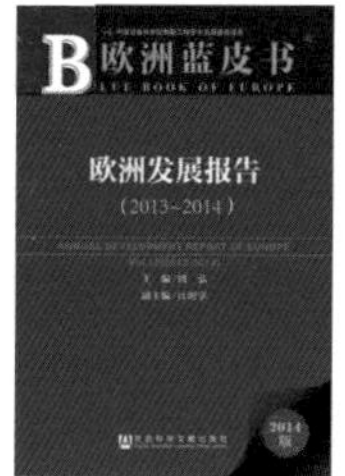

欧洲蓝皮书

欧洲发展报告 (2013~2014)

周　弘 / 主编　　2014 年 6 月出版　　定价 :89.00 元

◆　本年度的欧洲发展报告，对欧洲经济、政治、社会、外交等方面的形势进行了跟踪介绍与分析。力求反映作为一个整体的欧盟及 30 多个欧洲国家在 2013 年出现的各种变化。

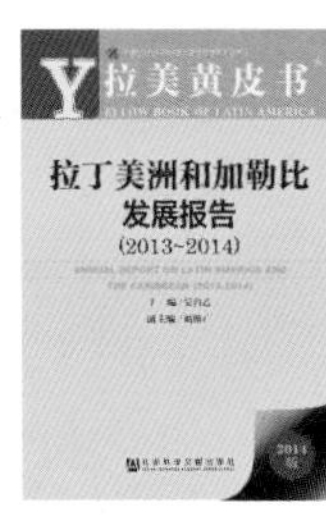

拉美黄皮书

拉丁美洲和加勒比发展报告（2013~2014）

吴白乙 / 主编　2014 年 4 月出版　定价 :89.00 元

◆　本书是中国社会科学院拉丁美洲研究所的第 13 份关于拉丁美洲和加勒比地区发展形势状况的年度报告。 本书对 2013 年拉丁美洲和加勒比地区诸国的政治、经济、社会、外交等方面的发展情况做了系统介绍，对该地区相关国家的热点及焦点问题进行了总结和分析，并在此基础上对该地区各国 2014 年的发展前景做出预测。

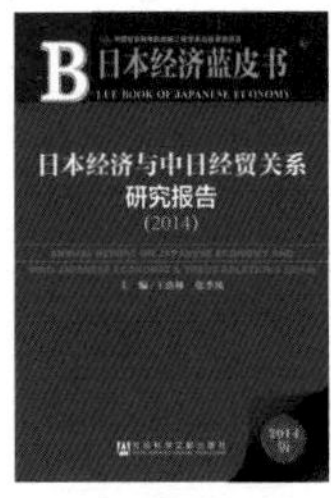

澳门蓝皮书

澳门经济社会发展报告（2013~2014）

吴志良　郝雨凡 / 主编　2014 年 4 月出版　定价 :79.00 元

◆　本书集中反映 2013 年本澳各个领域的发展动态，总结评价近年澳门政治、经济、社会的总体变化，同时对 2014 年社会经济情况作初步预测。

日本经济蓝皮书

日本经济与中日经贸关系研究报告（2014）

王洛林　张季风 / 主编　2014 年 5 月出版　定价 :79.00 元

◆　本书对当前日本经济以及中日经济合作的发展动态进行了多角度、全景式的深度分析。本报告回顾并展望了 2013~2014 年度日本宏观经济的运行状况。此外，本报告还收录了大量来自于日本政府权威机构的数据图表，具有极高的参考价值。

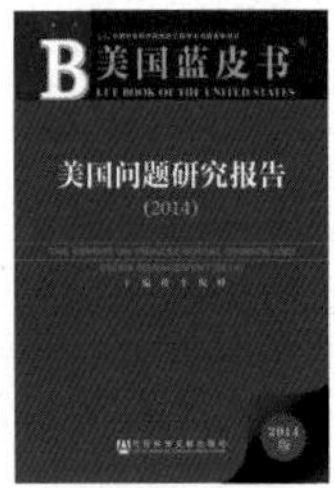

美国蓝皮书

美国研究报告（2014）

黄　平　倪　峰 / 主编　2014 年 7 月出版　定价 :89.00 元

◆　本书是由中国社会科学院美国所主持完成的研究成果，它回顾了美国 2013 年的经济、政治形势与外交战略，对 2013 年以来美国内政外交发生的重大事件以及重要政策进行了较为全面的回顾和梳理。

地方发展类

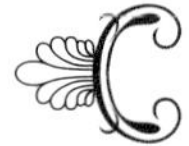

地方发展类皮书关注大陆各省份、经济区域，
提供科学、多元的预判与咨政信息

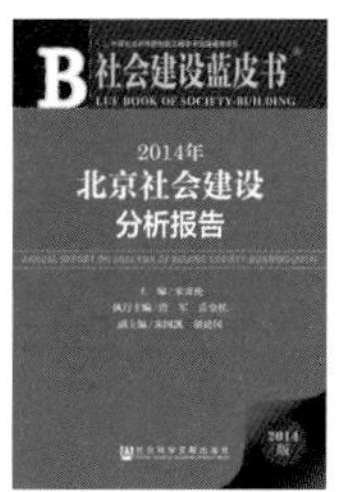

社会建设蓝皮书

2014 年北京社会建设分析报告

宋贵伦　冯　虹 / 主编　2014 年 7 月出版　定价 :79.00 元

◆　本书依据社会学理论框架和分析方法，对北京市的人口、就业、分配、社会阶层以及城乡关系等社会学基本问题进行了广泛调研与分析，对广受社会关注的住房、教育、医疗、养老、交通等社会热点问题做出了深刻的了解与剖析，对日益显现的征地搬迁、外籍人口管理、群体性心理障碍等内容进行了有益探讨。

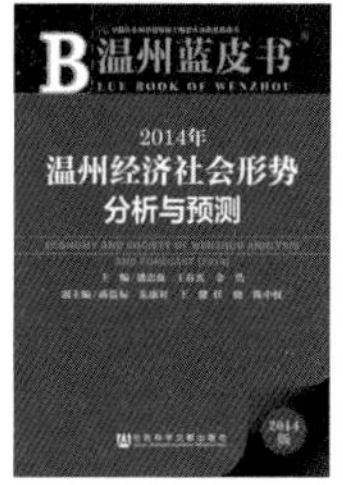

温州蓝皮书

2014 年温州经济社会形势分析与预测

潘忠强　王春光　金　浩 / 主编　2014 年 4 月出版　定价：69.00 元

◆　本书是由中共温州市委党校与中国社会科学院社会学研究所合作推出的第七本“温州经济社会形势分析与预测”年度报告，深入全面分析了 2013 年温州经济、社会、政治、文化发展的主要特点、经验、成效与不足，提出了相应的政策建议。

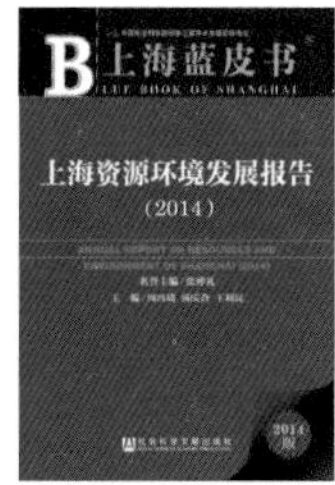

上海蓝皮书

上海资源环境发展报告（2014）

周冯琦　汤庆合　任文伟 / 著　2014 年 1 月出版　定价：69.00 元

◆　本书在上海所面临资源环境风险的来源、程度、成因、对策等方面作了些有益的探索，希望能对有关部门完善上海的资源环境风险防控工作提供一些有价值的参考，也让普通民众更全面地了解上海资源环境风险及其防控的图景。

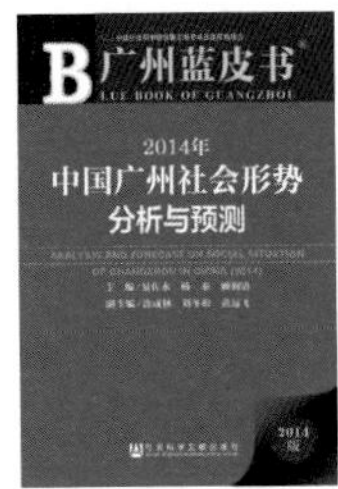

广州蓝皮书

2014年中国广州社会形势分析与预测

张 强 陈怡霓 杨 秦 / 主编 2014年5月出版 定价 :69.00元

◆ 本书由广州大学与广州市委宣传部、广州市人力资源和社会保障局联合主编，汇集了广州科研团体、高等院校和政府部门诸多社会问题研究专家、学者和实际部门工作者的最新研究成果，是关于广州社会运行情况和相关专题分析与预测的重要参考资料。

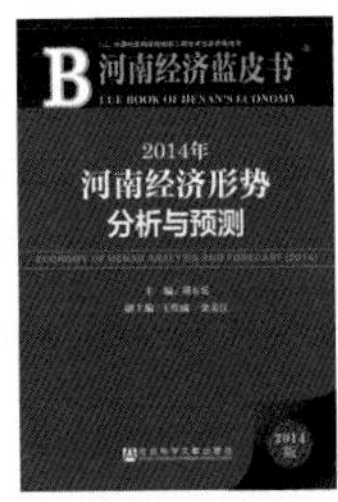

河南经济蓝皮书

2014年河南经济形势分析与预测

胡五岳 / 主编 2014年3月出版 定价 :69.00元

◆ 本书由河南省统计局主持编纂。该分析与展望以2013年最新年度统计数据为基础，科学研判河南经济发展的脉络轨迹、分析年度运行态势；以客观翔实、权威资料为特征，突出科学性、前瞻性和可操作性，服务于科学决策和科学发展。

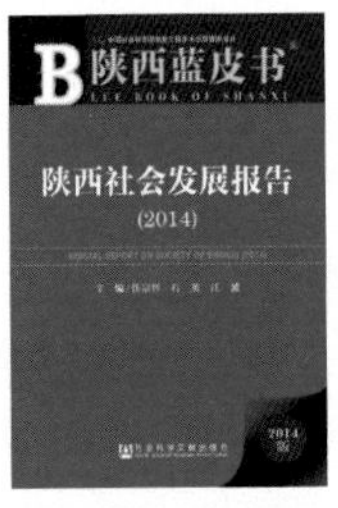

陕西蓝皮书

陕西社会发展报告（2014）

任宗哲 石 英 牛 昉 / 主编 2014年2月出版 定价 :65.00元

◆ 本书系统而全面地描述了陕西省2013年社会发展各个领域所取得的成就、存在的问题、面临的挑战及其应对思路，为更好地思考2014年陕西发展前景、政策指向和工作策略等方面提供了一个较为简洁清晰的参考蓝本。

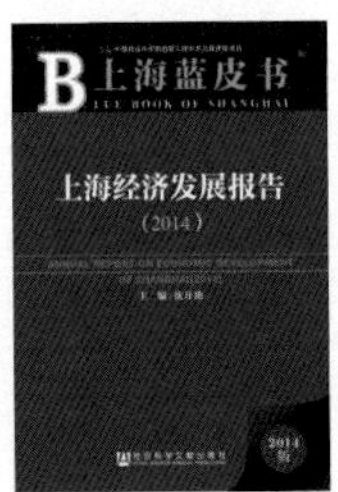

上海蓝皮书

上海经济发展报告（2014）

沈开艳 / 主编 2014年1月出版 定价 :69.00元

◆ 本书系上海社会科学院系列之一，报告对2014年上海经济增长与发展趋势的进行了预测，把握了上海经济发展的脉搏和学术研究的前沿。

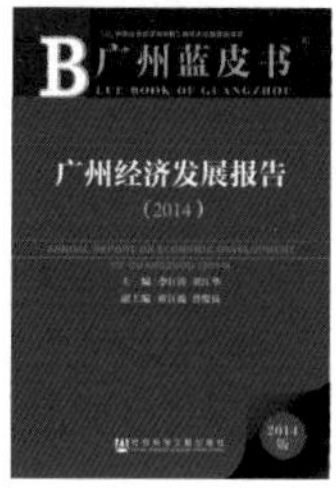

广州蓝皮书

广州经济发展报告（2014）

李江涛　朱名宏 / 主编　2014 年 5 月出版　定价 :69.00 元

◆　本书是由广州市社会科学院主持编写的“广州蓝皮书”系列之一，本报告对广州 2013 年宏观经济运行情况作了深入分析，对 2014 年宏观经济走势进行了合理预测，并在此基础上提出了相应的政策建议。

文化传媒类

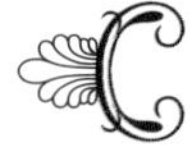

文化传媒类皮书透视文化领域、文化产业，
探索文化大繁荣、大发展的路径

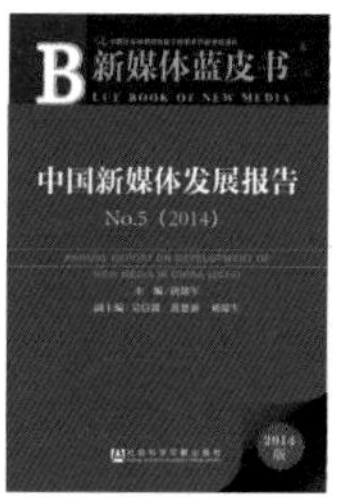

新媒体蓝皮书

中国新媒体发展报告 No.4(2013)

唐绪军 / 主编　2014 年 6 月出版　定价 :79.00 元

◆　本书由中国社会科学院新闻与传播研究所和上海大学合作编写，在构建新媒体发展研究基本框架的基础上，全面梳理 2013 年中国新媒体发展现状，发表最前沿的网络媒体深度调查数据和研究成果，并对新媒体发展的未来趋势做出预测。

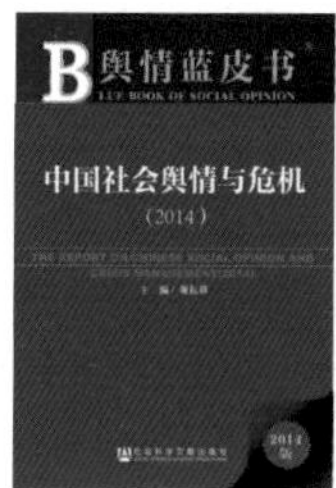

舆情蓝皮书

中国社会舆情与危机管理报告（2014）

谢耘耕 / 主编　2014 年 8 月出版　定价 :98.00 元

◆　本书由上海交通大学舆情研究实验室和危机管理研究中心主编，已被列入教育部人文社会科学研究报告培育项目。本书以新媒体环境下的中国社会为立足点，对 2013 年中国社会舆情、分类舆情等进行了深入系统的研究，并预测了2014年社会舆情走势。

经济类

产业蓝皮书
中国产业竞争力报告（2014） No.4
著(编)者:张其仔　2014年11月出版 / 估价:79.00元

长三角蓝皮书
2014年率先基本实现现代化的长三角
著(编)者:刘志彪　2014年11月出版 / 估价:120.00元

城市竞争力蓝皮书
中国城市竞争力报告No.12
著(编)者:倪鹏飞　2014年5月出版 / 定价:89.00元

城市蓝皮书
中国城市发展报告No.7
著(编)者:潘家华 魏后凯　2014年9月出版 / 估价:69.00元

城市群蓝皮书
中国城市群发展指数报告(2014)
著(编)者:刘士林 刘新静　2014年10月出版 / 估价:59.00元

城乡统筹蓝皮书
中国城乡统筹发展报告（2014）
著(编)者:程志强、潘晨光　2014年9月出版 / 估价:59.00元

城乡一体化蓝皮书
中国城乡一体化发展报告（2014）
著(编)者:汝信 付崇兰　2014年11月出版 / 估价:59.00元

城镇化蓝皮书
中国新型城镇化健康发展报告（2014）
著(编)者:张占斌　2014年5月出版 / 定价:79.00元

低碳发展蓝皮书
中国低碳发展报告（2014）
著(编)者:齐晔　2014年3月出版 / 定价:89.00元

低碳经济蓝皮书
中国低碳经济发展报告（2014）
著(编)者:薛进军 赵忠秀　2014年5月出版 / 定价:69.00元

东北蓝皮书
中国东北地区发展报告（2014）
著(编)者:马克　黄文艺　2014年8月出版 / 定价:79.00元

发展和改革蓝皮书
中国经济发展和体制改革报告No.7
著(编)者:邹东涛　2014年11月出版 / 估价:79.00元

工业化蓝皮书
中国工业化进程报告（2014）
著(编)者: 黄群慧 吕铁 李晓华 等
2014年11月出版 / 估价:89.00元

工业设计蓝皮书
中国工业设计发展报告（2014）
著(编)者: 王晓红　于炜　张立群
2014年9月出版 / 估价:98.00元

国际城市蓝皮书
国际城市发展报告（2014）
著(编)者:屠启宇　2014年1月出版 / 定价:69.00元

国家创新蓝皮书
国家创新发展报告（2014）
著(编)者:陈劲　2014年9月出版 / 定价:59.00元

宏观经济蓝皮书
中国经济增长报告（2014）
著(编)者:张平 刘霞辉　2014年10月出版 / 估价:69.00元

金融蓝皮书
中国金融发展报告（2014）
著(编)者:李扬 王国刚　2013年12月出版 / 定价:65.00元

经济蓝皮书
2014年中国经济形势分析与预测
著(编)者:李扬　2013年12月出版 / 定价:69.00元

经济蓝皮书春季号
2014年中国经济前景分析
著(编)者:李扬　2014年5月出版 / 定价:79.00元

经济蓝皮书夏季号
中国经济增长报告（2013~2014）
著(编)者:李扬　2014年7月出版 / 定价:69.00元

经济信息绿皮书
中国与世界经济发展报告（2014）
著(编)者:杜平　2013年12月出版 / 定价:79.00元

就业蓝皮书
2014年中国大学生就业报告
著(编)者:麦可思研究院　2014年6月出版 / 定价:98.00元

流通蓝皮书
中国商业发展报告（2013~2014）
著(编)者:荆林波　2014年5月出版 / 定价:89.00元

民营经济蓝皮书
中国民营经济发展报告No.10（2013～2014）
著(编)者:黄孟复　2014年9月出版 / 估价:69.00元

民营企业蓝皮书
中国民营企业竞争力报告No.7（2014）
著(编)者:刘迎秋　2014年9月出版 / 估价:79.00元

农村绿皮书
中国农村经济形势分析与预测（2013~2014）
著(编)者:中国社会科学院农村发展研究所
国家统计局农村社会经济调查司 著
2014年4月出版 / 定价:69.00元

农业应对气候变化蓝皮书
气候变化对中国农业影响评估报告No.1
著(编)者:矫梅燕　2014年8月出版 / 定价:98.00元

企业公民蓝皮书
中国企业公民报告No.4
著(编)者:邹东涛　2014年11月出版 / 估价:69.00元

企业社会责任蓝皮书
中国企业社会责任研究报告（2014）
著(编)者:黄群慧 彭华岗 钟宏武 等
2014年11月出版 / 估价:59.00元

气候变化绿皮书
应对气候变化报告（2014）
著(编)者:王伟光 郑国光　2014年11月出版 / 估价:79.00元

区域蓝皮书
中国区域经济发展报告（2013~2014）
著(编)者:梁昊光　2014年4月出版 / 定价:79.00元

人口与劳动绿皮书
中国人口与劳动问题报告No.15
著(编)者:蔡昉　2014年11月出版 / 估价:69.00元

生态经济（建设）绿皮书
中国经济（建设）发展报告（2013~2014）
著(编)者:黄浩涛 李周　2014年10月出版 / 估价:69.00元

世界经济黄皮书
2014年世界经济形势分析与预测
著(编)者:王洛林 张宇燕　2014年1月出版 / 定价:69.00元

西北蓝皮书
中国西北发展报告（2014）
著(编)者:张进海 陈冬红 段庆林
2013年12月出版 / 定价:69.00元

西部蓝皮书
中国西部发展报告（2014）
著(编)者:姚慧琴 徐璋勇　2014年7月出版 / 定价:89.00元

新型城镇化蓝皮书
新型城镇化发展报告（2014）
著(编)者:沈体雁 李伟 宋敏　2014年9月出版 / 估价:69.00元

新兴经济体蓝皮书
金砖国家发展报告（2014）
著(编)者:林跃勤 周文　2014年7月出版 / 定价:79.00元

循环经济绿皮书
中国循环经济发展报告（2013~2014）
著(编)者:齐建国　2014年12月出版 / 估价:69.00元

中部竞争力蓝皮书
中国中部经济社会竞争力报告（2014）
著(编)者:教育部人文社会科学重点研究基地
南昌大学中国中部经济社会发展研究中心
2014年11月出版 / 估价:59.00元

中部蓝皮书
中国中部地区发展报告（2014）
著(编)者:朱有志　2014年10月出版 / 估价:59.00元

中国省域竞争力蓝皮书
“十二五”中期中国省域经济综合竞争力发展报告
著(编)者:李建平 李闽榕 高燕京　2014年3月出版 / 定价:198.00元

中三角蓝皮书
长江中游城市群发展报告（2013~2014）
著(编)者:秦尊文　2014年11月出版 / 估价:69.00元

中小城市绿皮书
中国中小城市发展报告（2014）
著(编)者:中国城市经济学会中小城市经济发展委员会
《中国中小城市发展报告》编纂委员会
2014年10月出版 / 估价:98.00元

中原蓝皮书
中原经济区发展报告（2014）
著(编)者:李英杰　2014年6月出版 / 定价:88.00元

社会政法类

殡葬绿皮书
中国殡葬事业发展报告（2014）
著(编)者:朱勇 副主编 李伯森　2014年9月出版 / 估价:59.00元

城市创新蓝皮书
中国城市创新报告（2014）
著(编)者:周天勇 旷建伟　2014年8月出版 / 定价:69.00元

城市管理蓝皮书
中国城市管理报告2014
著(编)者:谭维克 刘林　2014年11月出版 / 估价:98.00元

城市生活质量蓝皮书
中国城市生活质量指数报告（2014）
著(编)者:张平　2014年11月出版 / 估价:59.00元

城市政府能力蓝皮书
中国城市政府公共服务能力评估报告（2014）
著(编)者:何艳玲　2014年11月出版 / 估价:59.00元

创新蓝皮书
创新型国家建设报告（2013~2014）
著(编)者:詹正茂　2014年5月出版 / 定价:69.00元

慈善蓝皮书
中国慈善发展报告（2014）
著(编)者:杨团　2014年5月出版 / 定价:79.00元

法治蓝皮书
中国法治发展报告No.12（2014）
著(编)者:李林 田禾　2014年2月出版 / 定价:98.00元

反腐倡廉蓝皮书
中国反腐倡廉建设报告No.3
著(编)者:李秋芳　2014年1月出版 / 定价:79.00元

非传统安全蓝皮书
中国非传统安全研究报告（2013~2014）
著(编)者:余潇枫 魏志江　2014年6月出版 / 定价:79.00元

妇女发展蓝皮书
福建省妇女发展报告（2014）
著(编)者:刘群英　2014年10月出版 / 估价:58.00元

妇女发展蓝皮书
中国妇女发展报告No.5
著(编)者:王金玲　2014年9月出版 / 定价:148.00元

妇女教育蓝皮书
中国妇女教育发展报告No.3
著(编)者:张李玺　2014年10月出版 / 估价:69.00元

公共服务满意度蓝皮书
中国城市公共服务评价报告（2014）
著(编)者:胡伟　2014年11月出版 / 估价:69.00元

公共服务蓝皮书
中国城市基本公共服务力评价（2014）
著(编)者:侯惠勤 辛向阳 易定宏
2014年10月出版 / 估价:55.00元

公民科学素质蓝皮书
中国公民科学素质报告（2013~2014）
著(编)者:李群 许佳军　2014年3月出版 / 定价:79.00元

公益蓝皮书
中国公益发展报告（2014）
著(编)者:朱健刚　2014年11月出版 / 估价:78.00元

管理蓝皮书
中国管理发展报告（2014）
著(编)者:张晓东　2014年9月出版 / 估价:79.00元

国际人才蓝皮书
中国国际移民报告（2014）
著(编)者:王辉耀　2014年1月出版 / 定价:79.00元

国际人才蓝皮书
中国海归创业发展报告（2014）No.2
著(编)者:王辉耀 路江涌　2014年10月出版 / 估价:69.00元

国际人才蓝皮书
中国留学发展报告（2014） No.3
著(编)者:王辉耀　2014年9月出版 / 估价:59.00元

国际人才蓝皮书
海外华侨华人专业人士报告（2014）
著(编)者:王辉耀 苗绿　2014年8月出版 / 定价:69.00元

国家安全蓝皮书
中国国家安全研究报告（2014）
著(编)者:刘慧　2014年5月出版 / 定价:98.00元

行政改革蓝皮书
中国行政体制改革报告（2013）No.3
著(编)者:魏礼群　2014年3月出版 / 定价:89.00元

华侨华人蓝皮书
华侨华人研究报告（2014）
著(编)者:丘进　2014年11月出版 / 估价:128.00元

环境竞争力绿皮书
中国省域环境竞争力发展报告（2014）
著(编)者:李建平 李闽榕 王金南
2014年12月出版 / 估价:148.00元

环境绿皮书
中国环境发展报告（2014）
著(编)者:刘鉴强　2014年5月出版 / 定价:79.00元

基金会蓝皮书
中国基金会发展报告（2013）
著(编)者:刘忠祥　2014年6月出版 / 定价:69.00元

基本公共服务蓝皮书
中国省级政府基本公共服务发展报告（2014）
著(编)者:孙德超　2014年3月出版 / 定价:69.00元

基金会透明度蓝皮书
中国基金会透明度发展研究报告（2014）
著(编)者:基金会中心网 清华大学廉政与治理研究中心
2014年9月出版 / 定价:78.00元

教师蓝皮书
中国中小学教师发展报告（2014）
著(编)者:曾晓东　2014年11月出版 / 估价:59.00元

教育蓝皮书
中国教育发展报告（2014）
著(编)者:杨东平　2014年5月出版 / 定价:79.00元

科普蓝皮书
中国科普基础设施发展报告（2014）
著(编)者:任福君　2014年6月出版 / 估价:79.00元

劳动保障蓝皮书
中国劳动保障发展报告（2014）
著(编)者:刘燕斌　2014年9月出版 / 估价:89.00元

老龄蓝皮书
中国老龄事业发展报告（2014）
著(编)者:吴玉韶　2014年9月出版 / 估价:59.00元

连片特困区蓝皮书
中国连片特困区发展报告（2014）
著(编)者:丁建军 冷志明 游俊　2014年9月出版 / 估价:79.00元

民间组织蓝皮书
中国民间组织报告（2014）
著(编)者:黄晓勇　2014年11月出版 / 估价:69.00元

民调蓝皮书
中国民生调查报告（2014）
著(编)者:谢耕耘　2014年5月出版 / 定价:128.00元

民族发展蓝皮书
中国民族区域自治发展报告（2014）
著(编)者:郝时远　2014年11月出版 / 估价:98.00元

女性生活蓝皮书
中国女性生活状况报告No.8（2014）
著(编)者:韩湘景　2014年4月出版 / 定价:79.00元

汽车社会蓝皮书
中国汽车社会发展报告（2014）
著(编)者:王俊秀　2014年9月出版 / 估价:59.00元

青年蓝皮书
中国青年发展报告（2014）No.2
著(编)者:廉思　2014年4月出版 / 定价:59.00元

全球环境竞争力绿皮书
全球环境竞争力发展报告（2014）
著(编)者:李建平　李闽榕　王金南　2014年11月出版 / 估价:69.00元

青少年蓝皮书
中国未成年人新媒体运用报告（2014）
著(编)者:李文革　沈杰　季为民　2014年11月出版 / 估价:69.00元

区域人才蓝皮书
中国区域人才竞争力报告No.2
著(编)者:桂昭明 王辉耀　2014年11月出版 / 估价:69.00元

人才蓝皮书
中国人才发展报告（2014）
著(编)者:黄晓勇　潘晨光　2014年8月出版 / 定价:85.00元

人权蓝皮书
中国人权事业发展报告No.4（2014）
著(编)者:李君如　2014年8月出版 / 定价:99.00元

世界人才蓝皮书
全球人才发展报告No.1
著(编)者:孙学玉　张冠梓　2014年11月出版 / 估价:69.00元

社会保障绿皮书
中国社会保障发展报告（2014）No.6
著(编)者:王延中　2014年6月出版 / 定价:79.00元

社会工作蓝皮书
中国社会工作发展报告（2013~2014）
著(编)者:王杰秀　邹文开　2014年11月出版 / 估价:59.00元

社会管理蓝皮书
中国社会管理创新报告No.3
著(编)者:连玉明　2014年11月出版 / 估价:79.00元

社会蓝皮书
2014年中国社会形势分析与预测
著(编)者:李培林　陈光金　张翼 2013年12月出版 / 定价:69.00元

社会体制蓝皮书
中国社会体制改革报告No.2（2014）
著(编)者:龚维斌　2014年4月出版 / 定价:79.00元

社会心态蓝皮书
2014年中国社会心态研究报告
著(编)者:王俊秀 杨宜音　2014年9月出版 / 估价:59.00元

生态城市绿皮书
中国生态城市建设发展报告（2014）
著(编)者:刘科举　孙伟平　胡文臻　2014年6月出版 / 定价:98.00元

生态文明绿皮书
中国省域生态文明建设评价报告（ECI 2014）
著(编)者:严耕　2014年9月出版 / 估价:98.00元

世界创新竞争力黄皮书
世界创新竞争力发展报告（2014）
著(编)者:李建平 李闽榕 赵新力　2014年11月出版 / 估价:128.00元

水与发展蓝皮书
中国水风险评估报告（2014）
著(编)者:苏杨　2014年11月出版 / 估价:69.00元

土地整治蓝皮书
中国土地整治发展报告No.1
著(编)者:国土资源部土地整治中心　2014年5月出版 / 定价:89.00元

危机管理蓝皮书
中国危机管理报告（2014）
著(编)者:文学国 范正青　2014年11月出版 / 估价:79.00元

形象危机应对蓝皮书
形象危机应对研究报告（2013~2014）
著(编)者:唐钧　2014年6月出版 / 定价:149.00元

行政改革蓝皮书
中国行政体制改革报告（2013）No.3
著(编)者:魏礼群　2014年3月出版 / 定价:89.00元

医疗卫生绿皮书
中国医疗卫生发展报告No.6（2013~2014）
著(编)者:申宝忠　韩玉珍　2014年4月出版 / 定价:75.00元

政治参与蓝皮书
中国政治参与报告（2014）
著(编)者:房宁　2014年7月出版 / 定价:105.00元

政治发展蓝皮书
中国政治发展报告（2014）
著(编)者:房宁 杨海蛟　2014年5月出版 / 定价:88.00元

宗教蓝皮书
中国宗教报告（2014）
著(编)者:金泽 邱永辉　2014年11月出版 / 估价:59.00元

社会组织蓝皮书
中国社会组织评估报告（2014）
著(编)者:徐家良　2014年9月出版 / 估价:69.00元

政府绩效评估蓝皮书
中国地方政府绩效评估报告（2014）
著(编)者:贠杰　2014年9月出版 / 估价:69.00元

行业报告类

保健蓝皮书
中国保健服务产业发展报告No.2
著(编)者:中国保健协会 中共中央党校
2014年11月出版 / 估价:198.00元

保健蓝皮书
中国保健食品产业发展报告No.2
著(编)者:中国保健协会
中国社会科学院食品药品产业发展与监管研究中心
2014年11月出版 / 估价:198.00元

保健蓝皮书
中国保健用品产业发展报告No.2
著(编)者:中国保健协会 2014年9月出版 / 估价:198.00元

保险蓝皮书
中国保险业竞争力报告（2014）
著(编)者:罗忠敏 2014年9月出版 / 估价:98.00元

餐饮产业蓝皮书
中国餐饮产业发展报告（2014）
著(编)者:邢影 2014年6月出版 / 定价:69.00元

测绘地理信息蓝皮书
中国地理信息产业发展报告（2014）
著(编)者:徐德明 2014年12月出版 / 估价:98.00元

茶业蓝皮书
中国茶产业发展报告 （2014）
著(编)者:杨江帆 李闽榕 2014年9月出版 / 估价:79.00元

产权市场蓝皮书
中国产权市场发展报告（2014）
著(编)者:曹和平 2014年9月出版 / 估价:69.00元

产业安全蓝皮书
中国烟草产业安全报告（2014）
著(编)者:李孟刚 杜秀亭 2014年1月出版 / 定价:69.00元

产业安全蓝皮书
中国出版与传媒安全报告（2014）
著(编)者:北京交通大学中国产业安全研究中心
2014年9月出版 / 估价:59.00元

产业安全蓝皮书
中国医疗产业安全报告（2013~2014）
著(编)者:李孟刚 高献书 2014年1月出版 / 定价:59.00元

产业安全蓝皮书
中国文化产业安全蓝皮书(2014)
著(编)者:北京印刷学院文化产业安全研究院
2014年4月出版 / 定价:69.00元

产业安全蓝皮书
中国出版传媒产业安全报告（2014）
著(编)者:北京印刷学院文化产业安全研究院
2014年4月出版/ 定价:89.00元

典当业蓝皮书
中国典当行业发展报告（2013~2014）
著(编)者:黄育华 王力 张红地
2014年10月出版 / 估价:69.00元

电子商务蓝皮书
中国城市电子商务影响力报告（2014）
著(编)者:荆林波 2014年11月出版 / 估价:69.00元

电子政务蓝皮书
中国电子政务发展报告（2014）
著(编)者:洪毅 王长胜 2014年9月出版 / 估价:59.00元

杜仲产业绿皮书
中国杜仲橡胶资源与产业发展报告（2014）
著(编)者:杜红岩 胡文臻 俞瑞
2014年9月出版 / 估价:99.00元

房地产蓝皮书
中国房地产发展报告No.11（2014）
著(编)者:魏后凯 李景国 2014年5月出版 / 定价:79.00元

服务外包蓝皮书
中国服务外包产业发展报告（2014）
著(编)者:王晓红 刘德军 2014年6月出版 / 定价:89.00元

高端消费蓝皮书
中国高端消费市场研究报告
著(编)者:依绍华 王雪峰 2014年9月出版 / 估价:69.00元

会展蓝皮书
中外会展业动态评估年度报告（2014）
著(编)者:张敏 2014年11月出版 / 估价:68.00元

互联网金融蓝皮书
中国互联网金融发展报告（2014）
著(编)者:芮晓武 刘烈宏 2014年8月出版 / 定价:79.00元

基金会绿皮书
中国基金会发展独立研究报告（2014）
著(编)者:基金会中心网 2014年8月出版 / 定价:88.00元

金融监管蓝皮书
中国金融监管报告（2014）
著(编)者:胡滨 2014年5月出版 / 定价:69.00元

金融蓝皮书
中国商业银行竞争力报告（2014）
著(编)者:王松奇 2014年11月出版 / 估价:79.00元

金融蓝皮书
中国金融发展报告（2014）
著(编)者:李扬 王国刚 2013年12月出版 / 定价:65.00元

金融信息服务蓝皮书
金融信息服务业发展报告（2014）
著(编)者:鲁广锦 2014年11月出版 / 估价:69.00元

抗衰老医学蓝皮书
抗衰老医学发展报告（2014）
著(编)者:罗伯特·高德曼 罗纳德·科莱兹
尼尔·布什 朱敏 金大鹏 郭弋
2014年11月出版 / 估价:69.00元

客车蓝皮书
中国客车产业发展报告（2014）
著(编)者:姚蔚 2014年12月出版 / 估价:69.00元

科学传播蓝皮书
中国科学传播报告（2013~2014）
著(编)者:詹正茂 2014年7月出版 / 定价:69.00元

流通蓝皮书
中国商业发展报告（2013~2014）
著(编)者:荆林波 2014年5月出版 / 定价:89.00元

临空经济蓝皮书
中国临空经济发展报告（2014）
著(编)者:连玉明 2014年9月出版 / 估价:69.00元

旅游安全蓝皮书
中国旅游安全报告（2014）
著(编)者:郑向敏 谢朝武 2014年5月出版 / 定价:98.00元

旅游绿皮书
2013~2014年中国旅游发展分析与预测
著(编)者:宋瑞 2014年9月出版 / 定价:79.00元

民营医院蓝皮书
中国民营医院发展报告（2014）
著(编)者:朱幼棣 2014年10月出版 / 估价:69.00元

闽商蓝皮书
闽商发展报告（2014）
著(编)者:李闽榕 王日根 2014年12月出版 / 估价:69.00元

能源蓝皮书
中国能源发展报告（2014）
著(编)者:崔民选 王军生 陈义和
2014年8月出版 / 定价:79.00元

农产品流通蓝皮书
中国农产品流通产业发展报告（2014）
著(编)者:贾敬敦 王炳南 张玉玺 张鹏毅 陈丽华
2014年9月出版 / 估价:89.00元

期货蓝皮书
中国期货市场发展报告（2014）
著(编)者:荆林波 2014年6月出版 / 估价:98.00元

企业蓝皮书
中国企业竞争力报告（2014）
著(编)者:金碚 2014年11月出版 / 估价:89.00元

汽车安全蓝皮书
中国汽车安全发展报告（2014）
著(编)者:中国汽车技术研究中心
2014年4月出版 / 估价:79.00元

汽车蓝皮书
中国汽车产业发展报告（2014）
著(编)者:国务院发展研究中心产业经济研究部
中国汽车工程学会 大众汽车集团（中国）
2014年7月出版 / 定价:128.00元

清洁能源蓝皮书
国际清洁能源发展报告（2014）
著(编)者:国际清洁能源论坛（澳门）
2014年9月出版 / 估价:89.00元

群众体育蓝皮书
中国群众体育发展报告（2014）
著(编)者:刘国永 杨桦 2014年8月出版 / 定价:69.00元

人力资源蓝皮书
中国人力资源发展报告（2014）
著(编)者:吴江 2014年9月出版 / 估价:69.00元

软件和信息服务业蓝皮书
中国软件和信息服务业发展报告（2014）
著(编)者:洪京一 工业和信息化部电子科学技术情报研究所
2014年11月出版 / 估价:98.00元

商会蓝皮书
中国商会发展报告 No.4（2014）
著(编)者:黄孟复 2014年9月出版 / 估价:59.00元

上市公司蓝皮书
中国上市公司非财务信息披露报告（2014）
著(编)者:钟宏武 张旺 张蒽 等
2014年12月出版 / 估价:59.00元

食品药品蓝皮书
食品药品安全与监管政策研究报告（2014）
著(编)者:唐民皓 2014年11月出版 / 估价:69.00元

世界旅游城市绿皮书
世界旅游城市发展报告（2013）（中英文双语）
著(编)者:周正宇 鲁勇 2014年6月出版 / 定价:88.00元

世界能源蓝皮书
世界能源发展报告（2014）
著(编)者:黄晓勇 2014年6月出版 / 定价:99.00元

私募市场蓝皮书
中国私募股权市场发展报告（2014）
著(编)者:曹和平 2014年9月出版 / 估价:69.00元

体育蓝皮书
中国体育产业发展报告（2014）
著(编)者:阮伟 钟秉枢 2014年7月出版 / 定价:69.00元

体育蓝皮书·公共体育服务
中国公共体育服务发展报告（2014）
著(编)者:戴健 2014年12月出版 / 估价:69.00元

投资蓝皮书
中国企业海外投资发展报告（2013~2014）
著(编)者:陈文晖 薛誉华 2014年9月出版 / 定价:69.00元

物联网蓝皮书
中国物联网发展报告（2014）
著(编)者:龚六堂　2014年9月出版 / 估价:59.00元

西部工业蓝皮书
中国西部工业发展报告（2014）
著(编)者:方行明 刘方健 姜凌等
2014年9月出版 / 估价:69.00元

西部金融蓝皮书
中国西部金融发展报告（2013~2014）
著(编)者:李忠民　2014年8月出版 / 定价:75.00元

新能源汽车蓝皮书
中国新能源汽车产业发展报告（2014）
著(编)者:中国汽车技术研究中心
日产（中国）投资有限公司
东风汽车有限公司
2014年8月出版 / 定价:69.00元

信托蓝皮书
中国信托投资报告（2014）
著(编)者:杨金龙 刘屹　2014年11月出版 / 估价:69.00元

信托市场蓝皮书
中国信托业市场报告（2013~2014）
著(编)者:李旸　2014年1月出版 / 定价:198.00元

信息化蓝皮书
中国信息化形势分析与预测（2014）
著(编)者:周宏仁　2014年8月出版 / 定价:98.00元

信用蓝皮书
中国信用发展报告（2014）
著(编)者:章政 田侃　2014年9月出版 / 估价:69.00元

休闲绿皮书
2014年中国休闲发展报告
著(编)者:刘德谦　唐兵　宋瑞
2014年11月出版 / 估价:59.00元

养老产业蓝皮书
中国养老产业发展报告（2013~2014年）
著(编)者:张车伟　2014年9月出版 / 估价:69.00元

移动互联网蓝皮书
中国移动互联网发展报告（2014）
著(编)者:官建文　2014年6月出版 / 定价:79.00元

医药蓝皮书
中国医药产业园战略发展报告（2013~2014）
著(编)者:裴长洪　房书亭　吴滌心
2014年3月出版 / 定价:89.00元

医药蓝皮书
中国药品市场报告（2014）
著(编)者:程锦锥 朱恒鹏　2014年12月出版 / 估价:79.00元

中国总部经济蓝皮书
中国总部经济发展报告（2013~2014）
著(编)者:赵弘　2014年5月出版 / 定价:79.00元

珠三角流通蓝皮书
珠三角商圈发展研究报告（2014）
著(编)者:王先庆 林至颖　2014年11月出版 / 定价:69.00元

住房绿皮书
中国住房发展报告（2013~2014）
著(编)者:倪鹏飞　2013年12月出版 / 定价:79.00元

资本市场蓝皮书
中国场外交易市场发展报告（2013~2014）
著(编)者:高峦　2014年8月出版 / 定价:79.00元

资产管理蓝皮书
中国资产管理行业发展报告（2014）
著(编)者:郑智　2014年7月出版 / 定价:79.00元

支付清算蓝皮书
中国支付清算发展报告（2014）
著(编)者:杨涛　2014年5月出版 / 定价:45.00元

中国上市公司蓝皮书
中国上市公司发展报告（2014）
著(编)者:许雄斌　张平　2014年9月出版 / 定价:98.00元

文化传媒类

传媒蓝皮书
中国传媒产业发展报告（2014）
著(编)者:崔保国　2014年4月出版 / 定价:98.00元

传媒竞争力蓝皮书
中国传媒国际竞争力研究报告（2014）
著(编)者:李本乾　2014年9月出版 / 估价:69.00元

创意城市蓝皮书
武汉市文化创意产业发展报告（2014）
著(编)者:张京成　黄永林　2014年10月出版 / 估价:69.00元

电视蓝皮书
中国电视产业发展报告（2014）
著(编)者:卢斌　2014年9月出版 / 估价:79.00元

电影蓝皮书
中国电影出版发展报告（2014）
著(编)者:卢斌　2014年9月出版 / 估价:79.00元

动漫蓝皮书
中国动漫产业发展报告（2014）
著(编)者:卢斌　郑玉明　牛兴侦　2014年7月出版 / 定价:79.00元

广电蓝皮书
中国广播电影电视发展报告（2014）
著(编)者：杨明品 2014年7月出版 / 估价:98.00元

广告主蓝皮书
中国广告主营销传播趋势报告N0.8
著(编)者:中国传媒大学广告主研究所
中国广告主营销传播创新研究课题组
黄升民 杜国清 邵华冬等
2014年11月出版 / 估价:98.00元

国际传播蓝皮书
中国国际传播发展报告（2014）
著(编)者:胡正荣 李继东 姬德强
2014年7月出版 / 定价:89.00元

纪录片蓝皮书
中国纪录片发展报告（2014）
著(编)者:何苏六 2014年10月出版 / 估价:89.00元

两岸文化蓝皮书
两岸文化产业合作发展报告（2014）
著(编)者:胡惠林 李保宗 2014年7月出版 / 定价:79.00元

媒介与女性蓝皮书
中国媒介与女性发展报告（2014）
著(编)者:刘利群 2014年11月出版 / 估价:69.00元

全球传媒蓝皮书
全球传媒产业发展报告（2014）
著(编)者:胡正荣 2014年12月出版 / 估价:79.00元

视听新媒体蓝皮书
中国视听新媒体发展报告（2014）
著(编)者:庞井君 2014年11月出版 / 估价:148.00元

文化创新蓝皮书
中国文化创新报告（2014）No.5
著(编)者:于平 傅才武 2014年4月出版 / 定价:79.00元

文化科技蓝皮书
文化科技融合与创意城市发展报告（2014）
著(编)者:李凤亮 于平 2014年11月出版 / 估价:79.00元

文化蓝皮书
中国文化产业发展报告（2014）
著(编)者:张晓明 王家新 章建刚
2014年4月出版 / 定价:79.00元

文化蓝皮书
中国文化产业供需协调增长测评报（2014）
著(编)者:王亚楠 2014年2月出版 / 定价:79.00元

文化蓝皮书
中国城镇文化消费需求景气评价报告（2014）
著(编)者:王亚南 张晓明 祁述裕
2014年11月出版 / 估价:79.00元

文化蓝皮书
中国公共文化服务发展报告（2014）
著(编)者:于群 李国新 2014年10月出版 / 估价:98.00元

文化蓝皮书
中国文化消费需求景气评价报告（2014）
著(编)者:王亚南 张晓明 祁述裕 郝朴宁
2014年11月出版 / 估价:79.00元

文化蓝皮书
中国乡村文化消费需求景气评价报告（2014）
著(编)者:王亚南 2014年11月出版 / 估价:79.00元

文化蓝皮书
中国中心城市文化消费需求景气评价报告（2014）
著(编)者:王亚南 2014年11月出版 / 估价:79.00元

文化蓝皮书
中国少数民族文化发展报告（2014）
著(编)者:武翠英 张晓明 张学进
2014年11月出版 / 估价:69.00元

文化建设蓝皮书
中国文化发展报告（2013）
著(编)者:江畅 孙伟平 戴茂堂
2014年4月出版 / 定价:138.00元

文化品牌蓝皮书
中国文化品牌发展报告（2014）
著(编)者:欧阳友权 2014年4月出版 / 定价:79.00元

文化遗产蓝皮书
中国文化遗产事业发展报告（2014）
著(编)者:刘世锦 2014年9月出版 / 估价:79.00元

文学蓝皮书
中国文情报告（2013~2014）
著(编)者:白烨 2014年5月出版 / 定价:49.00元

新媒体蓝皮书
中国新媒体发展报告No.5（2014）
著(编)者:唐绪军 2014年6月出版 / 定价:79.00元

移动互联网蓝皮书
中国移动互联网发展报告（2014）
著(编)者:官建文 2014年6月出版 / 定价:79.00元

游戏蓝皮书
中国游戏产业发展报告（2014）
著(编)者:卢斌 2014年9月出版 / 估价:79.00元

舆情蓝皮书
中国社会舆情与危机管理报告（2014）
著(编)者:谢耘耕 2014年8月出版 / 定价:98.00元

粤港澳台文化蓝皮书
粤港澳台文化创意产业发展报告（2014）
著(编)者:丁未 2014年9月出版 / 估价:69.00元

地方发展类

安徽蓝皮书
安徽社会发展报告（2014）
著(编)者:程桦　2014年4月出版 / 定价:79.00元

安徽经济蓝皮书
皖江城市带承接产业转移示范区建设报告（2014）
著(编)者:丁海中　2014年4月出版 / 定价:69.00元

安徽社会建设蓝皮书
安徽社会建设分析报告（2014）
著(编)者:黄家海 王开玉 蔡宪　2014年9月出版 / 估价:69.00元

北京蓝皮书
北京公共服务发展报告（2013~2014）
著(编)者:施昌奎　2014年2月出版 / 定价:69.00元

北京蓝皮书
北京经济发展报告（2013~2014）
著(编)者:杨松　2014年4月出版 / 定价:79.00元

北京蓝皮书
北京社会发展报告（2013~2014）
著(编)者:缪青　2014年5月出版 / 定价:79.00元

北京蓝皮书
北京社会治理发展报告（2013~2014）
著(编)者:殷星辰　2014年4月出版 / 定价:79.00元

北京蓝皮书
中国社区发展报告（2013~2014）
著(编)者:于燕燕　2014年6月出版 / 定价:69.00元

北京蓝皮书
北京文化发展报告（2013~2014）
著(编)者:李建盛　2014年4月出版 / 定价:79.00元

北京旅游绿皮书
北京旅游发展报告（2014）
著(编)者:北京旅游学会　2014年7月出版 / 定价:88.00元

北京律师蓝皮书
北京律师发展报告No.2（2014）
著(编)者:王隽 周塞军　2014年9月出版 / 估价:79.00元

北京人才蓝皮书
北京人才发展报告（2014）
著(编)者:于淼　2014年10月出版 / 估价:89.00元

北京社会心态蓝皮书
北京社会心态分析报告（2013~2014）
著(编)者:北京社会心理研究所
2014年9月出版 / 估价:79.00元

城乡一体化蓝皮书
中国城乡一体化发展报告·北京卷（2014）
著(编)者:张宝秀 黄序　2014年11月出版 / 估价:79.00元

创意城市蓝皮书
北京文化创意产业发展报告（2014）
著(编)者:张京成 王国华　2014年10月出版 / 估价:69.00元

创意城市蓝皮书
重庆创意产业发展报告（2014）
著(编)者:程宁宁　2014年4月出版 / 定价:89.00元

创意城市蓝皮书
青岛文化创意产业发展报告（2013~2014）
著(编)者:马达 张丹妮　2014年6月出版 / 定价:79.00元

创意城市蓝皮书
无锡文化创意产业发展报告（2014）
著(编)者:庄若江 张鸣年　2014年11月出版 / 估价:75.00元

服务业蓝皮书
广东现代服务业发展报告（2014）
著(编)者:祁明 程晓　2014年11月出版 / 估价:69.00元

甘肃蓝皮书
甘肃舆情分析与预测（2014）
著(编)者:陈双梅 郝树声　2014年1月出版 / 定价:69.00元

甘肃蓝皮书
甘肃县域经济综合竞争力报告（2014）
著(编)者:刘进军　2014年1月出版 / 定价:69.00元

甘肃蓝皮书
甘肃县域社会发展评价报告（2014）
著(编)者:魏胜文　2014年9月出版 / 估价:69.00元

甘肃蓝皮书
甘肃经济发展分析与预测（2014）
著(编)者:朱智文 罗哲　2014年1月出版 / 定价:69.00元

甘肃蓝皮书
甘肃社会发展分析与预测（2014）
著(编)者:安文华 包晓霞　2014年1月出版 / 定价:69.00元

甘肃蓝皮书
甘肃文化发展分析与预测（2014）
著(编)者:王福生 周小华　2014年1月出版 / 定价:69.00元

广东蓝皮书
广东省电子商务发展报告（2014）
著(编)者:黄建明 祁明　2014年11月出版 / 估价:69.00元

广东蓝皮书
广东社会工作发展报告（2014）
著(编)者:罗观翠　2014年6月出版 / 定价:89.00元

广东外经贸蓝皮书
广东对外经济贸易发展研究报告（2014）
著(编)者:陈万灵　2014年6月出版 / 定价:79.00元

广西北部湾经济区蓝皮书
广西北部湾经济区开放开发报告（2014）
著(编)者:广西北部湾经济区规划建设管理委员会办公室
广西社会科学院 广西北部湾发展研究院
2014年11月出版 / 估价:69.00元

广州蓝皮书
2014年中国广州经济形势分析与预测
著(编)者:庾建设 沈奎 郭志勇 2014年6月出版 / 定价:79.00元

广州蓝皮书
2014年中国广州社会形势分析与预测
著(编)者:张强 陈怡霓 2014年5月出版 / 定价:69.00元

广州蓝皮书
广州城市国际化发展报告（2014）
著(编)者:朱名宏 2014年9月出版 / 估价:59.00元

广州蓝皮书
广州创新型城市发展报告（2014）
著(编)者:李江涛 2014年7月出版 / 定价:69.00元

广州蓝皮书
广州经济发展报告（2014）
著(编)者:李江涛 朱名宏 2014年5月出版 / 定价:69.00元

广州蓝皮书
广州农村发展报告（2014）
著(编)者:李江涛 汤锦华 2014年8月出版 / 定价:69.00元

广州蓝皮书
广州青年发展报告（2014）
著(编)者:魏国华 张强 2014年9月出版 / 估价:65.00元

广州蓝皮书
广州汽车产业发展报告（2014）
著(编)者:李江涛 2014年10月出版 / 估价:69.00元

广州蓝皮书
广州商贸业发展报告（2014）
著(编)者:李江涛 王旭东 荀振英
2014年6月出版 / 定价:69.00元

广州蓝皮书
广州文化创意产业发展报告（2014）
著(编)者:甘新 2014年8月出版 / 定价:79.00元

广州蓝皮书
中国广州城市建设发展报告（2014）
著(编)者:董皞 冼伟雄 李俊夫
2014年11月出版 / 估价:69.00元

广州蓝皮书
中国广州科技和信息化发展报告（2014）
著(编)者:邹采荣 马正勇 冯元 2014年7月出版 / 定价:79.00元

广州蓝皮书
中国广州文化创意产业发展报告（2014）
著(编)者:甘新 2014年10月出版 / 估价:59.00元

广州蓝皮书
中国广州文化发展报告（2014）
著(编)者:徐俊忠 陆志强 顾涧清
2014年6月出版 / 定价:69.00元

广州蓝皮书
中国广州城市建设与管理发展报告（2014）
著(编)者:董皞 冯伟雄 2014年7月出版 / 定价:69.00元

贵州蓝皮书
贵州法治发展报告（2014）
著(编)者:吴大华 2014年3月出版 / 定价:69.00元

贵州蓝皮书
贵州人才发展报告（2014）
著(编)者:于杰 吴大华 2014年3月出版 / 定价:69.00元

贵州蓝皮书
贵州社会发展报告（2014）
著(编)者:王兴骥 2014年3月出版 / 定价:69.00元

贵州蓝皮书
贵州农村扶贫开发报告（2014）
著(编)者:王朝新 宋明 2014年9月出版 / 估价:69.00元

贵州蓝皮书
贵州文化产业发展报告（2014）
著(编)者:李建国 2014年9月出版 / 估价:69.00元

海淀蓝皮书
海淀区文化和科技融合发展报告（2014）
著(编)者:陈名杰 孟景伟 2014年11月出版 / 估价:75.00元

海峡西岸蓝皮书
海峡西岸经济区发展报告（2014）
著(编)者:福建省人民政府发展研究中心
2014年9月出版 / 估价:85.00元

杭州蓝皮书
杭州妇女发展报告（2014）
著(编)者:魏颖 2014年6月出版 / 定价:75.00元

杭州都市圈蓝皮书
杭州都市圈发展报告（2014）
著(编)者:董祖德 沈翔 2014年5月出版 / 定价:89.00元

河北经济蓝皮书
河北省经济发展报告（2014）
著(编)者:马树强 金浩 张贵 2014年4月出版 / 定价:79.00元

河北蓝皮书
河北经济社会发展报告（2014）
著(编)者:周文夫 2014年1月出版 / 定价:69.00元

河南经济蓝皮书
2014年河南经济形势分析与预测
著(编)者:胡五岳 2014年3月出版 / 定价:69.00元

河南蓝皮书

2014年河南社会形势分析与预测
著(编)者:刘道兴 牛苏林 2014年1月出版 / 定价:69.00元

河南蓝皮书
河南城市发展报告（2014）
著(编)者:谷建全 王建国 2014年1月出版 / 定价:59.00元

河南蓝皮书
河南法治发展报告（2014）
著(编)者:丁同民 闫德民 2014年3月出版 / 定价:69.00元

河南蓝皮书
河南金融发展报告（2014）
著(编)者:喻新安 谷建全 2014年4月出版 / 定价:69.00元

河南蓝皮书
河南经济发展报告（2014）
著(编)者:喻新安 2013年12月出版 / 定价:69.00元

河南蓝皮书
河南文化发展报告（2014）
著(编)者:卫绍生 2014年1月出版 / 定价:69.00元

河南蓝皮书
河南工业发展报告（2014）
著(编)者:龚绍东 2014年1月出版 / 定价:69.00元

河南蓝皮书
河南商务发展报告（2014）
著(编)者:焦锦淼 穆荣国 2014年5月出版 / 定价:88.00元

黑龙江产业蓝皮书
黑龙江产业发展报告（2014）
著(编)者:于渤 2014年10月出版 / 估价:79.00元

黑龙江蓝皮书
黑龙江经济发展报告（2014）
著(编)者:张新颖 2014年1月出版 / 定价:69.00元

黑龙江蓝皮书
黑龙江社会发展报告（2014）
著(编)者:艾书琴 2014年1月出版 / 定价:69.00元

湖南城市蓝皮书
城市社会管理
著(编)者:罗海藩 2014年10月出版 / 估价:59.00元

湖南蓝皮书
2014年湖南产业发展报告
著(编)者:梁志峰 2014年4月出版 / 定价:128.00元

湖南蓝皮书
2014年湖南电子政务发展报告
著(编)者:梁志峰 2014年4月出版 / 定价:128.00元

湖南蓝皮书
2014年湖南法治发展报告
著(编)者:梁志峰 2014年9月出版 / 估价:79.00元

湖南蓝皮书
2014年湖南经济展望
著(编)者:梁志峰 2014年4月出版 / 定价:128.00元

湖南蓝皮书
2014年湖南两型社会发展报告
著(编)者:梁志峰 2014年4月出版 / 定价:128.00元

湖南蓝皮书
2014年湖南社会发展报告
著(编)者:梁志峰 2014年4月出版 / 定价:128.00元

湖南蓝皮书
2014年湖南县域经济社会发展报告
著(编)者:梁志峰 2014年4月出版 / 定价:128.00元

湖南县域绿皮书
湖南县域发展报告No.2
著(编)者:朱有志 袁准 周小毛 2014年11月出版 / 估价:69.00元

沪港蓝皮书
沪港发展报告（2014）
著(编)者:尤安山 2014年9月出版 / 估价:89.00元

吉林蓝皮书
2014年吉林经济社会形势分析与预测
著(编)者:马克 2014年1月出版 / 定价:79.00元

济源蓝皮书
济源经济社会发展报告（2014）
著(编)者:喻新安 2014年4月出版 / 定价:69.00元

江苏法治蓝皮书
江苏法治发展报告No.3（2014）
著(编)者:李力 龚廷泰 2014年11月出版 / 估价:88.00元

京津冀蓝皮书
京津冀发展报告（2014）
著(编)者:文魁 祝尔娟 2014年3月出版 / 定价:79.00元

经济特区蓝皮书
中国经济特区发展报告（2013）
著(编)者:陶一桃 2014年4月出版 / 定价:89.00元

辽宁蓝皮书
2014年辽宁经济社会形势分析与预测
著(编)者:曹晓峰 张晶 2014年1月出版 / 定价:79.00元

流通蓝皮书
湖南省商贸流通产业发展报告No.2
著(编)者:柳思维 2014年10月出版 / 估价:75.00元

内蒙古蓝皮书
内蒙古反腐倡廉建设报告No.1
著(编)者:张志华 无极 2013年12月出版 / 定价:69.00元

浦东新区蓝皮书
上海浦东经济发展报告（2014）
著(编)者:沈开艳 陆沪根 2014年1月出版 / 估价:59.00元

侨乡蓝皮书
中国侨乡发展报告（2014）
著(编)者:郑一省　2014年9月出版 / 估价:69.00元

青海蓝皮书
2014年青海经济社会形势分析与预测
著(编)者:赵宗福　2014年2月出版 / 定价:69.00元

人口与健康蓝皮书
深圳人口与健康发展报告（2014）
著(编)者:陆杰华　江捍平　2014年10月出版 / 估价:98.00元

山东蓝皮书
山东经济形势分析与预测（2014）
著(编)者:张华　唐洲雁　2014年6月出版 / 定价:89.00元

山东蓝皮书
山东社会形势分析与预测（2014）
著(编)者:张华　唐洲雁　2014年6月出版 / 定价:89.00元

山东蓝皮书
山东文化发展报告（2014）
著(编)者:张华　唐洲雁　2014年6月出版 / 定价:98.00元

山西蓝皮书
山西资源型经济转型发展报告（2014）
著(编)者:李志强　2014年5月出版 / 定价:98.00元

陕西蓝皮书
陕西经济发展报告（2014）
著(编)者:任宗哲　石英　裴成荣　2014年2月出版 / 定价:69.00元

陕西蓝皮书
陕西社会发展报告（2014）
著(编)者:任宗哲 石英 牛昉　2014年2月出版 / 定价:65.00元

陕西蓝皮书
陕西文化发展报告（2014）
著(编)者:任宗哲 石英 王长寿　2014年3月出版 / 定价:59.00元

陕西蓝皮书
丝绸之路经济带发展报告（2014）
著(编)者:任宗哲 石英 白宽犁　2014年8月出版 / 定价:79.00元

上海蓝皮书
上海传媒发展报告（2014）
著(编)者:强荧 焦雨虹　2014年1月出版 / 定价:79.00元

上海蓝皮书
上海法治发展报告（2014）
著(编)者:叶青　2014年4月出版 / 定价:69.00元

上海蓝皮书
上海经济发展报告（2014）
著(编)者:沈开艳　2014年1月出版 / 定价:69.00元

上海蓝皮书
上海社会发展报告（2014）
著(编)者:卢汉龙 周海旺　2014年1月出版 / 定价:69.00元

上海蓝皮书
上海文化发展报告（2014）
著(编)者:蒯大申　2014年1月出版 / 定价:69.00元

上海蓝皮书
上海文学发展报告（2014）
著(编)者:陈圣来　2014年1月出版 / 定价:69.00元

上海蓝皮书
上海资源环境发展报告（2014）
著(编)者:周冯琦　汤庆合　任文伟
2014年1月出版 / 定价:69.00元

上饶蓝皮书
上饶发展报告（2013~2014）
著(编)者:朱寅健　2014年3月出版 / 定价:128.00元

社会建设蓝皮书
2014年北京社会建设分析报告
著(编)者:宋贵伦　冯虹　2014年7月出版 / 定价:79.00元

深圳蓝皮书
深圳经济发展报告（2014）
著(编)者:张骁儒　2014年7月出版 / 定价:79.00元

深圳蓝皮书
深圳劳动关系发展报告（2014）
著(编)者:汤庭芬　2014年6月出版 / 定价:75.00元

深圳蓝皮书
深圳社会发展报告（2014）
著(编)者:吴忠 余智晟　2014年11月出版 / 估价:69.00元

深圳蓝皮书
深圳社会建设与发展报告（2014）
著(编)者:叶民辉 张骁儒　2014年7月出版 / 定价:89.00元

四川蓝皮书
四川文化产业发展报告（2014）
著(编)者:侯水平　2014年2月出版 / 定价:69.00元

四川蓝皮书
四川企业社会责任研究报告（2014）
著(编)者:侯水平　盛毅　2014年4月出版 / 定价:79.00元

温州蓝皮书
2014年温州经济社会形势分析与预测
著(编)者:潘忠强 王春光　金浩　2014年4月出版 / 定价:69.00元

温州蓝皮书
浙江温州金融综合改革试验区发展报告（2013~2014
著(编)者:钱水土　王去非　李义超
2014年9月出版 / 估价:69.00元

扬州蓝皮书
扬州经济社会发展报告（2014）
著(编)者:张爱军　2014年9月出版 / 估价:78.00元

义乌蓝皮书
浙江义乌市国际贸易综合改革试验区发展报告（2013~2014）
著(编)者:马淑琴 刘文革 周松强
2014年9月出版 / 估价:69.00元

云南蓝皮书
中国面向西南开放重要桥头堡建设发展报告（2014）
著(编)者:刘绍怀　2014年12月出版 / 估价:69.00元

长株潭城市群蓝皮书
长株潭城市群发展报告（2014）
著(编)者:张萍　2014年10月出版 / 估价:69.00元

郑州蓝皮书
2014年郑州文化发展报告
著(编)者:王哲　2014年11月出版 / 估价:69.00元

国别与地区类

G20国家创新竞争力黄皮书
二十国集团（G20）国家创新竞争力发展报告（2014）
著(编)者:李建平 李闽榕 赵新力
2014年9月出版 / 估价:118.00元

阿拉伯黄皮书
阿拉伯发展报告（2013~2014）
著(编)者:马晓霖　2014年4月出版 / 定价:79.00元

澳门蓝皮书
澳门经济社会发展报告（2013~2014）
著(编)者:吴志良 郝雨凡　2014年4月出版 / 定价:79.00元

北部湾蓝皮书
泛北部湾合作发展报告（2014）
著(编)者:吕余生　2014年11月出版 / 估价:79.00元

大湄公河次区域蓝皮书
大湄公河次区域合作发展报告（2014）
著(编)者:刘稚　2014年11月出版 / 估价:79.00元

大洋洲蓝皮书
大洋洲发展报告（2013~2014）
著(编)者:喻常森　2014年8月出版 / 定价:89.00元

德国蓝皮书
德国发展报告（2014）
著(编)者:郑春荣 伍慧萍 等　2014年6月出版 / 定价:69.00元

东北亚黄皮书
东北亚地区政治与安全报告（2014）
著(编)者:黄凤志 刘雪莲　2014年11月出版 / 估价:69.00元

东盟黄皮书
东盟发展报告（2013）
著(编)者:崔晓麟　2014年5月出版 / 定价:75.00元

东南亚蓝皮书
东南亚地区发展报告（2013~2014）
著(编)者:王勤　2014年4月出版 / 定价:79.00元

俄罗斯黄皮书
俄罗斯发展报告（2014）
著(编)者:李永全　2014年7月出版 / 估价:79.00元

非洲黄皮书
非洲发展报告No.16（2013~2014）
著(编)者:张宏明　2014年7月出版 / 定价:79.00元

国际形势黄皮书
全球政治与安全报告（2014）
著(编)者:李慎明 张宇燕　2014年1月出版 / 定价:69.00元

韩国蓝皮书
韩国发展报告（2014）
著(编)者:牛林杰 刘宝全　2014年11月出版 / 估价:69.00元

加拿大蓝皮书
加拿大发展报告（2014）
著(编)者:仲伟合　2014年4月出版 / 定价:89.00元

柬埔寨蓝皮书
柬埔寨国情报告（2014）
著(编)者:毕世鸿　2014年11月出版 / 估价:79.00元

拉美黄皮书
拉丁美洲和加勒比发展报告（2013~2014）
著(编)者:吴白乙　2014年4月出版 / 定价:89.00元

老挝蓝皮书
老挝国情报告（2014）
著(编)者:卢光盛 方芸 吕星　2014年11月出版 / 估价:79.00元

美国蓝皮书
美国研究报告（2014）
著(编)者:黄平 郑秉文　2014年7月出版 / 定价:89.00元

缅甸蓝皮书
缅甸国情报告（2014）
著(编)者:李晨阳　2014年8月出版 / 定价:79.00元

欧洲蓝皮书
欧洲发展报告（2013~2014）
著(编)者:周弘　2014年6月出版 / 定价:89.00元

葡语国家蓝皮书
巴西发展与中巴关系报告2014（中英文）
著(编)者:张曙光　David T. Ritchie
2014年11月出版 / 估价:69.00元

日本经济蓝皮书
日本经济与中日经贸关系研究报告（2014）
著(编)者:王洛林 张季风　2014年5月出版 / 定价:79.00元

日本蓝皮书
日本发展报告（2014）
著(编)者:李薇　2014年3月出版 / 定价:69.00元

上海合作组织黄皮书
上海合作组织发展报告（2014）
著(编)者:李进峰 吴宏伟 李伟　2014年9月出版 / 定价:89.00元

世界创新竞争力黄皮书
世界创新竞争力发展报告（2014）
著(编)者:李建平　2014年9月出版 / 估价:148.00元

世界社会主义黄皮书
世界社会主义跟踪研究报告（2013~2014）
著(编)者:李慎明　2014年3月出版 / 定价:198.00元

泰国蓝皮书
泰国国情报告（2014）
著(编)者:邹春萌　2014年11月出版 / 估价:79.00元

土耳其蓝皮书
土耳其发展报告（2014）
著(编)者:郭长刚　刘义　2014年9月出版 / 定价:89.00元

亚太蓝皮书
亚太地区发展报告（2014）
著(编)者:李向阳　2014年1月出版 / 定价:59.00元

印度蓝皮书
印度国情报告（2012~2013）
著(编)者:吕昭义　2014年5月出版 / 定价:89.00元

印度洋地区蓝皮书
印度洋地区发展报告（2014）
著(编)者:汪戎　2014年3月出版 / 定价:79.00元

中东黄皮书
中东发展报告No.15（2014）
著(编)者:杨光　2014年10月出版 / 估价:59.00元

中欧关系蓝皮书
中欧关系研究报告（2014）
著(编)者:周弘　2013年12月出版 / 定价:98.00元

中亚黄皮书
中亚国家发展报告（2014）
著(编)者:孙力　吴宏伟　2014年9月出版 / 定价:89.00元

皮书大事记

☆ 2014年8月，第十五次全国皮书年会（2014）在贵阳召开，第五届优秀皮书奖颁发，本届开始皮书及报告将同时评选。

☆ 2013年6月，依据《中国社会科学院皮书资助规定（试行）》公布2013年拟资助的40种皮书名单。

☆ 2012年12月，《中国社会科学院皮书资助规定（试行）》由中国社会科学院科研局正式颁布实施。

☆ 2011年，部分重点皮书纳入院创新工程。

☆ 2011年8月，2011年皮书年会在安徽合肥举行，这是皮书年会首次由中国社会科学院主办。

☆ 2011年2月，“2011年全国皮书研讨会”在北京京西宾馆举行。王伟光院长（时任常务副院长）出席并讲话。本次会议标志着皮书及皮书研创出版从一个具体出版单位的出版产品和出版活动上升为由中国社会科学院牵头的国家哲学社会科学智库产品和创新活动。

☆ 2010年9月，“2010年中国经济社会形势报告会暨第十一次全国皮书工作研讨会”在福建福州举行，高全立副院长参加会议并做学术报告。

☆ 2010年9月，皮书学术委员会成立，由我院李扬副院长领衔，并由在各个学科领域有一定的学术影响力、了解皮书编创出版并持续关注皮书品牌的专家学者组成。皮书学术委员会的成立为进一步提高皮书这一品牌的学术质量、为学术界构建一个更大的学术出版与学术推广平台提供了专家支持。

☆ 2009年8月，“2009年中国经济社会形势分析与预测暨第十次皮书工作研讨会”在辽宁丹东举行。李扬副院长参加本次会议，本次会议颁发了首届优秀皮书奖，我院多部皮书获奖。

社会科学文献出版社
SOCIAL SCIENCES ACADEMIC PRESS (CHINA)

社会科学文献出版社成立于1985年，是直属于中国社会科学院的人文社会科学专业学术出版机构。

成立以来，特别是1998年实施第二次创业以来，依托于中国社会科学院丰厚的学术出版和专家学者两大资源，坚持“创社科经典，出传世文献”的出版理念和“权威、前沿、原创”的产品定位，社科文献立足内涵式发展道路，从战略层面推动学术出版的五大能力建设，逐步走上了学术产品的系列化、规模化、数字化、国际化、市场化经营道路。

先后策划出版了著名的图书品牌和学术品牌“皮书”系列、“列国志”、“社科文献精品译库”、“中国史话”、“全球化译丛”、“气候变化与人类发展译丛”“近世中国”等一大批既有学术影响又有市场价值的系列图书。形成了较强的学术出版能力和资源整合能力，年发稿3.5亿字，年出版新书1200余种，承印发行中国社科院院属期刊近70种。

2012年，《社会科学文献出版社学术著作出版规范》修订完成。同年10月，社会科学文献出版社参加了由新闻出版总署召开加强学术著作出版规范座谈会，并代表50多家出版社发起实施学术著作出版规范的倡议。2013年，社会科学文献出版社参与新闻出版总署学术著作规范国家标准的起草工作。

依托于雄厚的出版资源整合能力，社会科学文献出版社长期以来一直致力于从内容资源和数字平台两个方面实现传统出版的再造，并先后推出了皮书数据库、列国志数据库、中国田野调查数据库等一系列数字产品。

在国内原创著作、国外名家经典著作大量出版，数字出版突飞猛进的同时，社会科学文献出版社在学术出版国际化方面也取得了不俗的成绩。先后与荷兰博睿等十余家国际出版机构合作面向海外推出了《经济蓝皮书》《社会蓝皮书》等十余种皮书的英文版、俄文版、日文版等。

此外，社会科学文献出版社积极与中央和地方各类媒体合作，联合大型书店、学术书店、机场书店、网络书店、图书馆，逐步构建起了强大的学术图书的内容传播力和社会影响力，学术图书的媒体曝光率居全国之首，图书馆藏率居于全国出版机构前十位。

作为已经开启第三次创业梦想的人文社会科学学术出版机构，社会科学文献出版社结合社会需求、自身的条件以及行业发展，提出了新的创业目标：精心打造人文社会科学成果推广平台，发展成为一家集图书、期刊、声像电子和数字出版物为一体，面向海内外高端读者和客户，具备独特竞争力的人文社会科学内容资源供应商和海内外知名的专业学术出版机构。

中国皮书网

发布皮书研创资讯，传播皮书精彩内容
引领皮书出版潮流，打造皮书服务平台

栏目设置：

□ 资讯：皮书动态、皮书观点、皮书数据、 皮书报道、皮书新书发布会、电子期刊

□ 标准：皮书评价、皮书研究、皮书规范、皮书专家、编撰团队

□ 服务：最新皮书、皮书书目、重点推荐、在线购书

□ 链接：皮书数据库、皮书博客、皮书微博、出版社首页、在线书城

□ 搜索：资讯、图书、研究动态

□ 互动：皮书论坛

www.pishu.cn

中国皮书网依托皮书系列“权威、前沿、原创”的优质内容资源，通过文字、图片、音频、视频等多种元素，在皮书研创者、使用者之间搭建了一个成果展示、资源共享的互动平台。

自2005年12月正式上线以来，中国皮书网的IP访问量、PV浏览量与日俱增，受到海内外研究者、公务人员、商务人士以及专业读者的广泛关注。

2008年10月，中国皮书网获得“最具商业价值网站”称号。

2011年全国新闻出版网站年会上，中国皮书网被授予“2011最具商业价值网站”荣誉称号。

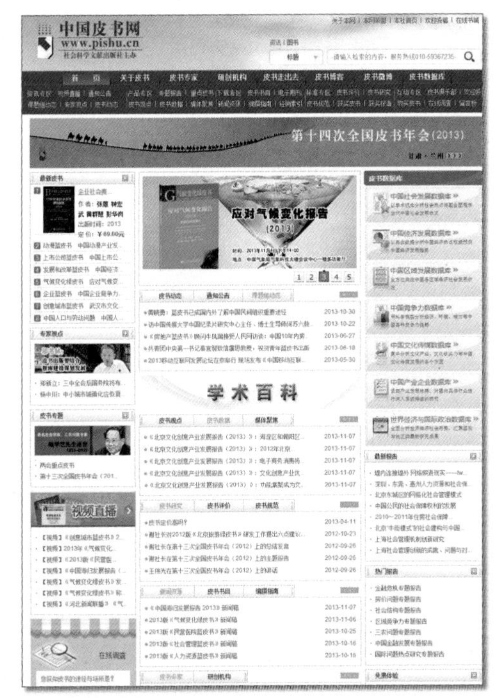